Thóra B. Hafteinsdóttir
Marieke M. Schuurmans

Verpleegkundige revalidatierichtlijn beroerte

Thóra B. Hafteinsdóttir
Marieke M. Schuurmans

Verpleegkundige revalidatierichtlijn beroerte

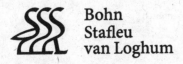

Bohn
Stafleu
van Loghum

Houten, 2016

Eerste druk, Elsevier Gezondheidszorg, Maarssen 2009
Tweede (ongewijzigde druk), Bohn Stafleu van Loghum, Houten 2016

Dit boek is tot stand gekomen met medewerking van:
Divisie Hersenen, Universitair Medisch Centrum Utrecht
Lectoraat Ouderenzorg, Hogeschool Utrecht
Landspítali University Hospital, IJsland

ISBN 978-90-368-1290-0   ISBN 978-90-368-1291-7 (eBook)
DOI 10.1007/978-90-368-1291-7

NUR 897
Illustratie omslag: Herman Smith
Omslagontwerp: Cees Brake BNO, Enschede
Basisontwerp binnenwerk: Mariël Lam BNO, 's Hertogenbosch

Bohn Stafleu van Loghum
Het Spoor 2
Postbus 246
3990 GA Houten

www.bsl.nl

Voorwoord

Deze Verpleegkundige revalidatierichtlijn beroerte is een belangrijk document voor alle professionals die mensen na een beroerte behandelen en verzorgen. De titel doelt op het 'kundig verplegen'; dat zullen vaak verpleegkundigen zijn, maar kunnen ook verzorgenden of mantelzorgers zijn. Voor alle zorgverleners uit verschillende disciplines die betrokken zijn bij de revalidatie van mensen na een beroerte is de richtlijn een mooie aanwinst. De tijd is voorbij dat verpleegkundigen en verzorgenden hun professioneel handelen nog kunnen baseren op traditie of verouderde kennis. Door beschikbare kennis te bundelen in richtlijnen met aanbevelingen voor praktisch handelen, vindt de wetenschap de weg naar de praktijk. Professionals moeten deze aanbevelingen kennen en opvolgen, rekening houdend met de voorkeuren van de patiënt/cliënt, en de beschikbare middelen. Zo krijgen mensen de best mogelijke zorg. De richtlijn biedt praktische aanbevelingen voor dagelijks handelen. Deze aanbevelingen zijn gebaseerd op zorgvuldig onderzoek, waarbij wetenschappelijke en vakliteratuur uit verschillende disciplines is geraadpleegd. Daardoor is de richtlijn naast een praktische leidraad tegelijkertijd een bron van actuele kennis. Ook laat de richtlijn zien waar kennis ontbreekt. Dit levert nieuwe onderwerpen voor onderzoek op. De richtlijn mag in het gezondheidszorgonderwijs en -onderzoek dan ook niet ontbreken. Afwijken van de aanbevelingen kan nodig zijn, als daar een aanwijsbare reden voor is. Bijvoorbeeld wanneer de patiënt dat aangeeft, of wanneer er nieuwe ontwikkelingen in kennis zijn waardoor aanbevelingen achterhaald zijn. Immers, kennis ontwikkelt zich en leidt soms tot nieuwe inzichten. De actualiteit van de richtlijn bepaalt mede haar waarde. Deze richtlijn zet een nieuwe standaard. Daarmee krijgt de zorg voor mensen na een beroerte een forse impuls voor verbetering. Het is de bedoeling dat zorgverleners niet alleen kennis nemen van de richtlijn, maar die kennis ook toepassen en de zorg evalueren. Implementatie van richtlijnen is niet eenvoudig. Daarbij spelen factoren als cultuur en leiderschap een belangrijke rol. Er zullen mensen moeten zijn die zich verantwoordelijk voelen en capabel zijn om verbeteringen in de zorg tot stand te brengen. Verpleegkundigen zijn zulke mensen.

Joke Mintjes,
directeur Landelijk Expertisecentrum Verpleging en Verzorging

Inhoud

De digitale bijlagen (o.a. de tabellen aangeduid als bijvoorbeeld B.2.1) zijn via http://service.elseviergezondheidszorg.nl te downloaden door vervolgens te klikken op 'Downloads en registraties'. Daar vindt u links naar de volgende pdf's:

Bijlage 1 Verantwoording en beschrijving van de methode van de richtlijn-ontwikkeling

Bijlage 2 Evidentietabellen

Bijlage 3 Overzicht van alle aanbevelingen

1 Inleiding

Thóra B. Hafsteinsdóttir en Marieke Schuurmans

1.1 Definitie richtlijn

'Een richtlijn is een document met aanbevelingen, adviezen en handelingsinstructies ter ondersteuning van de besluitvorming van professionals in de zorg aan patiënten, gebaseerd op resultaten van wetenschappelijk onderzoek met daarop gebaseerde discussie en aansluitende meningsvorming gericht op het doeltreffend en doelmatig (para)medisch en verpleegkundig handelen.' (van Everdingen e.a. 2004).

De *Verpleegkundige revalidatierichtlijn beroerte* is ontwikkeld voor verpleegkundigen die dagelijks voor patiënten met een beroerte zorgen in de verschillende fasen na de beroerte. Het gaat hier om richtlijnen die verpleegkundigen kunnen gebruiken zowel in het ziekenhuis, als in de verpleeghuizen, revalidatiecentra en in de thuiszorg. Uiteraard kan de *Verpleegkundige revalidatierichtlijn beroerte* benut worden door andere professionals in de zorg. De aanbevelingen in de richtlijn richten zich op patiënten met een beroerte en *niet* op patiënten met transient ischemic attack (TIA) of subarachnoïdale bloeding (SAB) of andere patiëntengroepen. Wel kunnen een aantal aanbevelingen relevant zijn voor andere patiëntengroepen.

1.2 Beroerte – definitie en epidemiologie

Definitie

De *Verpleegkundige revalidatierichtlijn beroerte* richt zich op patiënten getroffen door een beroerte. De termen 'beroerte' en 'cerebrovasculair accident' of 'CVA' beschouwt de werkgroep als synoniemen, conform bestaande multidisciplinaire behandelrichtlijnen. Onder een beroerte wordt verstaan: het plotseling optreden van verschijnselen van een focale stoornis in de hersenen waarvoor geen andere oorzaak aanwezig is dan een vasculaire stoornis (WHO 1998).

Een beroerte kan worden onderscheiden in:

- een hersenbloeding: circa 20% van alle beroerten;
- een herseninfarct: circa 80% van alle beroerten.

In de *Verpleegkundige revalidatierichtlijn beroerte* worden de subarachnoïdale bloeding, de subdurale bloeding (een traumatisch ontstane bloeding) en transient ischemic attack (TIA) buiten beschouwing gelaten. Het beleid ten aanzien van behandeling van secundaire preventie zal bij patiënten met hersenbloedingen verschillen van het beleid bij patiënten met een herseninfarct; de overige opvang en begeleiding zijn daarentegen niet verschillend. Door het gehele document heen wordt om die reden gesproken van beroerte.

Epidemiologie

Een beroerte is de derde meest voorkomende doodsoorzaak in de westerse wereld. In Nederland worden jaarlijks ongeveer 40-45.000 mensen getroffen door een beroerte. Het totale aantal patiënten in 2003 met een beroerte is naar schatting 228.500 (Koek en Bots, 2003). Van de patiënten die getroffen worden door een beroerte overlijdt ongeveer 25% binnen 4 weken, en bij 50% van de patiënten leidt beroerte tot een langdurige handicap en beperkingen. Vijfenzeventig procent van de patiënten is ouder dan 65 jaar. De verwachting is dat 30% tot 45% meer mensen getroffen worden door een beroerte in 2015 (Gijsen en Poos 2006). De beperkingen die patiënten na een beroerte ervaren kunnen zowel lichamelijk als psychisch van aard zijn, zoals: hemiplegie – waardoor zij vaak ernstig beperkt zijn in hun mobiliteit –, pijn, depressie, communicatiestoornissen, slikproblemen en cognitieve stoornissen. Van de getroffen patiënten die overleven is de herstelperiode van de gevolgen van een beroerte een langdurig en zwaar traject. Ook zijn de gevolgen van een beroerte erg belastend voor de mantelzorgers en familie van de patiënt. De kosten van zorg en behandeling van patiënten met een beroerte voor de samenleving worden momenteel geschat op ongeveer 1 miljard euro per jaar.

1.3   Doel van de richtlijn

Het doel van de Verpleegkundige revalidatierichtlijn beroerte is het geven van:
* een systematisch overzicht van de literatuur met betrekking tot evidentie voor verpleegkundige interventies en ter ondersteuning van verpleegkundig revaliderend handelen bij patiënten met een beroerte;
* aanbevelingen gebaseerd op de beste evidentie gegeven ter ondersteuning van verpleegkundigen die dagelijks zorg voor patiënten met een beroerte dragen;
* werkwijze van handelingen waarvoor weinig of geen evidentie is gebaseerd op de literatuur en/of consensus van experts.

Op deze wijze wordt beoogd de kwaliteit van de zorg voor patiënten met een beroerte op peil te houden en waar mogelijk te verbeteren door de zorg doeltreffender en doelmatiger te maken.
De *Verpleegkundige revalidatierichtlijn beroerte* is gebaseerd op de volgende principes:
* In de richtlijn wordt uitgegaan van een patiëntgerichte visie.
* De richtlijn geeft belangrijke aspecten weer in de zorg en behandeling van patiënten met een beroerte.
* De richtlijn is gebaseerd op de gepubliceerde evidentie wanneer mogelijk.

- De richtlijn is transparant over het niveau van evidentie, ook daar waar weinig of geen evidentie is of wanneer er controverse over evidentie bestaat.

Waarom is er behoefte aan een verpleegkundige revalidatierichtlijn voor patiënten met een beroerte? De bestaande richtlijnen voor patiënten met een beroerte bieden vaak weinig concrete handvatten voor verpleegkundigen (Werkgroep Herziening Consensus Beroerte 2000, Werkgroep Nederlandse Hartstichting 2001). Ook zijn de aanbevelingen vaak beschreven op een te abstract niveau en niet gericht op de verpleegkundige praktijk. Hierdoor ontstond er behoefte aan een verpleegkundige revalidatierichtlijn die een goede en gefundeerde leidraad kan bieden voor verpleegkundigen zodat zij zo goed mogelijke zorg aan patiënten met een beroerte kunnen geven. Hoewel de *Verpleegkundige revalidatierichtlijn beroerte* zich richt op de verpleegkundige zorg, sluiten de aanbevelingen wel aan bij de al bestaande multidisciplinaire richtlijnen voor patiënten met een beroerte en heeft de richtlijn een multidisciplinair karakter (Werkgroep Herziening Consensus Beroerte 2000, Werkgroep Nederlandse Hartstichting 2001). Daarom zal de richtlijn de multidisciplinaire samenwerking bevorderen. Tevens sluit zij aan bij de behoeften en opvattingen van patiënten in de verschillende fasen van herstel. Op deze wijze zal de richtlijn de beoogde continuïteit van zorg waarborgen. Met de richtlijn hopen wij de zorg voor patiënten met een beroerte van de acute opname tot in de revalidatiefase van de transmurale ketenzorg doelmatiger en efficiënter te maken, als ook de overdracht van professionele zorg naar mantelzorg wanneer de patiënt ontslagen wordt.

1.4 Context en gebruik

In de *Verpleegkundige revalidatierichtlijn beroerte* zijn de richtlijnen aanbevelingen ofwel verklaringen die informatief zijn bedoeld maar niet als strakke regels. In richtlijnen is het niet mogelijk om alle evidentie te vermelden, omdat er steeds nieuwe evidentie wordt gepubliceerd. Ook kan de richtlijn niet elk aspect van de zorgverlening omvatten.

1.5 Samenwerkingsproject

De *Verpleegkundige revalidatierichtlijn beroerte* is ontwikkeld in een internationaal samenwerkingsproject tussen de divisie Hersenen van het UMC Utrecht, het Lectoraat verpleegkundige en paramedische zorg voor mensen met chronische aandoeningen van de Hogeschool Utrecht en Landspítali University Hospital in IJsland. Verpleegkundigen en onderzoekers van deze instellingen werken aan de verschillende onderdelen van de richtlijn. De andere samenwerkingspartners zijn: de disciplinegroep Verplegingswetenschap van de Divisie Julius Centrum voor Gezondheidswetenschappen en Eerstelijns Geneeskunde in Utrecht, de afdeling Revalidatie en sportgeneeskunde van de divisie Hersenen van het UMC Utrecht, het revalidatiecentrum De Hoogstraat in

Utrecht, de Academie Gezondheidszorg Utrecht, de Beroepsvereniging van zorgprofessionals, V&VN Neuro en Revalidatie, het Landelijk Expertisecentrum Verpleging & Verzorging en de Nederlandse Hartstichting.

Tevens hebben verpleegkundigen en andere professionals van de volgende instellingen aan de richtlijnontwikkeling meegewerkt als experts in het onderzoek naar de bruikbaarheid van de richtlijn (Feasibility study): Diakonessenhuis Utrecht en Zeist, Verpleeghuis Sparrenheide in Driebergen en Revalidatiecentrum De Hoogstraat in Utrecht.

Ten slotte hebben experts uit de volgende instellingen en/of verenigingen meegewerkt in de expertrondes van de richtlijnontwikkeling: Academisch Medisch Centrum in Amsterdam, Bronovo Ziekenhuis in Den Haag, de Nederlandse CVA-vereniging 'Samen Verder' te Bilthoven, Isala Klinieken, Sophia Ziekenhuis in Zwolle, Leids Universitair Medisch Centrum in Leiden, Maastricht Universitair Medisch Centrum in Maastricht, Martini Ziekenhuis in Groningen, Medisch Centrum Leeuwarden in Leeuwarden, Universitair Medisch Centrum Groningen in Groningen, Universitair Medisch Centrum Nijmegen St Radboud, Stichting Hoofd Hart en Vaten, Stroke Service en Diakonessenhuis Meppel, Revalidatiecentrum Amsterdam in Amsterdam, Revalidatiecentrum Heliomare in Wijk aan Zee, Revalidatiecentrum De Hoogstraat in Utrecht, Universiteit Maastricht, Universiteit Utrecht, Verplegingswetenschap Universitair Medisch Centrum Utrecht, VU-Medisch Centrum in Amsterdam, Ziekenhuis Nij Smellingher in Drachten, Ziekenhuis Walcheren in Vlissingen en ZorgBrug in Gouda.

In feite is de *Verpleegkundige Revalidatierichtlijn Beroerte* ontstaan uit intensieve en goede samenwerking tussen verpleegkundigen en andere professionals uit 35 instellingen in Nederland en IJsland.

Werkgroep en stuurgroep

Aan de verschillende onderdelen van de richtlijn hebben de mensen in de werkgroep samengewerkt, zoals verpleegkundigen, verpleegkundig specialisten, nurse practitioners, onderzoekers en een arts. Ook heeft een stuurgroep de voortgang, inhoud en werkwijze van de richtlijnontwikkeling aangestuurd en begeleid.

1.6   Methodologie van de richtlijnontwikkeling

De methode van evidence-based richtlijnontwikkeling is op dit moment de norm in Nederland maar ook internationaal, mede vanwege de opkomst van de evidence-based practice. Dit betekent dat elke aanbeveling bij voorkeur moet worden onderbouwd met uitspraken op basis van een systematische literatuuranalyse. Ook moet de hardheid en de kracht van het wetenschappelijke bewijs zichtbaar worden gemaakt. Bij het ontwikkelen van deze *Verpleegkundige revalidatierichtlijn beroerte* is gebruikgemaakt van de methodes van: Scottisch Intercollegial Guideline Network (SIGN) (2008); het CBO (2007), AGREE (2000) en de Cochrane Collaboration Network (Higgins 2005). Deze gecombineerde methode is opgebouwd uit 6 stappen:

Stap 1 Probleemverkenning en kernthema's selecteren.
Stap 2 Systematische literatuuronderzoeken uitvoeren.
Stap 3 Een conceptversie van de richtlijn schrijven.
Stap 4 Conceptrichtlijn onder expertgroepen toetsen.
Stap 5 Conceptrichtlijn in de praktijk toetsen door middel van een bruikbaarheids-
en haalbaarheidsonderzoek.
Stap 6 De definitieve richtlijn aanpassen/schrijven.

Bij het ter perse gaan van dit boek was de definitieve revalidatierichtlijn ter legitimering aangeboden aan de accreditatiecommissie van de koepelorganisatie (beroepsgroep) V&VN. Uiteindelijk zullen de effecten van de richtlijn worden onderzocht. (Voor verdere informatie over de methode zie *bijlage 1 http://service.elseviergezondheidszorg.nl.*)

Gebaseerd op wetenschappelijk onderzoek

De *Verpleegkundige revalidatierichtlijn beroerte* is voor zover mogelijk gebaseerd op bewijs uit gepubliceerd wetenschappelijk onderzoek. De onderzoeken hadden verschillende methoden zoals: gerandomiseerde clinical trials, vergelijkende onderzoeken, beschrijvende onderzoeken, cohortonderzoeken, case studies en kwalitatieve onderzoeken. Ook zijn systematische reviews en andere richtlijnen geraadpleegd. Bij het verwerken van de onderzoeksresultaten zijn aanbevelingen geformuleerd, die vervolgens zijn besproken met de werkgroep. De niveaus van bewijsvoering voor interventieonderzoeken van het CBO en de SIGN zijn gehandhaafd. Echter, waar CBO en SIGN onderscheid maken tussen A1 en A2, zijn deze criteria samengevoegd in niveau A.

Niveaus van bewijsvoering
1 Meta-analyses die ten minste enkele gerandomiseerde onderzoeken van A2-niveau betreffen, waarbij de resultaten van afzonderlijke onderzoeken consistent zijn. Gerandomiseerd klinisch vergelijkend onderzoek van goede kwaliteit (gerandomiseerde, dubbelblind gecontroleerde trials) en voldoende omvang en consistentie.
2 Gerandomiseerde klinische trials van mindere kwaliteit of onvoldoende omvang of ander vergelijkend onderzoek (niet-gerandomiseerd: cohortonderzoeken, case-controlonderzoeken).
3 Niet-vergelijkend onderzoek.
4 Mening van deskundigen.

Een aanbeveling heeft niveau A, B, C of D, afhankelijk van de mate van bewijs van de beschikbare literatuur over het deelonderwerp. Niveau A heeft de hoogste bewijskracht, niveau D de laagste.
Veel van de gebruikte evidentie is gebaseerd op onderzoek naar interventies die onderzocht zijn in andere situaties dan dagelijkse zorgsituaties. Zo richten veel onderzoeken zich op oefensituaties waarin patiënten getraind worden, bijvoorbeeld in het

lopen. Evidentie uit dergelijk onderzoek wordt dan geëxtrapoleerd naar de afdelings-
situatie; er wordt dan een aanbeveling gemaakt die relevant is voor patiënten op een
afdeling. Van Everdingen e.a. adviseren: 'dat men er in de praktijk van richtlijnontwikkeling doorgaans verstandiger aan doet de voorhanden trials wat ruimer te interpreteren en na te gaan in hoeverre de uitkomsten zich laten extrapoleren naar andere, niet
in de trials ingesloten groepen. Argumenten voor extrapolatie kunnen vaak ontleend
worden aan observationeel onderzoek als blijkt dat het ziektebeeld zich bij het andere
geslacht of bij andere leeftijdsgroepen op overeenkomstige wijze 'gedraagt'. Ook de
resultaten van fysiologisch onderzoek kunnen de extrapolatie ondersteunen ingeval
van een identiek pathofysiologisch mechanisme.' (Van Everdingen e.a. 2005: 175) Indien het niveau van bewijsvoering is geëxtrapoleerd uit onderzoek dat heeft plaatsgevonden, bijvoorbeeld bij ouderen, is dat aangegeven als niveau (A), (B), (C) of (D).

1.7   Formaat

Voor elk thema van de richtlijn geldt het volgende formaat:
* een korte beschrijving van de theoretische achtergrond van het thema;
* conclusie;
* overige overwegingen;
* aanbeveling, met bewijsvoering (niveau A, B, C of D);
* literatuur (achter elk hoofdstuk).

De volgende bijlagen zijn te vinden op http://service.elseviergezondheidszorg.nl:
* evidentietabellen (de tabellen met een B voor het nummer, waarnaar op diverse
  plaatsen in het boek wordt verwezen, bijvoorbeeld *tabel B.2.1*);
* een overzicht van alle aanbevelingen;
* de methode van richtlijnontwikkeling.

1.8   Herziening

Richtlijnen behoren de actuele stand van wetenschap weer te geven, zodat ze om hun
geldigheid te behouden regelmatig moeten worden herzien en bijgewerkt. Van uiterst
belang is om de *Verpleegkundige revalidatierichtlijn beroerte* levend te houden. Een 'le-
vende' richtlijn wordt hier gedefineerd als 'een richtlijn waarvan het onderhoud op
continue basis plaatsvindt, op grond van een systematische monitoring van zowel de
medisch-wetenschappelijke literatuur als praktijkgegevens en door gebruikers van de
richtlijn aangeleverde commentaren' (Croonenborg e.a. 2004: 327).
De *Verpleegkundige revalidatierichtlijn beroerte* wordt overgedragen aan het landelijk Expertisecentrum Verpleging & Verzorging (LEVV) en de beroepsvereniging V&VN Neuro
en Revalidatie.
Experts in richtlijnontwikkeling adviseren dat het operationele beheer voor het actueel houden van de richtlijn overgedragen wordt aan de werkgroep die de richtlijn heeft
ontwikkeld (Croonenborg e.a. 2004). De werkgroep beoordeelt op daarvoor afgespro-

ken momenten of aanpassing of herziening van de richtlijn nodig is, en zorgt hiervoor wanneer dit inderdaad het geval blijkt te zijn. De werkgroep onderhoudt daarbij de contacten met de besturen van de betrokken beroepsverenigingen en is verantwoordelijk voor de beantwoording van vragen uit het veld met betrekking tot de richtlijn. De werkgroep krijgt van de verenigingsbesturen een mandaat voor een te benoemen periode, bijvoorbeeld maximaal vijf jaar. Volgens Croonenborg e.a. (2004) is het aan te bevelen de taken en verantwoordelijkheden van de werkgroep vast te leggen. Dit kan bijvoorbeeld als volgt: de werkgroep die de richtlijn onderhoudt, is gemandateerd om wijzigingen in de richtlijn aan te brengen. In formele zin worden wijzigingen echter pas doorgevoerd indien autorisatie is verkregen van de houders van de richtlijn.

De *Verpleegkundige revalidatierichtlijn beroerte* zal een praktische leidraad bieden voor verpleegkundigen, met het doel de kwaliteit van de zorg aan patiënten met een beroerte te verbeteren en de zorg doelgerichter te maken.

1.9 Samenwerkingspartners en deelnemers aan de ontwikkeling

Initiatiefnemers

- Dr. Thóra B. Hafsteinsdóttir, stafmedewerker onderzoek en onderzoeker divisie Hersenen, Universitair Medisch Centrum Utrecht; onderzoeker, Lectoraat Verpleegkundige en paramedische zorg voor mensen met chronische aandoeningen, Hogeschool Utrecht en voormalig onderzoeker, Landspítali University Hospital, Reykjavík, IJsland Faculty of Nursing, University of Iceland.
- Dr. Marieke Schuurmans lector, Lectoraat Verpleegkundige en paramedische zorg voor mensen met chronische aandoeningen, Hogeschool Utrecht.
- Mw. J.G.W. (Marianne) Lensink MScN, lid Raad van Bestuur, Medisch Spectrum Twente.
- Guðlaug Rakel Guðjónsdóttir, MBA, manager zorg, Landspítali University Hospital, Reykjavík, IJsland.

Werkgroep

- Dórothea Bergs, MScN, verpleegkundig specialist, Landspítali University Hospital, Reykjavík, IJsland.
- Katrín Björgvinsdóttir, MN, verpleegkundige, Landspítali University Hospital, Reykjavík, IJsland.
- Floor Gooskens MScN, verpleegkundig specialist, divisie Hersenen, Universitair Medisch Centrum Utrecht.
- Dr. Thóra B. Hafsteinsdóttir, voorzitter werkgroep, Lectoraat Verpleegkundige en paramedische zorg voor mensen met chronische aandoeningen, Hogeschool Utrecht en University of Iceland.
- Marianne Klinke, BSc/MSc-student, verpleegkundige, Landspítali University Hospital, Reykjavík, IJsland.

- Drs. Janneke de Man-van Ginkel, verplegingswetenschapper, junior onderzoeker/promovendus, divisie Hersenen, Universitair Medisch Centrum Utrecht.
- Drs. Marijke Rensink, onderzoeker, Lectoraat verpleegkundige en paramedische zorg voor mensen met chronische aandoeningen, Hogeschool Utrecht.
- Drs. Irina Poslawsky, verpleegkundig specialist, promovenda, divisie Hersenen, Universitair Medisch Centrum Utrecht.
- Svanhildur Sigurjónsdóttir, BSc, verpleegkundige, Landspítali University Hospital, Reykjavík, IJsland.
- Drs. Rudi Varekamp, verpleegkundig specialist, divisie Hersenen, Universitair Medisch Centrum Utrecht.
- Martine Vergunst, MScN, verpleegkundig specialist, divisie Hersenen, Universitair Medisch Centrum Utrecht.

Stuurgroep
- Dr. Marieke Schuurmans, lector (voorzitter), Lectoraat verpleegkundige en paramedische zorg voor mensen met chronische aandoeningen, Hogeschool Utrecht.
- Dr. Thóra Hafsteinsdóttir, onderzoeker en projectleider divisie Hersenen, Lectoraat Verpleegkundige en paramedische zorg voor mensen met chronische aandoeningen, Hogeschool Utrecht en University of Iceland.
- Wil de Groot-Bolluijt MScN, manager zorg, divisie Hersenen, Universitair Medisch Centrum Utrecht.
- Herdís Herbertsdóttir, MBA, manager zorg, Universitair Ziekenhuis, IJsland.
- Prof.dr. Eline Lindeman, hoogleraar revalidatiegeneeskunde, Rudolf Magnus Instituut voor Neurowetenschappen, Universitair Medisch Centrum Utrecht, Revalidatiecentrum De Hoogstraat, Utrecht.
- Prof.dr. Mieke Grypdonck, hoogleraar Universiteit Gent, em. hoogleraar Universiteit Utrecht.
- Drs. Paul van Keeken, hoofd Nijmeegs Kenniscentrum Neurorevalidatie, Universitair Medisch Centrum St Radboud, V&VN Neuro en Revalidatie.
- Dr. Raymond Wimmers, teamleider implementatie, programmamanager beroerte, Nederlandse Hartstichting.
- Drs. Yvonne Heijnen-Kaales, MBA, adjunct-directeur, landelijk Expertisecentrum Verpleging & Verzorging.
- Prof.dr. Gert Kwakkel, hoogleraar neurorevalidatie, afdeling revalidatiegeneeskunde, VU Medisch Centrum, Amsterdam en Universitair Medisch Centrum Utrecht.
- Prof.dr. Jaap Kappelle, hoogleraar neurologie, Universitair Medisch Centrum Utrecht.
- Dr. Anne Visser-Meily, revalidatiearts, Universitair Medisch Centrum Utrecht.
- Prof.dr. Sander Geurts, hoogleraar, Universitair Medisch Centrum St Radboud, Nijmegen.

Experts deelnemend aan onderzoek naar bruikbaarheid en expert-beoordeling aanbevelingen/richtlijn

Experts deelnemend aan onderzoek naar bruikbaarheid

- Annie Reitsma, teamhoofd, afdeling neurologie Diakonessenhuis, locatie Zeist.
- Winie Reusink, teamhoofd, afdeling neurologie Diakonessenhuis, locatie Utrecht.
- Thea de Bree, unitmanager, Revalidatiecentrum De Hoogstraat, Utrecht.
- Ans van Es, eerst verantwoordelijk verpleegkundige, Revalidatiecentrum De Hoogstraat, Utrecht.
- Paul Nout, teamleider, Revalidatiecentrum De Hoogstraat, Utrecht.
- Marieke Wilbrink, afdelingshoofd (verpleegkundige), revalidatieafdeling ISZ De Brug, Driebergen.
- Maud Pellen, zorglijncoördinator, zorglijn Cerebrovasculaire ziekten, divisie Hersenen Universitair Medisch Centrum Utrecht.

Ook hebben alle verpleegkundigen werkzaam op de afdelingen neurologie en stroke units van de bovengenoemde instellingen deelgenomen aan het onderzoek naar bruikbaarheid.

Experts deelnemend aan beoordeling aanbevelingen/richtlijn

- Laura Baijens, logopedist, Maastricht Universitair Medisch Centrum, Maastricht.
- Joop Bockling, hoofdverpleegkundige en consulent, Ziekenhuis Walcheren, Vlissingen.
- Drs. Isaäc Bos, nurse practitioner, Universitair Medisch Centrum Groningen, Groningen.
- Mathilde Breukelaar-van Dam, neurologieverpleegkundige, Diaconessenhuis Meppel en borgingsfunctionaris Stroke Service Meppel e.o.
- Dineke Broekhuizen, nurse practitioner, Martini Ziekenhuis, Groningen.
- Wieneke van Doorn, ergotherapeute, Academisch Medisch Centrum, Amsterdam.
- Drs. Miebet van der Smagt-Duijnstee, verpleegkundige, Bronovo Ziekenhuis, Den Haag.
- Drs. Jos van Erp, psycholoog/programmacoördinator, Nederlandse Hartstichting.
- Ans van Es, eerstverantwoordelijk verpleegkundige, Revalidatiecentrum De Hoogstraat, Utrecht.
- Dr. Claudia Gamel, docent masteropleiding Verplegingswetenschap, Universitair Medisch Centrum Utrecht.
- Marja Gorissen, CVA-verpleegkundige, ZorgBrug, Gouda.
- Elly van Gorp-Cloïn, bestuurslid Zorgvraagstukken, Nederlandse CVA-vereniging 'Samen Verder', Arnhem.
- Hanny den Hertog, CVA-verpleegkundige en nurse practitioner, Zorgbrug, Gouda.
- Dr. Caroline M. van Heugten, neuropsycholoog, Universiteit Maastricht, revalidatiecentrum De Hoogstraat, Utrecht.
- Ir. Karin Idema, voedingskundige en consulent Stichting Hoofd Hart en Vaten, voormalig consulent De Nederlandse CVA-vereniging 'Samen Verder', Arnhem.

- Sonja Jutte, transmuraal CVA-verpleegkundige, Zorgbrug, Gouda.
- Dr. Hanneke Kalf, logopedist/onderzoeker, Universitair Medisch Centrum St Radboud, Nijmegen.
- Mary Keane, ergotherapeute, VU Medisch Centrum, Amsterdam.
- Dr. Boudewijn Kollen, epidemioloog, Research Bureau, Isala Academie, Isala Klinieken, Zwolle.
- Peter A. Koppe, revalidatiearts, medisch directeur Revalidatiecentrum Amsterdam, Amsterdam.
- Piet J. Lansbergen, verpleegkundige, Leids Universitair Medisch Centrum, Leiden.
- Joan Meekel, hoofdverpleegkundige, Leids Universitair Medisch Centrum, Leiden.
- Dr. Jacques Neyens, geriatriefysiotherapeut, De Riethorst Stromenland, Geertruidenberg, onderzoeker, Landelijke Prevalentiemeting Zorgproblemen (LPZ), Universiteit Maastricht.
- Mw. Jonne van Overbeeke-Bakker, verpleegkundige, Academisch Medisch Centrum Amsterdam.
- Rob Roggeveen, hoofdverpleegkundige, verpleegafdeling Neurologie, Maastricht Universitair Medisch Centrum, Maastricht.
- Drs. Berna Rood, expertverpleegkundige neurorevalidatie, Universitair Medisch Centrum St Radboud, Nijmegen.
- Clazien A.M. Rotteveel-van der Geest, verpleegkundig expert, Leids Universitair Medisch Centrum, Leiden.
- Grada Rutten, verpleegkundige, CVA-consulent, Revalidatiecentrum Heliomare, Wijk aan Zee.
- Renée Speyer, logopedist, Maastricht Universitair Medisch Centrum, Maastricht.
- Gert Teerling, verpleegkundige, coördinator Kwaliteitszorg, Ziekenhuis Nij Smellinghe, Drachten.
- Klaartje Verhoeven, neuropsycholoog, Revalidatiecentrum De Hoogstraat, Utrecht.
- Jannie van Vilsteren, verpleegkundige, Medisch Centrum Leeuwaarden, Leeuwarden.

Literatuur

Agree collaboration (2000) Appraisal of Guidelines for Research and Evaluation: AGREE instrument, www.agreecollaboration.org

CBO (2007) Evidence-based richtlijnontwikkeling: Handleiding voor werkgroepleden Gezondheidszorg CBO. www.cbo.nl

Commissie CVA-Revalidatie (2001) Revalidatie na een beroerte, richtlijnen en aanbevelingen voor zorgverleners. Den Haag, Nederlandse Hartstichting.

Croonenborg, J.J., Go, P.M.N.Y.H., Folmer, H. van Barneveld, T.A. (2004) Actueel houden van richtlijnen. In: Van Everdingen, J.J.E., Burgers, J.S., Assendelft, W.J.J., Swinkels, J.A., van Barneveld, T.A., van de Klundert, J.L.M. (2004) Evidence Based richtlijnontwikkeling: Een leidraad voor de praktijk. Houten: Bohn Stafleu Van Loghum.

Van Everdingen, J.J.E., Burgers, J.S., Assendelft, W.J.J., Swinkels, J.A., van Barneveld, T.A., van de Klundert, J.L.M. (2004) Evidence Based richtlijnontwikkeling: Een leidraad voor de praktijk. Houten: Bohn Stafleu Van Loghum.

Gijsen, R., Poos, M.J.J.C. (2006) Beschrijving van gebruikte gegevensbronnen. In: Volksgezondheid Toekomst Verkenning, Nationaal Kompas Volksgezondheid. Bilthoven: RIVM, www.nationaalkompas. nl.

Herman, B., Leyten, A.C., van Luijk, J.H., Frenken, C.W., Op de Coul, A.A., Schulte, B.P. (1982) Epidemiology of stroke in Tilburg, The Netherlands. The population based stroke incidence register: 2. Incidence, initial clinical picture and medical care, and three-week case fatality. Stroke 13 (5): 629-34.

Higgins, J.P.T., Green, S., eds. (2005) Cochrane Handbook for Systematic Reviews of Interventions 4.2.5 [updated May 2005]. In: The Cochrane Library, Issue 3. Chichester, UK: Wiley.

Scottisch Intercollegial Guideline Network (SIGN) (2008) A Guideline Developers Handbook SIGN 50 www.sign.ac.uk.

Werkgroep Herziening Consensus Beroerte 2000 (2007) Beroerte, Richtlijn Diagnostiek, behandeling en zorg voor patiënten met een beroerte. Kwaliteitsinstituut voor de Gezondheidszorg CBO, Nederlandse Hartstichting, http://www.cbo.nl, http://www.hartstichting.nl.

World Health Organisation (1998) World Health Report. Genève: WHO.

2   Revalidatie na een beroerte

Marijke Rensink, Marieke Schuurmans en Thóra B. Hafsteinsdóttir

2.1   Uitgangspunten voor de therapeutische benadering bij de revalidatie van mobiliteit en ADL

2.1.1   Het begrip revalidatie

Revalidatie na een beroerte is een complex proces, beginnend tijdens de acute opname, overgaand in een systematisch revalidatieprogramma en na ontslag doorlopend in de thuissituatie, revalidatiecentrum of verpleeghuis. Iedere vorm van revalidatie heeft tot doel de persoonlijke en sociale identiteit van de patiënt te beschermen en zo mogelijk te herstellen (Gresham e.a. 1997, Bach Y Rita e.a. 2001, Aichner e.a. 2002, Johnston e.a. 2003b). Moderne revalidatie is een multidimensionaal proces, waarin streven naar functioneel herstel belangrijk is, maar waarin er evenzeer aandacht moet zijn voor (neuro)psychologische en psychosociale aspecten. Cognitieve stoornissen en een depressie zullen de revalidatie negatief beïnvloeden (zie *hoofdstuk 8 voor cognitieve stoornissen en hoofdstuk 10 voor depressie en cognitie*).

Revalidatie van een patiënt is niet een enkele interventie, maar een proces, waarbij handelingen worden toegepast door verschillende professionals. Ondanks de honderden gerandomiseerde onderzoeken blijven er nog veel vragen onbeantwoord (Teasell e.a. 2003a, Teasell e.a. 2003b). Het effect van een bepaalde interventie is moeilijk meetbaar. Onderzoek naar plasticiteit van de hersenen en motorisch leren heeft nieuwe ideeën opgeleverd voor de neurorevalidatie (Bach Y Rita e.a. 2001, Feydy e.a. 2002, Dobkin 2004, Sterr 2004, Stein 2004, Kwakkel e.a. 2004a). Neurorevalidatie is een bijzondere vorm van het herleren van een bekende taak of handeling door een brein dat een stoornis heeft en waarbij de hersenen zelf alternatieve manieren (aanpassing of adaptatie) zoeken om een taak toch te kunnen uitvoeren (Matthews e.a. 2004).

2.1.2   Het revalidatieteam en de rol van de verpleegkundige

Wat is de rol van de verpleegkundige in het revalidatieteam?
Verpleegkundige revalidatie is het totale proces van het begeleiden en faciliteren van het herstel van een patiënt met beperkingen en handicaps naar een optimaal functioneel niveau (zowel sociaal, fysiek als psychisch) (Waters e.a. 1996, Burton 2000). Zes

verpleegkundige taken worden onderscheiden: assessment, communicatie, aspecten van basiszorg, therapie-integratie en therapievoortgang, emotionele ondersteuning en contact met de familie (Long e.a. 2002). Burton (2000) onderscheidt, naast aspecten van zorg, het faciliteren van herstel door patiënten te helpen herleerde handelingen te integreren in het dagelijks functioneren en het creëren van een omgeving om te kunnen revalideren. Verscheidene onderzoeken benadrukken het belang van een autonome, therapeutische rol van de revalidatieverpleegkundige (Long e.a. 2002, Long e.a. 2003, Nir e.a. 2004). Maar een te grote concentratie op de eigen rol werkt juist averechts (Strasser e.a. 2005).

In het multidisciplinaire team kunnen gegevens met elkaar worden uitgewisseld om weloverwogen een behandelplan op te stellen en beslissingen te nemen met betrekking tot de vervolgbehandeling. Samenhang en samenwerking binnen een team zijn belangrijk. Een team is krachtig door de samenwerking tussen verschillende disciplines. Een goed functionerend revalidatieteam met een groot saamhorigheidsgevoel beïnvloedt de functionele uitkomst van de patiënt positief en leidt tot een kortere opnameduur (Strasser e.a. 2005). In een randomized controlled trial werd deze bevinding bevestigd: de functionele uitkomst was beter bij patiënten die behandeld werden door een team dat een uitgebreide teamtraining had gevolgd (Strasser e.a. 2008).

Conclusies

Er zijn aanwijzingen dat het zich te veel concentreren op het eigen domein een negatieve invloed heeft op de functionele verbetering van de patiënt (Strasser e.a. 2005). *Niveau C*

Er zijn aanwijzingen dat intensieve samenwerking tussen fysiotherapie en verpleging en een goed functionerend team een positief effect hebben op de functionele uitkomst van patiënten met een beroerte (Strasser e.a. 2005, Strasser e.a. 2008). *Niveau C*

Overige overwegingen

Een goede sfeer en communicatie en relatie tussen de disciplines in het revalidatieteam dragen bij aan een betere prognose voor herstel. Door regelmatig overleg wordt de intensieve samenwerking bevorderd. Terwijl aan de ene kant de eigen rol van de verpleegkundige gestimuleerd wordt, kan het te veel geconcentreerd zijn op de eigen rol, de specifieke taakoriëntatie, juist negatief werken *(tabel B.2.1)*.

Aanbeveling 2.1 De rol van de verpleegkundige in het revalidatieteam
De verpleegkundige dient een belangrijk lid te zijn van het revalidatieteam, dat in staat is om deskundige informatie in te brengen in het multidisciplinaire overleg over de situatie van de patiënt met betrekking tot de activiteiten van het dagelijks leven (ADL). *Niveau D*

> **Aanbeveling 2.2 De rol van de verpleegkundige in het revalidatieteam**
> Het is sterk aan te bevelen om als verpleegkundige een autonome rol te hebben in het revalidatieproces, maar zich niet uitsluitend te concentreren op de eigen taakgebieden (Strasser e.a. 2005). *Niveau C*

2.1.3 Starten van de revalidatie, de acute fase

Wanneer kan de revalidatie starten?
Het mobiliseren van de patiënt – rechtop zitten, uit bed gaan – kan beginnen zodra het medisch verantwoord is (Arias e.a. 2007, Diserens 2006). In richtlijnen wordt aanbevolen met revalidatie te beginnen zodra levensbedreigende situaties onder controle zijn, de patiënt medisch gezien stabiel is en in staat is om te leren. Behandeling op een stroke unit verbetert de overlevingskans en heeft een positief effect op de functionele uitkomst. Een van de voordelen van opname en behandelen in een stroke unit is de beschikbaarheid van therapeuten van verschillende disciplines (Indredavik e.a. 1999, Langhorne e.a. 2002, Brainin e.a. 2004, Duncan e.a. 2005). Patiënten bij wie de revalidatie binnen 7 dagen begon, hebben een betere functionele uitkomst en kwaliteit van leven op de lange termijn (Musicco e.a. 2003). De belasting voor de patiënt mag niet te groot zijn, anders bestaat het risico dat de patiënt de revalidatie niet aankan en moet stoppen (Paolucci e.a. 2000). Het is belangrijk rekening te houden met het niveau van functioneren. Vroeg starten met revalidatie kan vooral plaatsvinden bij patiënten met matig ernstige beperkingen (Salter e.a. 2006).

Conclusies
Het is aangetoond dat het zo snel mogelijk starten met mobiliseren (rechtop zitten, uit bed gaan) mits de patiënt medisch stabiel is, een gunstig effect heeft op het uiteindelijke functionele herstel. (Guidelines American Heart Association, Duncan, 2005, Salter, 2006). *Niveau A*
Het is aannemelijk dat zo vroeg mogelijk starten met een revalidatieprogramma (binnen 7-15 dagen), de uiteindelijke functionele uitkomst positief beïnvloedt omdat in die periode de plastische veranderingen in de hersenen het meest actief zijn (Musicco, 2003, Maulden, 2005, Salter, 2006). *Niveau B*
Het is aannemelijk dat een hogere score op functionele uitkomstmaten bij de start van de revalidatie, een gunstig effect heeft op het functionele herstel en het aantal ligdagen (Salter, 2006). *Niveau B (tabel B.2.2.)*

Overige overwegingen
Onder mobiliseren wordt het rechtop zitten en uit bed op een stoel zitten bedoeld, op geleide van medische en neurologische stoornissen. Het rechtop zitten kan bijvoorbeeld de doorbloeding van de hersenen beïnvloeden. Vandaar dat er geen standaardtijdstip kan worden aangegeven, maar volstaan wordt met: als de patiënt medisch stabiel is.

Aanbeveling 2.3 Starten met mobiliseren en revalidatie
Het wordt als standaard beschouwd de patiënt als hij medisch stabiel is, zo snel mogelijk te mobiliseren. Het is niet aan te geven op welke dag precies gestart kan worden (Duncan e.a. 2005, Salter e.a. 2006). *Niveau A*

Aanbeveling 2.4 Starten met mobiliseren en revalidatie
Het verdient aanbeveling om tussen 7 en 15 dagen te starten met een revalidatie-programma (Musicco e.a. 2003, Maulden e.a. 2005, Salter e.a. 2006). *Niveau B*

Aanbeveling 2.5 Starten met mobiliseren en revalidatie
Voor het volgen van een intensief revalidatieprogramma is het vereist dat de patiënt naast een voldoende fysiek uithoudingsvermogen, in staat moet zijn om nieuwe strategieën te leren. De verpleegkundige heeft een belangrijke rol bij het beoordelen of een patiënt hiertoe in staat is. *Niveau D*

Aanbeveling 2.6 Starten met mobiliseren en revalidatie
Bij patiënten bij wie een vroege start niet mogelijk is omdat ze pas na lange tijd revalidatie aankunnen, en die een laag functieniveau hebben, is een late start met intensieve revalidatie wel degelijk effectief (Teasell e.a. 2006). *Niveau C*

2.1.4 Meetinstrumenten

Welke meetinstrumenten worden gebruikt om de beginsituatie vast te leggen?
Er is geen 'gouden standaard' voor het gebruik van bepaalde meetinstrumenten maar een aantal meetinstrumenten kan toch worden aanbevolen.
Tijdens de acute fase wordt de beginsituatie wat betreft neurologische stoornissen vastgelegd. Voor de beperkingen in de activiteiten van het dagelijks leven (ADL) wordt de barthelindex (BI) aanbevolen. De BI is een instrument om de functionele toestand te meten waarbij vragen worden gesteld over dagelijkse activiteiten. De score loopt van 0-20 (Mahoney e.a. 1965).

Conclusies
Er is geen 'gouden standaard' voor het gebruik van bepaalde meetinstrumenten.
Het vastleggen van de neurologische status in de beginperiode is van groot belang.
Het is aannemelijk dat de score bij opname op functionele uitkomstmaten de prognose voor herstel bepaalt (Salter e.a. 2006). *Niveau B*

Aanbeveling 2.7 Het vastleggen van gegevens

De werkgroep is van mening dat voor het vastleggen van de functionele status (mobiliteit en ADL) op activiteitenniveau de BI een betrouwbare en valide test is. De BI wordt herhaald gemeten: 7 dagen na het begin van de beroerte en bij ontslag. *Niveau D*

Aanbeveling 2.8 Het vastleggen van gegevens

In een regio waar samen wordt gewerkt in een stroke service is het aan te bevelen om dezelfde meetinstrumenten te gebruiken. *Niveau D*

2.1.5 Het voorspellen van herstel na een beroerte

Is herstel te voorspellen?

Het herstel van de patiënt is afhankelijk van de snelheid van het eerste functionele herstel en de ernst van de symptomen vlak na de beroerte. Hoe meer uitvalsverschijnselen, hoe kleiner de kans op herstel. De meeste patiënten vertonen een aanzienlijk herstel binnen de eerste 13 weken (Jorgensen e.a. 1995). Het blijkt niet mogelijk om te voorspellen bij welke patiënten dit het geval is (Kwakkel e.a. 2002). Het begrip 'plateau' wordt gebruikt om een fase in het herstel aan te geven waarin er geen functionele verbetering meer wordt gezien. Dit is echter zeer betrekkelijk. In de chronische fase kan een patiënt vaak meer dan hij laat zien en een ander oefenregime zoals *constraint induced therapy* leidt soms tot verrassende verbeteringen (Page e.a. 2004). Het functionele resultaat na de revalidatieperiode is niet alleen afhankelijk van de fysieke vermogens van de patiënt, maar ook van de intensiteit van de therapie, de inhoud van de therapie en de motivatie van de patiënt.

Er zijn veel onderzoeken gepubliceerd over het voorspellen van het beloop van het herstel na een beroerte. Inmiddels zijn er ongeveer 50 voorspellende factoren beschreven (Kwakkel e.a. 1996, Johnston e.a. 2000, Counsell e.a. 2002). Belangrijke voorspellers voor een slecht herstel zijn: urine-incontinentie na de eerste week, hoge leeftijd en nog geen zitbalans na één week, een stoornis in de propriocepsis, ernst van de parese, dysfagie en cognitieve problemen (Kwakkel e.a. 1996, Hsieh e.a. 2002, Johnston e.a. 2003a). Er is een relatie tussen de plaats en de grootte van het infarct/bloeding en het herstel. Kleine infarcten dieper in de hersenen, hebben een relatief betere prognose (van Straten e.a. 2001). Patiënten met een bloeding herstellen significant beter in vergelijking met patiënten met een infarct met dezelfde ernst (Kelly e.a. 2003). De leeftijd van een patiënt heeft een significante impact, maar het mag geen reden zijn oudere patiënten therapie te onthouden: ook oudere patiënten kunnen de maximaal mogelijke verbetering bereiken (Kugler e.a. 2003, Kollen e.a. 2006b). Bij 65% van de patiënten treedt min of meer motorisch herstel op. Bij patiënten die niet konden lopen vlak na de beroerte, liep 62% na zes maanden weer zelfstandig. De belangrijkste voorspeller voor het weer kunnen lopen was de score op de BI en de leeftijd van de patiënt (Kollen e.a. 2006a).

Het belang van de score op de barthelindex (BI)

De BI gemeten op de 7[e] dag na opname verklaart voor ongeveer de helft de latere ADL-zelfstandigheid (Kwakkel, 1996). Bij de beginscore kan 8 punten worden opgeteld voor het uiteindelijke eindniveau (Kwakkel e.a. 1996, Kwakkel 2006). Twee derde van de patiënten met een BI < 5 bij ontslag werd ontslagen naar een verpleeghuis (Portelli e.a. 2005). De verschillende items van de BI zijn op zich een voorbeeld van taken met opklimmende moeilijkheidsgraad: 80% van de patiënten doorloopt het herstel in de volgorde van de items (van Hartingsveld e.a. 2006). De BI is als instrument om een verandering te meten te gebruiken in de eerste zes maanden na de beroerte. Daarna heeft de patiënt zich maximaal aan de handicaps aangepast waardoor het plafond in zelfstandigheid zal zijn bereikt en de score op de BI niet meer zal veranderen.

Conclusies

Het is zinvol gebruik te maken van een aantal voorspellers waarvan aangetoond is dat er een relatie is met het uiteindelijke herstel: nog geen zitbalans na een week (Hsieh e.a. 2002), blijvende urine-incontinentie en een lage score op de BI (Kwakkel e.a. 1996, Kwakkel 2006). *Niveau C*

Het is aannemelijk dat patiënten in de herstelfase de items van de BI doorlopen (van Hartingsveld e.a. 2006). *Niveau B*

Er zijn aanwijzingen dat de leeftijd van de patiënt negatief gerelateerd is aan het functioneel herstel (Teasell e.a. 2006, Kollen e.a. 2006b). *Niveau C*

Aanbeveling 2.9 Voorspellende factoren

Het is niet mogelijk voorspellende factoren te vertalen naar de prognose van de individuele patiënt. Het revalidatieteam zal een behandelplan moeten opstellen, gebaseerd op een zo realistisch mogelijke, individuele prognose. *Niveau D*

Aanbeveling 2.10 Voorspellende factoren

Er zijn aanwijzingen dat het kunnen handhaven van de zitbalans na een week en blijvende urine-incontinentie voor de verpleegkundige relevante voorspellers voor een matige prognose zijn (Kwakkel e.a. 1996, Hsieh e.a. 2002). *Niveau C*

Aanbeveling 2.11 Voorspellende factoren

Er zijn aanwijzingen dat de beginscore op de BI een belangrijke voorspeller is. Indien afgenomen op de 7[e] dag na opname voorspelt de score voor meer dan de helft het eindniveau. Er kunnen 8 punten worden bijgeteld voor de uiteindelijke score (Kwakkel 2006). *Niveau C*

Aanbeveling 2.12 Voorspellende factoren
Het kan zinvol zijn de BI te gebruiken als een meetinstrument voor herstel
doordat de items gerangschikt zijn naar moeilijkheid: patiënten doorlopen tijdens
het herstel de verschillende items (van Hartingsveld e.a. 2006). *Niveau B*

2.2 De theoretische achtergrond van een therapeutische benadering

In de *Verpleegkundige revalidatierichtlijn beroerte* wordt de keuze gemaakt voor functionele en taakgerichte behandelvormen. De dagelijkse zorg is therapie en training. Deze keus is gebaseerd op resultaten uit zowel fundamenteel als toegepast onderzoek:
- plasticiteit van de hersenen na een laesie;
- sturing van de motoriek;
- leerstrategie;
- onderzoeken naar het effect van taakgerichte/functionele oefentherapie;
- intensiteit van oefenen en trainen.

Het gaat om kennis en interventies die beschreven zijn in de wetenschappelijke literatuur. Voor een deel kan deze kennis rechtstreeks door de verpleegkundige toegepast worden, daarnaast zal extrapolatie uit de gevonden literatuur leiden tot aanbevelingen relevant voor verpleegkundigen in de dagelijkse zorg voor patiënten met een beroerte.

2.2.1 Plasticiteit van de hersenen na een laesie

Wat is het effect van taakgericht trainen op plastische veranderingen in de hersenen na een beroerte?
De term plasticiteit verwijst naar het vermogen van het centrale zenuwstelsel zich aan te passen aan functionele eisen en zich te reorganiseren na een laesie. Een van de meest fascinerende onderzoeksgebieden bij patiënten met een beroerte is het groeiende inzicht in de plasticiteit van de hersenen en de mogelijkheden om het neurologische herstel te beïnvloeden. De onderliggende mechanismen zijn veranderingen op synapsniveau, waardoor nieuwe netwerken kunnen ontstaan. Plasticiteit heeft alles te maken met het vermogen om te (her)leren. Evidence voor de flexibiliteit en het aanpassingsvermogen van het zenuwstelsel is afkomstig van dierproeven (Turkstra e.a. 2003) en van onderzoeken bij mensen met behulp van moderne imagingtechnieken zoals functionele MRI (fMRI) (Butefisch e.a. 2000, Johansen-Berg e.a. 2002, Jang e.a. 2003, Butefisch 2004). Het effect van revalidatie-interventies zal in de toekomst steeds meer waarneembaar aangetoond kunnen worden.

Aanpassing en compensatie

Een beweging gebeurt om een doel te bereiken en bij een beperking in het systeem zoekt het zenuwstelsel nieuwe wegen om de gevraagde taak mogelijk te maken; dit wordt 'aanpassing' genoemd. Compensatie is de poging van het individu om na een laesie van het motorische systeem de best mogelijke oplossing te vinden om een beweging toch uit te voeren. De zogenaamde pathologische bewegingspatronen zijn adaptatiemechanismen die pas secundair optreden als de patiënt een doelgerichte poging tot bewegen maakt. Compensatie gebeurt buiten het bewustzijn om en houdt niet op bij 20 minuten therapie, maar gaat 24 uur per dag door (Mulder e.a. 2001).

Conclusie

Het is aannemelijk dat (taakgericht) oefenen de reorganisatie van netwerken in de hersenen na een laesie bevordert (Jang e.a. 2003, Sterr 2004). *Niveau B*
Er zijn aanwijzingen dat het zenuwstelsel na een laesie naar nieuwe mogelijkheden (compensatie en aanpassing) zoekt om hetzelfde doel te bereiken *(tabel B.2.3)* (Mulder e.a. 2001). *Niveau C*

2.2.2 Sturing van de motoriek

Welke theoretische basis ligt ten grondslag aan taakgerichte oefentherapie na een beroerte?
Sturing van de motoriek is de eigenschap van het centraal zenuwstelsel om op basis van informatie zowel uit de omgeving als uit het eigen lichaam, effectieve en efficiënte functionele bewegingen te maken door activatie van de juiste spiergroepen. De vraag is hoe het zenuwstelsel het functioneel bewegen regelt. Tot aan de jaren tachtig werden de theorieën voornamelijk ontwikkeld vanuit het gezichtspunt dat de hersenen hiërarchisch werken: ergens in de hersenen wordt de beweging centraal gestuurd. Verschillende oefentherapieën zijn populair geworden: Proprioceptive Neuromuscular Facilitation, Brunnstroms therapie en Neurodevelopmental treatment (NDT). Het toepassen van NDT bij patiënten met een beroerte heeft geen meerwaarde voor de verschillende uitkomstmaten zoals functionele toestand, depressie en kwaliteit van leven (Pomeroy e.a. 2000, van Vliet e.a. 2001, Paci 2003, Luke e.a. 2004, Hafsteinsdóttir e.a. 2005).
De huidige theorieën zijn taakgericht en hebben gemeen dat bewegen wordt gezien als een interactie tussen het individu, de uit te voeren taak en de omgeving (Horak 1991, Mulder 2001, Shumway Cook e.a. 2001). Het zenuwstelsel past zich, buiten het bewustzijn om, aan de uit te voeren taak of handeling aan. De stand van de hand bijvoorbeeld is afhankelijk van de uit te voeren taak. Het blijkt dat hoe interessanter en functioneler de taak, hoe doelgerichter de beweging (Winstein e.a. 2003). Op basis van deze nieuwe opvattingen hebben Carr en Sheperd het Motor Relearning Program (MRP), een raamwerk voor revalidatie van patiënten met een beroerte, gepresenteerd (Carr e.a. 2000). Steeds meer worden in de therapie deze moderne opvattingen over bewegingssturing en principes van motorisch leren toegepast (Jette e.a. 2005).

Conclusie

Het is aangetoond dat het toepassen van het NDT-concept bij patiënten met een beroerte vergeleken met de traditionele fysiotherapie *geen* meerwaarde voor de functionele uitkomst van de patiënt heeft *(tabel B.2.4)* (Pomeroy e.a. 2000, van Vliet e.a. 2001, Paci 2003, Luke e.a. 2004, Hafsteinsdóttir e.a. 2005). *Niveau A*

Overige overwegingen

Het loslaten van één bepaalde, gestructureerde oefenmethode geeft de verpleegkundige grotere vrijheid om eigen oplossingen te vinden bij het weer herleren van zelfverzorgingstaken. Als bewegen wordt gezien als een interactie tussen de uit te voeren taak, de omgeving en (de mogelijkheden van) het individu, betekent dit dat taken en omgeving aangepast kunnen worden en dat complexe taken geoefend kunnen worden op verschillende manieren.

2.2.3   Leerstrategie

Op welke manier kunnen taken het beste worden geoefend?
Er is nauwelijks onderzoek gedaan naar het leerproces; welke strategie de patiënt gebruikt. Leren staat centraal in het revalidatieproces en is: 'het gericht gebruik maken van de plasticiteit van het zenuwstelsel' (Lindeman 2004). Van fundamenteel belang bij het leren van motorische vaardigheden is het voortdurend herhalen van een taak in een functionele context: het 'herhalen zonder herhalen'.

Leren van motorische vaardigheden – het motorische geheugen

Het geheugen bestaat uit het expliciete/declaratieve geheugen voor feiten en gebeurtenissen en het impliciete/procedurele geheugen voor motorische handelingen, gewoonten en rituelen. Met procedureel/impliciet leren wordt het leren van handelingen bedoeld die automatisch kunnen worden uitgevoerd, zonder aandacht en bewust nadenken. Het aanleren kost tijd en veel herhaling. Een vaardigheid is (weer) geleerd als er een duidelijke verbetering in de uitvoering is en de benodigde tijd korter wordt. Een handeling kan worden geleerd met *blocked practice* (gericht een deel van een handeling oefenen) en met *random practice* (ongeordend de hele handeling laten uitvoeren) (zie hierna *praktische punten bij het herleren*). In de praktijk kan impliciet en declaratief leren worden gebruikt. Declaratief leren resulteert in kennis die bewust kan worden herhaald en afhankelijk is van attentie. Het helpt soms om zichzelf expliciete informatie te geven over de handeling: eerst doe ik dit, dan doe ik; eerst linkerarm in de trui, dan rechts, dan broek pakken enzovoorts. Het declaratief leren van automatismen lijkt paradoxaal. Maar het geven van extra, mondelinge informatie over de handeling is lang niet altijd gunstig. Zo blijkt het geven van expliciete informatie het impliciete leren te hinderen bij sommige patiënten met een beroerte (Boyd e.a. 2003, Boyd e.a. 2004).

Vaardigheden aanleren in de praktijk

Het leerproces bestaat uit:
- acquisitiefase: het aanleren;
- retentiefase: het vasthouden van het geleerde;
- generalisatiefase: het toepassen van het geleerde in andere situaties.

Het is belangrijk de aan te leren taak te oefenen in de omgeving waar de taak later moet worden toegepast (taakspecifiek) omdat het effect van interventies vaak beperkt blijft tot de geleerde taak in een bepaalde situatie (Van Peppen e.a. 2004).

Het veranderen van de omgeving (verschillende stoelen gebruiken) kan helpen om de patiënt meer zelfstandig te maken. De rol van de professional is dan meer de rol van supervisor dan van therapeut. Het oefenen is met andere woorden meer taakgericht dan therapeutgericht (Carr en Sheperd, 2000).

Conclusie

Het is aangetoond dat het effect van hetgeen geleerd is, nauwelijks generaliseert naar andere situaties (Van Peppen e.a. 2004). *Niveau A*

Er zijn aanwijzingen dat het vermogen om impliciet te leren niet aangetast is, met name bij patiënten met milde stoornissen *(tabel B.2.5)* (Pohl e.a. 2006). *Niveau C*

Overige overwegingen

In de dagelijkse praktijk willen verpleegkundigen (en andere behandelaars) weten op welke manier een vaardigheid het beste weer kan worden geoefend. Op grond van de gevonden literatuur is het slechts mogelijk aanwijzingen te geven. Het is opvallend dat oefentaken niet gestandaardiseerd zijn en nauwelijks in onderzoeken worden beschreven. Als bewegen wordt gezien als een interactie tussen de uit te voeren taak, de omgeving en (de mogelijkheden van) het individu, kunnen taken en omgeving aangepast worden en complexe taken geoefend worden op verschillende manieren. Het is te overwegen op een afdeling gezamenlijk een lijst van taken op te stellen die als aanvulling, naast de therapeutische oefensessies, op een afdeling geoefend kunnen worden.

Aanbeveling 2.13 Keuze van een revalidatiebenadering op basis van de theoretische achtergrond

Neurorevalidatie is te beschouwen als is een combinatie van therapie gericht op herstel van lichaamsfuncties en het aanleren van compensatiestrategieën (adaptatie). Therapie gericht op aanpassing bestaat uit het aanleren van vaardigheden, het geven van informatie en leren oplossingsgericht te werken (The academy of medical sciences 2004). *Niveau A*

Aanbeveling 2.14 Keuze van een revalidatiebenadering op basis van de theoretische achtergrond

Aspecten uit de theorie over motorisch leren kunnen een belangrijke hulp zijn voor de verpleegkundige bij het herleren van (complexe) taken (zie *praktische punten bij het herleren*). *Niveau D*

Aanbeveling 2.15 Keuze van een revalidatiebenadering op basis van de theoretische achtergrond

De verpleegkundige houdt rekening met het feit dat een herleerde handeling niet generaliseert naar een andere situatie en in een andere context weer opnieuw geleerd moet worden (Van Peppen e.a. 2004). *Niveau A*

Praktische punten bij het herleren

Oefeningen dienen niet te moeilijk, maar ook niet te gemakkelijk te zijn.

Er moet een zekere hiërarchie zijn in de moeilijkheid van de taken, waarbij gedacht kan worden aan de items van de BI die deze opbouw in moeilijkheid in zich hebben.

Herleren na een beroerte blijkt taakspecifiek en generaliseert nauwelijks naar andere taken. Training moet gericht zijn op vaardigheden die voor het dagelijkse leven van de patiënt relevant zijn. Het is te overwegen patiënten te laten oefenen in tweetallen, waarbij de verpleegkundige meer als supervisor optreedt en stimuleert en feedback geeft.

De basisregels voor het herleren

Prikkels zijn essentieel, de input moet variabel zijn, waarbij de leeromgeving zo veel mogelijk identiek is aan de omgeving of plaats waar het geleerde moet worden toegepast. Oefenen is herhaling zonder herhaling: gebruikmaken van de natuurlijke variatie in het handelen bij zelfverzorgende taken.

Veel handelingen konden voor de beroerte automatisch worden uitgevoerd, zonder er bij na te hoeven denken. Het is belangrijk te observeren welke handelingen of gedeelten van handelingen de patiënt nog steeds automatisch kan uitvoeren. Extra mondelinge informatie over de taak voor een bepaalde patiënt is soms zinvol of helpt juist niet.

Aanbevolen wordt om feedback aan de patiënt te geven. De patiënt zal geïnformeerd moeten worden over het resultaat en over de uitvoering van de handeling. Coaching en vooral positieve feedback verhogen het resultaat.

Een vaardigheid is aangeleerd als een duidelijke verbetering op de uitvoering blijkt en de tijd die nodig is om de taak uit te voeren korter wordt.

Testen of een taak weer herleerd is, kan met behulp van zogenaamde dubbel-taken (zie *paragraaf 3.11.1*).

Voorbeeld van een oefening
Zich verplaatsen van stoel naar bed. Eerst het opstaan als beweging oefenen (*blocked practice*). Later variabiliteit inbouwen, waarbij de patiënt leert opstaan vanaf stoelen met verschillende zithoogten in verschillende situaties. De stoel wordt op verschillende manieren naast het bed gezet (*random practice*).
Het is aannemelijk dat de verbeelding, het zich voorstellen van een handeling (*mental practice*) een positief effect heeft op het leren van een taak (zie *para-graaf 3.11.2*).
Het leren vanuit het perspectief van het 'ik' blijkt beter te werken dan vanuit de derde persoon. Een handeling kan benoemd worden: eerst doe ik dit (eerst linkerarm in de trui, dan rechts), dan ga ik ... broek pakken, enzovoort).

2.3 Onderzoeken naar het effect van taakgericht oefenen

Wat is het effect van taakgerichte oefentherapie?
Taakgericht trainen is het trainen van taken en activiteiten die voor de patiënt be-langrijk zijn en die het functionele herstel bevorderen (Teasell e.a. 2006). In verschil-lende onderzoeken is het positieve effect van taakgerichte of functionele oefenthe-rapie aangetoond (Dean e.a. 1997, Dean e.a. 2000, Mudie e.a. 2002, Salbach e.a. 2004, Blennerhassett e.a. 2004, Salbach e.a. 2005, Macko e.a. 2005, Bayouk e.a. 2006). Lopen is een voorbeeld van taakgerichte, functionele oefentherapie. Drie onderzoeken toon-den aan dat het lopen op een vaste ondergrond met oplopende moeilijkheidsgraad hetzelfde resultaat geeft als het lopen op een loopband (Nilsson e.a. 2001, Richards e.a. 2004, Peurala e.a. 2005). Taakgericht oefenen verbetert de de arm- en handfunc-ties met name bij patiënten met enige handfunctie (Winstein 2004, Higgins 2005). Oefenen van relevante taken gebaseerd op persoonlijke voorkeur van een patiënt kan de motivatie voor het oefenen verhogen (Wu 2001). In een systematische review naar ergotherapeutische interventies is de conclusie dat interventies gericht op ADL-acti-viteiten in de thuissituatie de zelfredzaamheid van patiënten verbeteren in tegenstel-ling tot therapie gericht op vrijetijdsbesteding *(tabel B.2.6)* (Walker e.a. 2004a).
Taakgericht trainen van patiënten met een beroerte heeft een positief effect. Van 13 onderzoeken met verschillende interventies op het effect van taakgericht trainen, zijn in 10 onderzoeken positieve effecten aangetoond op: de loopsnelheid (Salbach 2004, Dean 2000), het uithoudingsvermogen en de spierkracht tijdens het gaan staan (Dean 2000), het verder kunnen reiken (Salbach 2005), de armfunctie (Blenner-Hasset 2004) de functionele status en spierkracht (Winstein 2004), de benodigde tijd om taken uit

te voeren (Platz 2001) en verbetering van balans, uithoudingsvermogen en mobiliteit (Duncan 2003).

Relatie tussen stoornissen en functioneel herstel

Er is geen duidelijke relatie tussen het herstel op stoornisniveau en de verbetering van functionaliteit (Johnston e.a. 2003). Een normaal symmetrisch bewegingspatroon blijkt geen voorwaarde te zijn voor functioneel herstel van het lopen (Kwakkel 2002). Het is de vraag of het zinvol is stoornissen, die als voorwaarde worden gezien voor het lopen, te trainen buiten de context van het lopen zelf. Een voorbeeld is het trainen van de balans door middel van visuele feedback. Hierbij bleek de symmetrie in stand wel te verbeteren maar niet het functionele lopen (van Peppen 2006). Wat als een 'abnormaal' bewegingspatroon wordt opgevat, is in werkelijkheid een compensatie-strategie om taken uit te voeren met verminderde mogelijkheden van het motorisch systeem (Mudie 2000, Garland 2003).

Conclusie

Het is aangetoond dat taakgericht trainen positieve effecten heeft op verschillende uitkomstmaten. *Niveau A*

Het is aannemelijk dat het trainen van zinvolle taken effectiever is dan het repeterend oefenen van een beweging (Woldag, 2003). *Niveau C*

Het is aangetoond dat er tussen fysiologische parameters en functionele uitkomstma-ten niet altijd een relatie is *(Kwakkel 2002, Garland 2003, 2007, van Peppen 2006). Niveau A*

Overige overwegingen

Omdat het verbeteren van functionele mobiliteit niet samen hoeft te gaan met ver-betering op stoornisniveau en de dagelijkse praktijk van de verpleegkundige juist ge-richt is op functionaliteit, is het dagelijks assisteren en stimuleren van patiënten bij het oefenen van alledaagse, voor de patiënt zinvolle handelingen, een vorm van thera-pie. Voor de verpleegkundige is het essentieel dat patiënten zo veel mogelijk relevante taken oefenen in een zo reëel mogelijke context.

Aanbeveling 2.16 Taakgericht oefenen
De dagelijkse zorg, waarbij alledaagse, voor de patiënt zinvolle handelingen geoefend worden, moet gezien worden als therapie. *Niveau D*

Aanbeveling 2.17 Taakgericht oefenen
Het wordt aanbevolen om met de patiënt relevante taken/activiteiten te oefenen, en de patiënt te stimuleren om de aangedane zijde te gebruiken tijdens functionele taken en activiteiten. *Niveau D*

Aanbeveling 2.18 Taakgericht oefenen

Het is te overwegen in overleg met fysio- en ergotherapie een lijst met oefentaken op te stellen die op een afdeling als aanvulling op de therapiesessies geoefend kunnen worden. *Niveau D*

Aanbeveling 2.19 Taakgericht oefenen

Het wordt aanbevolen met de patiënt te lopen buiten de oefensessies om (Nilsson e.a. 2001, Richards e.a. 2004, Peurala e.a. 2005). *Niveau A*

2.4 Intensiteit van de therapie

Wat is het effect van meer therapie op de functionele uitkomst?

Een nog niet opgelost vraagstuk in de revalidatie is de relatie tussen de frequentie en hoeveelheid therapie en het functionele herstel. Pas bij meer dan 16 uur per week extra therapie blijkt een significante verbetering op mobiliteit en ADL-functies (Kwakkel e.a. 2004b). De tijdsduur van daadwerkelijk gegeven therapie varieert enorm. Het blijkt dat patiënten met een beroerte meer dan 50% van de dag in bed liggen, 28% van de tijd zittend niet in bed, terwijl slechts 13% van de tijd wordt besteed aan therapeutische activiteiten gericht op herstel (Bernhardt e.a. 2004, Bernhardt e.a. 2007). Deze bevindingen worden bevestigd door ander Europees onderzoek (De Wit e.a. 2005).

Conclusie

Het is aangetoond dat slechts een gedeelte van de beschikbare tijd om te oefenen daadwerkelijk wordt besteed aan oefentherapie (Bernhardt e.a. 2004, De Wit e.a. 2005, Bernhardt e.a. 2007). *Niveau A*

Het is aangetoond dat pas bij 16 uur per week meer oefentijd effect op verbetering van de functionaliteit te verwachten is (Kwakkel e.a. 2004b). *Niveau A*

Het is aangetoond dat meer uren taakgericht en functioneel oefenen een positief effect heeft op de snelheid van het functioneel herstel, mobiliteit en herstel van vaardigheden (Royal College of Physicians 2004). *Niveau A*

Overige overwegingen

De oefentijd van patiënten kan uitgebreid worden door bijvoorbeeld in groepjes te oefenen en het geleerde te oefenen buiten de therapiesessies om. Gezien het feit dat de daadwerkelijke therapietijd slechts een klein percentage van de dagindeling beslaat, kan de verpleegkundige hierbij een belangrijke rol spelen.

Aanbeveling 2.20 Intensiteit van de oefentherapie
Het is aan te bevelen de patiënt zo veel mogelijk gelegenheid te geven en te stimuleren vaardigheden te oefenen die van belang zijn in het dagelijks functioneren (in overleg met andere disciplines) (Royal College of Physicians 2004). *Niveau A*

Revalidatie na een beroerte – Samenvatting
Uitgangspunten voor de therapeutische benadering bij de revalidatie van mobiliteit en ADL zijn:
1 De dagelijkse zorg is therapie en training.
2 Neurorevalidatie is een combinatie van therapie gericht op restauratie van lichaamsfuncties en adaptieve compensatietherapie. Beide pijlers zijn noodzakelijk: therapie moet niet alleen gericht zijn op herstel van lichaamsfuncties. Therapie gericht op aanpassing is het aanleren van vaardigheden, het geven van informatie en oplossingsgericht werken.
3 Bewegen en handelen worden gezien als een interactie tussen het individu, de omgeving en de uit te voeren taak.
4 Het uiteindelijke herstel op functioneel niveau is gerelateerd aan de snelheid van het herstel in de acute fase en de ernst van de functionele beperking uitgedrukt in de score op de BI. Voor elke individuele patiënt zal op grond van de mogelijkheden een oefenprogramma worden opgesteld.
5 Het herstelplateau is niet bereikt na zes maanden, ook in de chronische fase leidt oefenen nog tot verdere verbetering. De hersenen hebben een grote mate van plasticiteit en zijn in staat zich te reorganiseren na een hersenbeschadiging.
6 Revalideren is leren. Op basis van extrapolatie uit de beschikbare literatuur worden praktische aanwijzingen gegeven over de manier waarop oefeningen het best kunnen worden aangeboden.
7 Verschillende rollen van de verpleegkundige worden onderscheiden in het revalidatieproces, maar wat betreft mobiliteit en ADL is de rol van stimuleren van de patiënt essentieel, waarbij een omgeving gecreëerd wordt waarin oefenen vanzelfsprekend is.
8 De tijd die besteed wordt aan oefenen is slechts enige uren per dag, terwijl blijkt dat juist het uiteindelijke herstel positief beïnvloed wordt door meerdere uren per dag te oefenen in een functionele omgeving. Verpleegkundigen kunnen patiënten ondersteunen bij het oefenen van dagelijkse activiteiten in het ritme van de dagelijkse zorg.

Literatuur

Aichner, F., Adelwohrer, C., Haring, H.P. (2002) Rehabilitation approaches to stroke. J Neural Transm Suppl no. 63, 59-73.

Arias, M. & Smith, L.N. (2007) Early mobilization of acute stroke patients. J Clin Nurs, 16, no. 2, 282-288.

Bach Y Rita & P (2001) Theoretical and practical considerations in the restoration of function after stroke. Top Stroke Rehabil, 8, no. 3, 1-15.

Bayouk, J.F., Boucher, J.P., Leroux, A. (2006) Balance training following stroke: effects of task-oriented exercises with and without altered sensory input. Int J Rehabil Res., 29, no. 1, 51-59.

Bernhardt, J., Chan, J., Nicola, I., Collier, J.M. (2007) Little therapy, little physical activity: rehabilitation within the first 14 days of organized stroke unit care. J Rehabil Med, 39, no. 1, 43-48.

Bernhardt, J., Dewey, H., Thrift, A., Donnan, G. (2004) Inactive and alone: physical activity within the first 14 days of acute stroke unit care. Stroke, 35, no. 4, 1005-1009.

Blennerhassett, J. & Dite, W. (2004) Additional task-related practice improves mobility and upper limb function early after stroke: a randomised controlled trial. Aust J Physiother, 50, no. 4, 219-224.

Boyd, L.A. & Winstein, C.J. (2003) Impact of explicit information on implicit motor-sequence learning following middle cerebral artery stroke. Phys Ther, 83, no. 11, 976-989.

Boyd, L.A. & Winstein, C.J. (2004) Providing explicit information disrupts implicit motor learning after basal ganglia stroke. Learn Mem, 11, no. 4, 388-396.

Brainin, M., Olsen, T.S., Chamorro, A., Diener, H.C., Ferro, J., Hennerici, M.G., Langhorne, P., Sivenius, J. (2004) Organization of stroke care: education, referral, emergency management and imaging, stroke units and rehabilitation. European Stroke Initiative. Cerebrovasc Dis, 17 Suppl 2, 1-14.

Burton, C.R. (2000) A description of the nursing role in stroke rehabilitation. J Adv Nurs, 32, no. 1, 174-181.

Butefisch, C.M. (2004) Plasticity in the human cerebral cortex: lessons from the normal brain and from stroke. Neuroscientist., 10, no. 2, 163-173.

Butefisch, C.M., Davis, B.C., Wise, S.P., Sawaki, L., Kopylev, L., Classen, J., Cohen, L.G. (2000) Mechanisms of use-dependent plasticity in the human motor cortex. Proc.Natl.Acad.Sci.U.S.A, 97, no. 7, 3661-3665.

Carr J. & Sheperd R. (2000) Neurological Rehabilitation. 3nd ed, Butterworth, Oxford.

Counsell, C., Dennis, M., McDowall, M., Warlow, C. (2002) Predicting outcome after acute and subacute stroke: development and validation of new prognostic models. Stroke, 33, no. 4, 1041-1047.

De Wit, L., Putman, K., Dejaeger, E., Baert, I., Berman, P., Bogaerts, K., Brinkmann, N., Connell, L., Feys, H., Jenni, W., Kaske, C., Lesaffre, E., Leys, M., Lincoln, N., Louckx, F., Schuback, B., Schupp, W., Smith, B., De, W.W. (2005) Use of time by stroke patients: a comparison of four European rehabilitation centers, Stroke, 36, no. 9, 1977-1983.

Dean, C.M., Richards, C.L., Malouin, F. (2000) Task-related circuit training improves performance of locomotor tasks in chronic stroke: a randomized, controlled pilot trial. Arch Phys Med Rehabil, 81, no. 4, 409-417.

Dean, C.M., Shepherd, R.B. (1997) Task-related training improves performance of seated reaching tasks after stroke. A randomized controlled trial. Stroke, 28, no. 4, 722-728.

Diserens, K., Michel, P., Bogousslavsky, J. (2006) Early mobilisation after stroke: Review of the literature. Cerebrovasc Dis, 22, no. 2-3, 183-190.

Dobkin, B.H. (2004) Strategies for stroke rehabilitation. Lancet Neurol., 3, no. 9, 528-536.

Duncan, P.W., Zorowitz, R., Bates, B., Choi, J.Y., Glasberg, J.J., Graham, G.D., Katz, R.C., Lamberty, K., Reker, D. (2005) Management of Adult Stroke Rehabilitation Care: a clinical practice guideline. Stroke, 36, no. 9, e100-e143.

Feydy, A., Carlier, R., Roby-Brami, A., Bussel, B., Cazalis, F., Pierot, L., Burnod, Y., Maier, M.A. (2002) Longitudinal study of motor recovery after stroke: recruitment and focusing of brain activation. Stroke, 33, no. 6, 1610-1617.

Gresham, G.E., Alexander, D., Bishop, D.S., Giuliani, C., Goldberg, G., Holland, A., Kelly-Hayes, M., Linn, R.T., Roth, E.J., Stason, W.B., Trombly, C.A. (1997) American Heart Association Prevention Conference. IV. Prevention and Rehabilitation of Stroke. Rehabilitation. Stroke, 28, no. 7, 1522-1526.

Hafsteinsdóttir, T.B., Algra, A., Kappelle, L.J., Grypdonck, M.H. (2005) Neurodevelopmental treatment after stroke: a comparative study. J Neurol Neurosurg Psychiatr, 76, no. 6, 788-792.

Horak, F.B. (1991) Assumptions underlying motor control for neurologic rehabilitation. In: M.J. Lister, ed. Contemparary management of motor control problems. Foundation for Physical Therapy, Fredricksburg, 11-27.

Hsieh, C.L., Sheu, C.F., Hsueh, I.P., Wang, C.H. (2002) Trunk control as an early predictor of comprehensive activities of daily living function in stroke patients. Stroke, 33, no. 11, 2626-2630.

Indredavik, B., Bakke, F., Slordahl, S.A., Rokseth, R., Haheim, L.L. (1999) Treatment in a combined acute and rehabilitation stroke unit: which aspects are most important? Stroke, 30, no. 5, 917-923.

Jang, S.H., Kim, Y.H., Cho, S.H., Lee, J.H., Park, J.W., Kwon, Y.H. (2003) Cortical reorganization induced by task-oriented training in chronic hemiplegic stroke patients. Neuroreport, 14, no. 1, 137-141.

Jette, D.U., Latham, N.K., Smout, R.J., Gassaway, J., Slavin, M.D., Horn, S.D. (2005) Physical therapy interventions for patients with stroke in inpatient rehabilitation facilities. Phys Ther, 85, no. 3, 238-248.

Johansen-Berg, H., Dawes, H., Guy, C., Smith, S.M., Wade, D.T., Matthews, P.M. (2002) Correlation between motor improvements and altered fMRI activity after rehabilitative therapy. Brain, 125, no. Pt 12, 2731-2742.

Johnston, K.C., Connors, A.F., Jr., Wagner, D.P., Haley, E.C., Jr. (2003a) Predicting outcome in ischemic stroke: external validation of predictive risk models. Stroke, 34, no. 1, 200-202.

Johnston, K.C., Connors, A.F., Jr., Wagner, D.P., Knaus, W.A., Wang, X., Haley, E.C., Jr. (2000) A predictive risk model for outcomes of ischemic stroke. Stroke, 31, no. 2, 448-455.

Johnston, M.V., Wood, K.D., Fiedler, R. (2003b) Characteristics of effective and efficient rehabilitation programs. Arch Phys Med Rehabil, 84, no. 3, 410-418.

Jorgensen, H.S., Nakayama, H., Raaschou, H.O., Vive-Larsen, J., Stoier, M., Olsen, T.S. (1995) Outcome and time course of recovery in stroke. Part II: Time course of recovery. The Copenhagen Stroke Study. Arch Phys Med Rehabil, 76, no. 5, 406-412.

Kelly, P.J., Furie, K.L., Shafqat, S., Rallis, N., Chang, Y., Stein, J. (2003) Functional recovery following rehabilitation after hemorrhagic and ischemic stroke. Arch Phys Med Rehabil 84, no. 7, 968-972.

Kollen, B., Kwakkel, G., Lindeman, E. (2006a) Longitudinal robustness of variables predicting independent gait following severe middle cerebral artery stroke: a prospective cohort study. Clin Rehabil, 20, no. 3, 262-268.

Kollen, B.J., Kwakkel, G., Lindeman, E. (2006b) Functional recovery after stroke: a review of current developments in stroke rehabilitation research. Reviews on Recent Clinical Trials, 2006, no. 1, 75-80.

Kugler, C., Altenhoner, T., Lochner, P., Ferbert, A. (2003) Does age influence early recovery from ischemic stroke? A study from the Hessian Stroke Data Bank. J Neurol., 250, no. 6, 676-681.

Kwakkel, G. (2006) Impact of intensity of practice after stroke: issues for consideration. Disabil Rehabil, 28, no. 13-14, 823-830.

Kwakkel, G., Kollen, B., Lindeman, E. (2004a) Understanding the pattern of functional recovery after stroke: facts and theories. Restor.Neurol.Neurosci., 22, no. 3-5, 281-299.

Kwakkel, G., Kollen, B. J., Wagenaar, R.C. (2002) Long term effects of intensity of upper and lower limb training after stroke: a randomised trial. J Neurol Neurosurg Psychiatr, 72, no. 4, 473-479.

Kwakkel, G., van Peppen, R., Wagenaar, R.C., Wood, D.S., Richards, C., Ashburn, A., Miller, K., Lincoln, N., Partridge, C., Wellwood, I., Langhorne, P. (2004b) Effects of augmented exercise therapy time after stroke: a meta-analysis. Stroke, 35, no. 11, 2529-2539.

Kwakkel, G., Wagenaar, R.C., Kollen, B.J., Lankhorst, G.J. (1996) Predicting disability in stroke–a critical review of the literature. Age Ageing, 25, no. 6, 479-489.

Langhorne, P. & Pollock, A. (2002) What are the components of effective stroke unit care? Age Ageing, 31, no. 5, 365-371.

Lindeman, E. (2004) Revalideren en leren. Universiteit Utrecht, Utrecht.

Long, A.F., Kneafsey, R., Ryan, J. (2003) Rehabilitation practice: challenges to effective team working. Int J Nurs Stud, 40, no. 6, 663-673.

Long, A.F., Kneafsey, R., Ryan, J., Berry, J. (2002) The role of the nurse within the multi-professional rehabilitation team. J.Adv Nurs, 37, no. 1, 70-78.

Luke, C., Dodd, K.J., Brock, K. (2004) Outcomes of the Bobath concept on upper limb recovery following stroke. Clin Rehabil, 18, no. 8, 888-898.

Macko, R.F., Ivey, F.M., Forrester, L.W. (2005) Task-oriented aerobic exercise in chronic hemiparetic stroke: training protocols and treatment effects, Top Stroke Rehabil, 12, no. 1, 45-57.

Mahoney, F.I. & Barthel, D.W. (1965) Functional evaluation: The Barthel Index. Md State Med J, 14, 61-65.

Matthews, P.M., Johansen-Berg, H., Reddy, H. (2004) Non-invasive mapping of brain functions and brain recovery: applying lessons from cognitive neuroscience to neurorehabilitation. Restor. Neurol. Neurosci., 22, no. 3-5, 245-260.

Maulden, S.A., Gassaway, J., Horn, S.D., Smout, R.J., Dejong, G. (2005) Timing of initiation of rehabilitation after stroke. Arch Phys Med Rehabil, 86, no. 12 Suppl 2, S34-S40.

Mudie, M.H., Winzeler-Mercay, U., Radwan, S., Lee, L. (2002) Training symmetry of weight distribution after stroke: a randomized controlled pilot study comparing task-related reach, Bobath and feedback training approaches. Clin Rehabil, 16, no. 6, 582-592.

Mulder, T. (2001) De geboren aanpasser. Contact, Amsterdam.

Mulder, T. & Hochstenbach, J.B. (2001) Adaptability and flexibility of the human motor system: implications for neurological rehabilitation. Neural Plast., 8, no. 1-2, 131-140.

Musicco, M., Emberti, L., Nappi, G., Caltagirone, C. (2003) Early and long-term outcome of rehabilitation in stroke patients: the role of patient characteristics, time of initiation, and duration of interventions. Arch Phys Med Rehabil, 84, no. 4, 551-558.

Nilsson, L., Carlsson, J., Danielsson, A., Fugl-Meyer, A., Hellstrom, K., Kristensen, L., Sjolund, B., Sunnerhagen, K.S., Grimby, G. (2001) Walking training of patients with hemiparesis at an early stage after stroke: a comparison of walking training on a treadmill with body weight support and walking training on the ground. Clin Rehabil, 15, no. 5, 515-527.

Nir, Z., Zolotogorsky, Z., Sugarman, H. (2004) Structured nursing intervention versus routine rehabilitation after stroke. Am J Phys Med Rehabil, 83, no. 7, 522-529.

Paci, M. (2003) Physiotherapy based on the Bobath concept for adults with post-stroke hemiplegia: a review of effectiveness studies. J Rehabil Med, 35, no. 1, 2-7.

Page, S.J., Gater, D.R., Bach, Y.R. (2004) Reconsidering the motor recovery plateau in stroke rehabilitation. Arch Phys Med Rehabil, 85, no. 8, 1377-1381.

Paolucci, S., Antonucci, G., Grasso, M.G., Morelli, D., Troisi, E., Coiro, P., Bragoni, M. (2000) Early versus delayed inpatient stroke rehabilitation: a matched comparison conducted in Italy. Arch Phys Med Rehabil, 81, no. 6, 695-700.

Peurala, S.H., Tarkka, I.M., Pitkanen, K., Sivenius, J. (2005) The effectiveness of body weight-supported gait training and floor walking in patients with chronic stroke. Arch Phys Med Rehabil, 86, no. 8, 1557-1564.

Pohl, P.S., McDowd, J.M., Filion, D., Richards, L.G., Stiers, W. (2006) Implicit learning of a motor skill after mild and moderate stroke. Clin Rehabil, 20, no. 3, 246-253.

Pomeroy, V.M., Tallis R. (2000) Physical therapy to improve movement performance and functional ability poststroke. Part 1. existing evidence. Rev Clin Gerontol, 10, 261-290.

Portelli, R., Lowe, D., Irwin, P., Pearson, M., Rudd, A.G. (2005) Institutionalization after stroke. Clin Rehabil, 19, no. 1, 97-108.

Richards, C.L., Malouin, F., Bravo, G., Dumas, F., Wood-Dauphinee, S. (2004) The role of technology in task-oriented training in persons with subacute stroke: a randomized controlled trial. NeuroRehabil Neural Repair, 18, no. 4, 199-211.

Royal College of Physicians (2004). National Clinical Guidelines for Stroke, RCP, London.

Salbach, N.M., Mayo, N.E., Robichaud-Ekstrand, S., Hanley, J.A., Richards, C.L., Wood-Dauphinee, S. (2005) The effect of a task-oriented walking intervention on improving balance self-efficacy poststroke: a randomized, controlled trial. J Am Geriatr Soc, 53, no. 4, 576-582.

Salbach, N.M., Mayo, N.E., Wood-Dauphinee, S., Hanley, J.A., Richards, C.L., Cote, R. (2004) A task-orientated intervention enhances walking distance and speed in the first year post stroke: a randomized controlled trial. Clin Rehabil, 18, no. 5, 509-519.

Salter, K., Jutai, J., Hartley, M., Foley, N., Bhogal, S., Bayona, N., Teasell, R. (2006) Impact of early vs delayed admission to rehabilitation on functional outcomes in persons with stroke. J Rehabil Med, 38, no. 2, 113-117.

Shumway Cook, A., Woollacott, M.H. (2001) Motor Control, 2nd edn, Lippincott Williams &Williams, Philadelphia.

Stein, J. (2004) Motor recovery strategies after stroke, Top Stroke Rehabil, 11, no. 2, 12-22.

Sterr, A. (2004) Training-based interventions in motor rehabilitation after stroke: theoretical and clinical considerations. Behav. Neurol., 15, no. 3-4, 55-63.

Strasser, D.C., Falconer, J.A., Herrin, J.S., Bowen, S.E., Stevens, A.B., Uomoto, J. (2005) Team functioning and patient outcomes in stroke rehabilitation. Arch Phys Med Rehabil, 86, no. 3, 403-409.

Strasser, D.C., Falconer, J.A., Stevens, A.B., Uomoto, J.M., Herrin, J., Bowen, S.E., Burridge, A.B. (2008) Team training and stroke rehabilitation outcomes: a cluster randomized trial. Arch Phys Med Rehabil, 89, no. 1, 10-15.

Teasell, R., Foley, N.C., Salter, K., Bhogal, S.K., Bayona, N., Jutai, J.W., Speechley, M.R. (2006) Evidence-based review of stroke rehabilitation, University of Western Ontario, London, Ontario, Canada.

Academy of medical sciences (2004) Restoring neurological Function: putting the neurosciences to work in neurorehabilitation. Academy of medical sciences.

Turkstra, L.S., Holland, A.L., Bays, G.A. (2003) The neuroscience of recovery and rehabilitation: what have we learned from animal research? Arch Phys Med Rehabil, 84, no. 4, 604-612.

Van Hartingsveld, F., Lucas, C., Kwakkel, G., Lindeboom, R. (2006) Improved Interpretation of Stroke Trial Results Using Empirical Barthel Item Weights. Stroke, 37, no. 1, 162-166.

Van Peppen, R.P., Kwakkel, G., Wood-Dauphinee, S., Hendriks, H.J., Van der Wees, P.J., Dekker, J. (2004) The impact of physical therapy on functional outcomes after stroke: what's the evidence? Clin Rehabil, 18, no. 8, 833-862.

Van Straten, A., Reitsma, J.B., Limburg, M., Van den Bos, G.A., De Haan, R.J. (2001) Impact of stroke type on survival and functional health. Cerebrovasc Dis, 12, no. 1, 27-33.

Van Vliet, P.M., Lincoln, N.B., Robinson, E. (2001) Comparison of the content of two physiotherapy approaches for stroke. Clin Rehabil, 15, no. 4, 398-414.

Waters, K.R. & Luker, K.A. (1996) Staff perspectives on the role of the nurse in rehabilitation wards for elderly people. J Clin Nurs, 5, no. 2, 105-114.

Winstein, C.J., Wing, A.M., Whitall, J. (2003) Motor control and learning principles for rehabilitation of upper limb movements after brain injury. In: Grafman, J. & Robertson L., eds. Plasticity and Rehabilitation, Elsevier, 79-138.

3   Mobiliteit en ADL na een beroerte

Marijke Rensink, Marieke Schuurmans en Thóra B. Hafsteinsdóttir

3.1   Motorisch functioneren na een beroerte

Motorische stoornissen worden veroorzaakt door beschadiging van cellen in de motorische schorsgebieden en de daaruit afdalende motorische banen. Hoewel 82% van de patiënten een halfzijdige verlamming (hemiparese) heeft (Rathore e.a. 2002) met negatieve symptomen (spierzwakte) en positieve symptomen (verhoogde reflexen, spasticiteit) is er geen sprake van een homogeen klinisch syndroom. De fijne motoriek is het meest getroffen doordat de spieren voor de handmotoriek en voor het selectief bewegen van vingers gestuurd worden door slechts één zenuwbaan. De spieren die nodig zijn voor krachtontwikkeling worden in het ruggenmerg door meer banen aangestuurd. De positieve symptomen hebben altijd meer aandacht gekregen in de neurologische oefentherapie omdat ze als een belemmering worden gezien voor 'normaal bewegen'. Maar de negatieve symptomen, verlies aan kracht en (hand)vaardigheid, beperken het herstel meer dan de positieve symptomen (Patten e.a. 2004).

3.1.1   Krachtvermindering

Welke interventies zijn effectief om de spierkracht te verbeteren?
Zijn interventies uit te voeren door verpleegkundigen?

Spierversterkende oefeningen
Specifieke weerstandsoefeningen behoren tot het terrein van de fysiotherapeut. Krachttraining buiten de oefensessies om, bijvoorbeeld op een fietsergometer, kan de conditie verbeteren en het lopen positief beïnvloeden (Van Peppen e.a. 2004b). Spierversterkende oefeningen hebben een positief effect op de spierkracht in de arm (Van der Lee e.a. 2001b).

Conclusie
Het is aangetoond dat spierversterkende oefeningen een positief effect hebben op de verbetering van de spierkracht in de subacute en de chronische fase *(tabel B.3.1)* (Van Peppen e.a. 2004a, Duncan e.a. 2005, Teasell e.a. 2006). *Niveau A*

Overige overwegingen

Verpleegkundigen kunnen patiënten stimuleren buiten de therapiesessies om te oefenen (in overleg met de fysiotherapeut) en patienten assisteren bij de uitvoering van een gestructureerd oefenprogramma op de afdeling om de conditie te verbeteren (Gordon e.a. 2004).

Aanbeveling 3.1 Spierversterkende oefeningen

Het is te overwegen dat verpleegkundigen, in overleg met de fysiotherapeut, patiënten stimuleren en assisteren om bepaalde spierversterkende oefeningen uit te voeren bij het oefenen van ADL-taken. *Niveau A*

3.1.2 Spasticiteit

Wat is de invloed van spasticiteit op het uitvoeren van de dagelijkse handelingen in de prak-tijk?
Welke interventies zijn effectief en kunnen worden toegepast door de verpleegkundige?

Achtergrond

Spasticiteit wordt beschreven als een stoornis die zich uit in een intermitterende of een constant optredende onwillekeurige spieractiviteit (Pandyan e.a. 2005). Spas-ticiteit kan leiden tot contracturen, pijn en functieverlies. Naast de neurologische component leidt verkorting van spiervezels tot verhoogde weerstand bij rek en tot contractuurvorming.

De prevalentie van spasticiteit bij patiënten met een beroerte varieert van 19% (Som-merfeld e.a. 2004a) tot 38% (Watkins e.a. 2002). Sommige patiënten zijn eerst niet spastisch en worden het na 3 maanden alsnog. Spasticiteit kan echter ook afnemen (Sommerfeld e.a. 2004a).

Het meten van spasticiteit

Voor het meten van spasticiteit is er momenteel geen betrouwbare en gestandaardi-seerde test (Pomeroy e.a. 2000a, Burridge e.a. 2005).

Intensief oefenen en verergering spasticiteit

Intensief oefenen verbetert de functionaliteit zonder dat de spasticiteit.verergert of onbedoelde bewegingen optreden (Sterr e.a. 2004, Patten e.a. 2004). Een normale to-nus is geen voorwaarde voor functieverbetering (Sterr e.a. 2004).

Interventies

In de neurologische oefentherapieën staat behandeling van spasticiteit centraal om-dat het wordt gezien als een belemmering voor 'normaal' bewegen. Als spasticiteit het functionele handelen niet belemmert en het risico op contractuurvorming minimaal is, dan is een specifieke therapie niet noodzakelijk (Burridge e.a. 2005). De neurologi-sche oefentherapieën worden hier niet besproken.

Passief en geleid actief bewegen (in de acute fase) kan bijdragen aan een fysieke en psychische verbetering (Van Peppen e.a. 2004a). Eenvoudige oefeningen om de flexibiliteit van de gewrichten te vergroten (*range of motion*) kunnen uitgevoerd worden door verpleegkundigen (Tseng e.a. 2007).

Als spasticiteit wel een probleem vormt bij het uitvoeren van de dagelijkse activiteiten in de zorg, zijn fysiotherapeutische en eventueel medische interventies (zoals botuline-injecties) te overwegen.

Conclusie

Het is aannemelijk dat spasticiteit geen belemmering hoeft te zijn in het oefenen van functionele taken (Van Peppen e.a. 2004a, Duncan e.a. 2005). *Niveau B*

Het is aannemelijk dat een normale tonus geen voorwaarde is om functioneel te oefenen *(tabel B.3.2)* (Sterr e.a. 2004). *Niveau B*

Overige overwegingen

Een verpleegkundige kan observeren of spasticiteit een belemmering is voor het uitvoeren van ADL-taken, of verwondingen en pijn veroorzaakt en dit inbrengen in het multidisciplinaire overleg.

Aanbeveling 3.2 Spasticiteit

Het wordt aanbevolen in de immobiele fase het paretische arm/been (geleid) actief te bewegen ter verbetering van de range of motion (ROM) (Duncan e.a. 2005). *Niveau A*

Aanbeveling 3.3 Spasticiteit

De verpleegkundige kan met patiënten met spasticiteit de zelfverzorgingstaken uitvoeren omdat spasticiteit geen belemmering hoeft te zijn voor het normale bewegen (Sterr e.a. 2004). *Niveau B*

3.2   Observatie van mobiliteit en ADL

3.2.1   ICF-classificatie

Het bestuderen van het menselijk bewegen is beschreven in de International Classification of Functioning (ICF) (WHO-ICF 2002). Er worden drie dimensies onderscheiden:

1 Lichaamsfuncties en anatomische eigenschappen zijn de fysiologische en mentale eigenschappen van het menselijk organisme. *Stoornissen* zijn afwijkingen in of verlies van functies.
2 Activiteiten zijn iemands handelen. *Beperkingen* zijn de moeilijkheden die iemand heeft met het uitvoeren van activiteiten.

3 Participatie is iemands deelname aan het maatschappelijk leven. *Participatieproblemen* zijn de problemen die iemand heeft met het deelnemen aan het maatschappelijk leven.

In deze *Verpleegkundige revalidatierichtlijn beroerte* worden meetinstrumenten aanbevolen die bruikbaar zijn voor verpleegkundigen (*Bijlage 1 online*).

3.2.2 Meetinstrumenten mobiliteit en ADL

Eenvoudig toe te passen zijn *mobility milestones* die vlug te testen zijn, klinisch relevant zijn en goed te gebruiken in het multidisciplinaire overleg (Baer e.a. 2003). Mobility milestones zijn ijkpunten; bedenk dat niet iedere patiënt eenzelfde herstel doorloopt *(tabel B.3.3)*.
Het gaat om de volgende vaardigheden:
- 1 minuut de zitbalans kunnen handhaven;
- 10 seconden los kunnen staan;
- 10 stappen kunnen maken zonder steun;
- 10 meter kunnen lopen (eventueel met stok).

De barthelindex (BI) (Mahoney e.a. 1965) is het meest gebruikte meetinstrument voor de functionele status van mobiliteit en ADL. De BI bestaat uit 10 vragen met betrekking tot incontinentie, uiterlijke verzorging, toiletgebruik, eten, aan- en uitkleden en traplopen (score van 0-20). De betrouwbaarheid en validiteit bij patiënten met een beroerte zijn goed (Collin e.a. 1988). In de chronische fase, als patiënten hebben geleerd om te gaan met de beperkingen, zal de BI-score niet meer veranderen. Dit wordt het plafondeffect genoemd (Weimar e.a. 2002). De modified Rankin Scale (mRS) bestaat uit een gradering van de zelfstandigheid van de patiënt, van 0 = geen symptomen, tot 5 = constante zorg nodig. Beide meetinstrumenten zijn bruikbaar voor verpleegkundigen. De scores correleren: een hoge BI-score correleert met mRS 1,2 en 3 (Uyttenboogaart e.a. 2005). De Functional Independence Measure (FIM) bestaat uit 18 items op het gebied van motoriek, cognitie en ADL. Elk item wordt gescoord met een 7-puntsschaal; de maximale score is dan ook 126 punten. De FIM wordt veel gebruikt, ook door verpleegkundigen (Bottemiller e.a. 2006).

Aanbeveling 3.4 Observatie van handelen en bewegen
Voor een globale indruk van de functionele mobiliteit worden de *mobility milestones* aanbevolen. Deze mijlpalen zijn klinisch relevant, eenvoudig toe te passen en bruikbaar in het multidisciplinaire overleg (Baer e.a. 2003). *Niveau C*

Aanbeveling 3.5 Observatie van handelen en bewegen
Voor het vastleggen van de ADL-functies is de barthelindex (BI) de eerste keus.
Niveau A

3.3   Van lig naar stand – positionering bij liggen in bed en zitten in een stoel

Is er een optimale positionering in bed en in een stoel?
Heeft positionering volgens een bepaalde methode een gunstig effect op het functionele herstel?
Wat is het effect van de vaak voorgeschreven zijligging op de aangedane kant op fysiologische parameters?

Een goede positie in bed en in een stoel is belangrijk om complicaties zoals decubitus en contractuurvorming te voorkomen. In een observationeel onderzoek bij patiënten na een beroerte werd slechts sporadisch (32 keer op 380 patiënturen) actief door een verpleegkundige de houding veranderd/verbeterd (dit geldt ook voor de positie van armen in de zithouding). In 26% van de tijd zat de patiënt niet comfortabel: armen over de leuning, romp weggezakt, de goede arm in plaats van de aangedane arm ondersteund. Het is belangrijk de zithouding regelmatig te controleren (Dowsell e.a. 2000).

3.3.1   Effect van reflexinhiberend positioneren op functieherstel

Uit onderzoeken naar het effect van Neurodevelopmental treatment (NDT), waar het positioneren een onderdeel van is, blijkt dat reflexinhiberend positioneren geen effect heeft op de mate van het functionele herstel (Paci 2003, Hafsteinsdóttir e.a. 2005) (zie ook *hoofdstuk 2*).
Hoewel uit een onderzoek onder fysiotherapeuten (N = 674) naar de positie in bed blijkt dat 98% van hen een specifieke houding aanbeveelt, geven zij zelf aan dat het effect van een houding onduidelijk is (Chatterton e.a. 2001). In een gerandomiseerd onderzoek wordt aangetoond dat in de groep waar een juiste houding wordt aangeleerd er geen verschil is in functionele uitkomst (Jones e.a. 2005).

3.3.2   Effect van de lighouding op fysiologische parameters

Liggen op de aangedane kant en het te snel (binnen 24 uur) rechtop zitten, kan leiden tot verminderde doorbloeding van de hersenen. Het effect van verpleging in een zittende positie op de zuurstofverzadiging is niet duidelijk. Soms treedt juist het tegengestelde effect op. De zittende houding kan niet als standaard worden aanbevolen (Bhalla 2005).

Conclusie

Er zijn aanwijzingen dat er in de acute fase geen voorkeur is voor een bepaalde houding. Voor deze heterogene patiëntengroep is het onwaarschijnlijk dat er één juiste positie is (Bhalla, 2005). *Niveau C*
Het is aannemelijk dat een reflexinhiberende lighouding, zoals aanbevolen in de neurologische oefentherapieën, de functionele uitkomst niet verbetert. Het effect van een

specifieke houding op fysiologische parameters zoals doorbloeding van de hersenen is niet duidelijk *(tabel B.3.4)* (Bhalla e.a. 2005). *Niveau B*

Overige overwegingen

Als een bepaalde houding geen meerwaarde heeft, is het belangrijk een houding te kiezen die de patiënt als comfortabel ervaart. Een patiënt verandert ondanks de stoornissen zelf ook van houding, vooral door sociale interactie. Het is daarom belangrijk dat een verpleegkundige erop let en ook controleert of de patiënt comfortabel ligt of zit. Het zelfstandig veranderen van houding kan door een verpleegkundige geoefend worden (in overleg met de fysiotherapeut). In alle situaties wordt rekening gehouden met aanbevelingen in richtlijnen voor decubituspreventie en longventilatie.

Aanbeveling 3.6 Positie in bed en in zit op een stoel

Het is aan te bevelen dat de houding waarin de patiënt in bed ligt als comfortabel wordt ervaren, waarbij rekening wordt gehouden met de richtlijnen voor decubituspreventie en longventilatie (Bhalla e.a. 2005). *Niveau B*

Aanbeveling 3.7 Positie in bed en in zit op een stoel

Veranderen van lighouding en zithouding kan zo veel mogelijk door de patiënt zelf worden uitgevoerd, waarbij de verpleegkundige erop moet letten dat de paretische arm en been worden meebewogen. De verpleegkundige kan dit met de patiënt oefenen in overleg met de fysiotherapeut. *Niveau D*

Aanbeveling 3.8 Positie in bed en in zit op een stoel

Het is zinvol dat verpleegkundigen regelmatig (ieder uur) controleren of de patiënt comfortabel zit of ligt, waarbij gelet wordt op afhangende armen, ondersteuning van de aangedane arm en het rechtop zitten (Dowswell e.a. 2000, Chatterton e.a. 2001). *Niveau D*

3.4   Schouderpijn

Wat is de prevalentie van schouderpijn?
Is er een valide meetinstrument bruikbaar voor verpleegkundigen?
Welke interventies zijn effectief ter preventie van schouderpijn?

3.4.1   Incidentie

Schouderpijn na een beroerte komt veel voor. Schouderpijn kan vlak na de beroerte ontstaan maar ook pas weken later. De prevalentie van schouderpijn bij patiënten met een beroerte varieert van 5% (Parker e.a. 1986) tot zelfs 84% (Najenson e.a. 1971, Turner-Stokes e.a. 2002). In een recent onderzoek onder patiënten met een beroerte (N = 327) had binnen vier maanden 22% (N = 71) van de patiënten schouderpijn (Lindgren 2007). Een andere studie vond bij 9% van de patiënten schouderpijn tijdens de ziekenhuisopname (Langhorne 2000). In een onderzoek in een revalidatie-unit ondervond 24% van de patiënten (N = 133) schouderpijn bij passief bewegen (McLean 2004). In een groter onderzoek (N = 1761) had 23% van de patiënten schouderpijn na zes maanden (Ratnasabapathy e.a. 2003). De verschillen in de prevalentie worden verklaard door methodologische verschillen van de onderzoeken, zoals de manier van meten; sommige onderzoeken gaan uit van spontane pijn, andere alleen van pijn bij passief bewegen. Ook wordt lang niet altijd onderscheid gemaakt tussen patiënten met of zonder communicatieproblemen. Er is een duidelijke relatie tussen schouderpijn en de functie van de arm. Hoe minder armfunctie hoe meer kans op schouderpijn (Ratnasabapathy e.a. 2003). Ondanks de hoge prevalentie van schouderpijn is de oorzaak niet eenduidig. Als oorzaken worden genoemd peesscheurtjes, subluxatie, spasticiteit, bursitis, ontsteking van het kapsel, *referred pain* en disfunctie van het autonome zenuwstelsel (Dromerick e.a. 2008). Schouderpijn is geassocieerd met minder mobiliteit en beïnvloedt de revalidatie van patiënten met een beroerte in negatieve zin (Turner-Stokes e.a. 2002).

3.4.2   Meetinstrumenten voor pijnmeting

Bij het meten van schouderpijn moet er rekening mee worden gehouden dat niet iedere patiënt in staat is om pijn aan te geven op een Visuele Analoge Schaal (VAS). Het is belangrijk op meerdere tijstippen een pijnmeting te doen met een valide en betrouwbaar meetinstrument.
De ShoulderQ is een meetinstrument dat bestaat uit een aantal vragen naar situaties waarin pijn voorkomt, en drie VAS-schalen waarop wordt aangegeven hoe de pijn is in rust, 's nachts en bij bewegen en therapie. De test geeft goede resultaten bij het meten van veranderingen/verbeteringen van pijn en kan daardoor ook een leidraad zijn bij het voorschrijven van pijnmedicatie (Turner-Stokes e.a. 2006).

3.4.3   Interventies ter preventie van schouderpijn

De behandeling van eenmaal ontstane (chronische) schouderpijn is moeilijk, zeker als (bij een klein percentage) een schouder-handsyndroom is opgetreden. Het effect van therapie is onbevredigend. Het ontbreken van een adequate behandeling komt mede doordat de oorzaak van de pijn niet duidelijk is, met als gevolg een veelheid aan interventies (Snels 2002). Er is een aantal reviews gepubliceerd over het effect van functionele elektrostimulatie (FES), injecties met corticosteroïden, botuline-injecties en *strapping* (tapen). Deze interventies worden niet toegepast door verpleegkundigen. Geen enkele therapie heeft een duidelijke meerwaarde voor de patiënt en kan aanbevolen worden (Snels e.a. 2002, Turner-Stokes e.a. 2002, Van Peppen e.a. 2004b, Teasell e.a. 2008). Vandaar het grote belang van preventie in de acute fase.

- *Positionering van de schouder en de arm* De spieren rond het schoudergewricht zijn vaak paretisch na een beroerte. In de acute fase is er een slappe parese, later (niet altijd) overgaand in spasticiteit. In de slappe fase kan een subluxatie optreden alleen al door het gewicht van de arm. Het is belangrijk in rustsituaties goede ondersteuning te geven. Het gewicht van een niet ondersteunde arm kan leiden tot inklemming van een pees of een zenuw. Het is onduidelijk uit de literatuur of een bepaalde positie ter ondersteuning van de arm/hand schouderpijn kan voorkomen.
- *Het vasthouden van de arm bij activiteiten* De prevalentie van schouderpijn bleek toe te nemen in de eerste week na het ontslag naar huis – mogelijk doordat dan onvoorzichtiger wordt omgegaan met de schouder – en bleek meer voor te komen bij patiënten die veel hulp nodig hebben bij verplaatsing van bed naar stoel, waarbij verzorgenden toegaven soms te trekken aan de aangedane arm (Wanklyn 1996). Een review naar interventies bij schouderpijn concludeert: best practice is de arm gedurende 24 uur te ondersteunen op een manier die bij de patiënt past (Turner-Stokes e.a. 2002). Het vasthouden van de arm onder de oksel en de onderarm/pols waarbij de arm in exorotatie wordt gehouden resulteert in minder pijn bij passief bewegen dan het optillen van de arm aan de pols (Tyson e.a. 2002, Ada e.a. 2005).
- *Sling-methode* Slings worden gebruikt ter preventie van subluxatie en om de arm te beschermen tegen een trauma (Teasell, 2008). Maar het is onduidelijk vanuit de literatuur welke slingmethode het beste is en ook of pijn erdoor wordt voorkomen. Een bezwaar bij het gebruik van een sling is de verminderde mobiliteit. Een sling moet gemakkelijk zijn in het gebruik en maar op één manier aan te leggen zijn. Een fout gedragen sling kan juist klachten veroorzaken (Turner-Stokes e.a. 2002).
- *Het strappen van de schouder* Het strappen van de schouder – een vorm van tapen waarbij onder de oksel een klein kussentje wordt aangebracht – bleek in een gerandomiseerde clinical trial (N = 33) in de behandelde groep significant minder schouderpijn te geven (Griffin e.a. 2006).
- *Passief en actief bewegen* Het is goed om vroeg te beginnen met passief bewegen. Passief bewegen moet voorzichtig en deskundig gebeuren. Verkeerde bewegingen kunnen leiden tot inklemming van een pees of zelfs tot spierscheurtjes. Papegaaien of andere middelen om zich op te trekken mogen niet worden gebruikt. Deze manier van bewegen kan juist leiden tot ernstige pijn (Teasell e.a. 2008).

Conclusie
Het is belangrijk de arm 24 uur te ondersteunen zowel in rust als bij het uitvoeren van verpleegkundige handelingen.
Het effect van het gebruik van slings of het toepassen van strappen is niet eenduidig aangetoond in de literatuur. Deze methoden kunnen eventueel worden toegepast in overleg met de fysio- en ergotherapie. Het wordt aanbevolen voorzichtig passief de arm te bewegen.

Overige overwegingen
Bij het revalideren moet er altijd aandacht zijn voor de houding van de aangedane schouder en arm. Het is belangrijk ook de mantelzorger(s) te instrueren over een goe-

de ondersteuning van de arm. Juist bij ontslag naar huis kan schouderpijn verergeren door onjuiste handelingen.

Aanbeveling 3.9 Het meten van schouderpijn

Het wordt aangeraden een meetinstrument te gebruiken om schouderpijn vast te leggen. Het meten van schouderpijn moet regelmatig gebeuren omdat pijn ook later kan ontstaan. Naast het aangeven van pijn op een VAS-schaal moet gevraagd worden naar pijn in rust en bij passief en actief bewegen (Turner-Stokes e.a. 2006).

Aanbeveling 3.10 Preventie van schouderpijn

Het is uiterst belangrijk dat de aangedane arm en hand in de acute fase 24 uur per dag ondersteund worden. Een specifieke positie kan niet worden aanbevolen (Teasell e.a. 2008). *Niveau A*

Aanbeveling 3.11 Preventie van schouderpijn

Voorzichtig passief bewegen voorkomt mogelijk schouderpijn (Teasell e.a. 2008). *Niveau B*

Aanbeveling 3.12 Preventie van schouderpijn

De patiënt mag nooit opgetrokken worden aan de aangedane arm of zichzelf optrekken met behulp van een papegaai of ander hulpmiddel dat boven het bed hangt (Teasell e.a. 2008). *Niveau B*

3.5   Balans

Welke meetinstrumenten geven relevante informatie aan de verpleegkundige?
Welke interventies verbeteren de balans in zit?

Het handhaven van de balans zowel in zit als in stand is essentieel voor het kunnen verrichten van ADL-taken. In de revalidatie wordt zitbalans als een voorwaarde gezien voor het zelfstandig uitvoeren van taken als aankleden, zelfverzorging en eten. Een lichaam is in balans als de verticale projectie van het lichaamszwaartepunt (*center of mass*, COM) binnen het steunvlak (*base of support*, BOS) valt. Als de lijn van de zwaartekracht buiten het steunvlak valt, compenseert de mens de dreigende verstoring met spieractiviteit om vallen tegen te gaan. Balanscontrole kan worden gedefinieerd als de handeling van het handhaven, het weer bereiken van de balans, bij elke houdingsverandering of willekeurige activiteit (Pollock e.a. 2000). Voor drie situaties is balanscontrole essentieel:

- handhaven van de balans in een bepaalde houding, zoals zitten of staan;
- willekeurig bewegen van de ene houding naar de andere;
- balanshandhaving als reactie op een externe verstoring, zoals een duw (Pollock e.a. 2000).

Het handhaven van de balans waarbij het gewicht symmetrisch over de twee lichaamshelften wordt verdeeld, is voor een patiënt een moeilijke opgave. Het gewicht dragen op het paretische been is moeilijk door verminderde kracht in de beenspieren. Bovendien bestaat er een grote neiging om te gaan zwaaien met de romp, meestal naar voren toe (Eng e.a. 2002). Bij het (gaan) staan is er ook nog de handicap van de verminderde dorsaalflexie in de enkel (voet naar boven heffen). De reactie op een uitwendige verstoring van het evenwicht is vertraagd en inadequaat door de verminderde spierkracht van de paretische lichaamshelft (Carr e.a. 2000, Ikai e.a. 2003).

Informatie via de ogen en het evenwichtsorgaan is essentieel, evenals informatie over de stand van gewrichten (proprioceptie). Deze drie systemen compenseren elkaar. Uitval van de proprioceptie kan worden gecompenseerd door visuele informatie. Patiënten met een beroerte blijken extreem afhankelijk te zijn van de visuele informatie (Geurts e.a. 2005).

3.5.1 Meten van de balans

De Trunk Control Test (TCT) is een betrouwbare, valide en simpel af te nemen test om rompstabiliteit te meten. De TCT wordt aanbevolen als basismeetinstrument in de *KNGF Richtlijn Beroerte* (Van Peppen e.a. 2004a).

De Berg Balance Scale (BBS) is een veelgebruikt instrument, maar voor de verpleegkundige te uitgebreid. De test geeft veel informatie over de statische balanshandhaving terwijl de verpleegkundige juist let op de dynamische balanshandhaving.

3.5.2 Zitten, balans en reiken

Zitten zonder steun en tegelijkertijd taken met de handen uitvoeren, zijn belangrijke elementen in het dagelijks functioneren. Het ongesteund kunnen zitten is zelfs een belangrijke voorspeller voor het uiteindelijke herstel (Kwakkel e.a. 1996, Franchignoni e.a. 1997, Hsieh e.a. 2002).

Interventies om de zitbalans te oefenen

In vier onderzoeken wordt aangetoond dat het reiken, verder dan de armlengte, bijdraagt tot verbetering van de balans in zit (Dean e.a. 1997, de Seze e.a. 2001, Mudie e.a. 2002, Winstein e.a. 2004). Een goede stoel is belangrijk: de zithoogte gelijk aan de lengte van het onderbeen, 75% van de dijbeenlengte als ondersteuning en beide voeten ondersteund (Dean e.a. 1999, Levin e.a. 2002).

Relevantie van de oefeningen

Er is nauwelijks onderzoek gedaan naar de invloed van taken die een patiënt graag wil doen. In een onderzoek blijkt dat zowel de reactietijd als de tijd om de handeling uit te voeren korter is bij het drinken van een zelfgekozen, geliefd drankje (Wu e.a. 2001).

Conclusie

Het is aangetoond dat reikoefeningen ingebed in de natuurlijke context en dagelijkse taken, waarbij voorwerpen verder weg worden gezet, verder dan de armlengte, een positief effect hebben op het weer handhaven van de balans (Dean e.a. 1997, de Sèze e.a. 2001, Mudie e.a. 2002, Winstein e.a. 2004). *Niveau A*

Er zijn aanwijzingen dat voor de patiënt relevante, zelf gekozen taken meer effect hebben dan algemene oefentherapie (Wu e.a. 2001). *Niveau C*

Er zijn aanwijzingen dat een juiste zithouding op een stoel die past bij de patiënt bijdraagt tot een betere zitbalans *(tabel B.3.5 en B.3.6)* (Levin e.a. 2002). *Niveau C*

Overige overwegingen

In de dagelijkse praktijk kan een verpleegkundige door variatie van taken bijdragen aan het herleren van handelingen en impliciet het handhaven van de zitbalans bevorderen.

Aanbeveling 3.13 Meten van de zitbalans

De Trunc Control Test (TCT) wordt aanbevolen als een basismeetinstrument. De verpleegkundige kan de test zelf uitvoeren of kennisnemen van de resultaten als de TCT afgenomen is door een andere discipline.

Aanbeveling 3.14 Zitbalans en reiken

Het wordt aanbevolen het reiken naar voorwerpen te stimuleren waarbij voorwerpen iets verder weg kunnen worden gezet dan de armlengte (Dean e.a. 1997, de Sèze e.a. 2001, Mudie e.a. 2002, Winstein e.a. 2004). *Niveau A*

Aanbeveling 3.15 Zitbalans en reiken

Geadviseerd wordt om nuttige en voor de patiënt relevante zelfgekozen taken te gebruiken waardoor de motivatie om te oefenen groter wordt (Wu e.a. 2001). *Niveau C*

Aanbeveling 3.16 Zitbalans en reiken

Er zijn aanwijzingen dat een juiste stoel bijdraagt tot het oefenen van de balans in zit *(Levin e.a. 2002). Niveau C*

3.5.3 Balans in stand

Meten van de balans in stand

Voor de praktijk is het belangrijk of een patiënt de balans kan handhaven bij een (zelf gekozen) willekeurige handeling, in verschillende situaties, opklimmend in complexiteit (Pollock e.a. 2000, Mulder 2001, Kairy e.a. 2003). In een onderzoek onder vrouwen met een hemiparese bleken veel valincidenten voor te komen bij het aankleden (Lamb e.a. 2003). De moeilijkste situaties om de balans te handhaven zijn het staan op één been, achterom kijken en de voeten achter elkaar zetten in de 'tandemstand'. Als de patiënt daarbij geen problemen heeft, kunnen complexe taken zeker worden uitgevoerd zonder dat de patiënt valt (Kornetti e.a. 2004).

Interventies ter verbetering van de balans in stand

- *Trainen van de symmetrie met behulp van force plates* (die de krachtenverdeling aangeven) ondersteund door visuele feedback via de computer. Het trainen op een force plate met of zonder visuele feedback, zoals met Balance Performance Monitor laat (kleine) effecten zien op de verbetering van de symmetrische gewichtsverdeling. Het is (nog) onduidelijk of deze verbetering resulteert in functionele verbetering (Barclay-Goddard e.a. 2004, Van Peppen e.a. 2006).
- *Taakgericht trainen door op- en afstappen van een kleine verhoging* De symmetrische gewichtsverdeling kan impliciet worden getraind, bijvoorbeeld bij het oefenen van het op- en afstappen van een verhoging. In twee onderzoeken werd effect aangetoond, maar het betrof kleine, niet-gecontroleerde onderzoeken (Monger e.a. 2002, Laufer e.a. 2003).
- *Sensorische training door uitschakeling van de visuele controle* Training van de balans met uitsluiting van visuele input verbeterde in een onderzoek de balanshandhaving (Bonan e.a. 2004).
- *Sensorische training door stimulatie* Extreme proprioceptieve stimulatie (*whole body vibration*) kan mogelijk de balanscontrole verbeteren (Van Nes e.a. 2004). Eveneens werd effect aangetoond met het stimuleren van de tast van de voetzolen door oefeningen met staan op matjes van verschillend materiaal (Morioka e.a. 2003).
- *Taakgericht trainen met verschillende sensorische condities* Taakgericht trainen onder verschillende sensorische condities heeft meer effect dan conventionele balansoefeningen die alleen gericht zijn op de motoriek (Bayouk e.a. 2006).
- *Training op een fietsergometer* Drie weken dagelijks een fietsprogramma bij patiënten in de (sub)acute fase verbeterde de scores op balanstesten (Katz-Leurer e.a. 2006).
- *Gebruikmaken van dubbeltaken* (zie *paragraaf 3.11*). Er zijn aanwijzingen dat het oefenen van de balans door de attentie te verdelen (dubbeltaken) een positief effect heeft.
- *Gebruikmaken van hulpmiddelen: stok of looprekje* Het gebruik van een stok of vierpuntsstok kan de gewichtsverdeling en stabiliteit verbeteren in stand (Lu e.a. 1997, Maeda e.a. 2001, Laufer 2003).
- *Het lopen met externe gewichten (verzwaarde kleding) aan de paretische kant* Het lopen met een verzwaring, aangebracht in de kleding, heeft geen positief effect op de balanshandhaving (Pomeroy e.a. 2001).

Conclusie

Balanstraining op zich verbetert de functionele uitkomst (Teasell e.a. 2006). *Niveau A*
Er kan geen specifieke interventie worden aanbevolen (Geurts e.a. 2005).

Er zijn aanwijzingen dat balanstraining onder dubbeltaakcondities en een prikkelrijke omgeving kunnen helpen om voldoende automatismen en flexibiliteit te herwinnen voor het handhaven van de balans bij de verschillende dagelijkse activiteiten (Geurts e.a. 2005). *Niveau C*

Er zijn aanwijzingen dat een fietsprogramma in de (sub)acute fase, drie weken elke dag, de balanshandhaving verbetert (Katz-Leurer e.a. 2006). *Niveau C*

Er zijn aanwijzingen dat de stabiliteit in stand verbetert als gebruik wordt gemaakt van een loophulpmiddel, waarbij een vierpoot meer steun geeft dan een stok (in overleg met de fysiotherapeut) *(tabel B.3.7)* (Van Peppen e.a. 2004a, Lu e.a. 1997, Laufer 2003, Teasell, 2006). *Niveau C*

Overige overwegingen

Het is van belang dat verpleegkundigen de problemen die de patiënt ervaart met de balanshandhaving observeert tijdens moeilijke complexe taken zoals aankleden. Het is de vraag of het zinvol is stoornissen die als voorwaarde worden gezien voor balanshandhaving of lopen, te trainen buiten de context om.

Aanbeveling 3.17 Balanshandhaving in stand

Het is zinvol de mogelijkheid tot balanshandhaving te observeren bij het uitoefenen van complexe taken zoals aankleden (Carr e.a. 2000). *Niveau D*

Aanbeveling 3.18 Balanshandhaving in stand

Verpleegkundigen kunnen beoordelen of de patiënt de balans zal kunnen handhaven door de moeilijkste aspecten van balanshandhaving te testen: staan in de zogenaamde 'tandemstand' (één voet voor de andere) en het handhaven van de balans tijdens achterom kijken over de schouder en het staan op één been (Kornetti e.a. 2004). *Niveau D*

Aanbeveling 3.19 Balanshandhaving in stand

De balans in stand en tijdens het lopen wordt impliciet geoefend tijdens de uitvoering van ADL-taken. Een voorwaarde is dat de patiënt zelfstandig kan staan (zie paragraaf 3.2 over de *mobility milestones*). *Niveau D*

> **Aanbeveling 3.20 Balanshandhaving in stand**
> Er zijn aanwijzingen dat het oefenen van opstapjes (ongeveer 15 cm hoog) een positief effect heeft op de gewichtsverdeling over beide lichaamshelften, waardoor impliciet de balans wordt getraind. Verpleegkundigen kunnen, in overleg met de fysiotherapie, patiënten simpele stapoefeningen laten doen zoals het voorzichtig gaan staan op een klein opstapje (Laufer e.a. 2000, Monger e.a. 2002). *Niveau C*

3.6 Het opstaan

Het kunnen gaan staan is een van de belangrijkste voorwaarden om activiteiten in het dagelijkse leven te verrichten en weer zelfstandig te kunnen lopen.
Welk meetinstrument is relevant voor de verpleegkundige?
Welke interventies kunnen het opstaan uit een stoel bevorderen en kunnen worden toegepast door de verpleegkundige?

De snelheid van het opstaan blijkt een voorspeller voor het weer kunnen lopen (Chou e.a. 2003). De tijd die het kost om te gaan staan en 15 seconden te kunnen blijven staan zonder hulp, gemeten op de tiende dag na opname, is zelfs een zeer sterke voorspeller voor ontslag naar huis (Sommerfeld e.a. 2001). Een onderzoek bij patiënten met een beroerte heeft aangetoond dat patiënten die snel vallen, gemiddeld 4,3 seconden nodig te hebben om te gaan staan, de niet-vallers 2,7 seconden, terwijl gezonde controlepersonen er slechts 1,8. seconde over doen (Cheng e.a. 1998).

3.6.1 Het opstaan – een beschrijving van de handeling

Het opstaan is te verdelen in twee fasen die vloeiend in elkaar overgaan. In de eerste fase moeten de voeten zo geplaatst worden dat bij het strekken van de benen de lichaamsmassa naar voren kan worden gebracht, waarbij de romp naar voren wordt gebogen met een buiging van de heupen. Als de bovenbenen los komen van de zitting, begint de tweede fase. Hoe verder naar voren de voeten geplaatst worden, hoe meer naar voren de lichaamsmassa moet worden bewogen. Aangeraden wordt 10 cm achter een imaginaire loodlijn vanaf de knie. De beweging van de boven- en onderbenen kan de actieve dorsaalflexie van de enkels aanzetten. Deze dorsaalflexie vormt samen met de draaiing van de romp het horizontale momentum voor het naar voren bewegen van de lichaamsmassa. Tijdens de tweede fase bewegen eerst de knieën en dan de heupen (Carr e.a. Sheperd 2000).

Bemoeilijkende factoren bij het opstaan

Er zijn externe en interne factoren die het gaan staan bij CVA-patiënten bemoeilijken. Bij de externe factoren gaat het dan zowel om de stoel: de hoogte van de zitting, armleuningen, de positie van de voeten (Janssen 2002) als het schoeisel (Siggeirsdóttir e.a. 2002). De interne factoren – de factoren van de patiënt zelf – betreffen de beperking in extensie van heupen en knieën, de verminderde flexiemogelijkheid van de romp, de asymmetrische verdeling van het lichaamsgewicht over beide benen, vertraagde spieraanspanning in de onderbeenspieren (Cheng e.a. 2004). Ook de stand van de voeten en het inschakelen van het aangedane been vallen onder de interne factoren (Brunt e.a. 2002).

De Timed Up and Go test

Met de Timed Up and Go test (TUG) wordt de functionele mobiliteit getest. Het gaat om de tijd die nodig is om te gaan staan, drie meter te lopen, te keren, terug te lopen en weer te gaan zitten (Van Peppen e.a. 2004a). De test is betrouwbaar (Brooks e.a. 2006), correleert met de BI (Steffen e.a. 2002, Flansbjer e.a. 2005) en de loopsnelheid (Richards e.a. 1999) en is sensitief en specifiek (Shumway-Cook e.a. 2000). Bovendien is de test te gebruiken om verandering te meten (responsief) (Brooks e.a. 2006). Gezonde ouderen voltooien de TUG in minder dan 10 seconden (gemiddeld 8,5 sec) (Podsiadlo e.a. 1991). In de meeste onderzoeken wordt als afkappunt 13-13,5 seconden aangehouden (Shumway-Cook e.a. 2000). De test moet steeds onder dezelfde condities worden afgenomen (Siggeirsdòttir e.a. 2002).

Interventies

- *Neurologische oefentherapie.* Een onderzoek met vier weken intensief oefenen van het gaan staan (NDT-concept), resulteerde niet in een verbetering van de symmetrische gewichtsverdeling en de tijd die het kost om op te staan (Hesse e.a. 1998). In een onderzoek werden naast NDT, aan de experimentele groep extra oefeningen gegeven gericht op de symmetrische gewichtsverdeling, maar ook hier werd geen significant effect aangetoond (Pollock e.a. 2002).
- *Oefenen van de handeling zelf (taakgericht oefenen).* In een onderzoek waarbij het gaan staan werd getraind gedurende vier weken en de controlegroep conventionele oefeningen voor de arm kreeg, toonde de experimentele groep een significante verbetering op onder andere het gaan staan (Dean e.a. 2000). Het trainen van symmetrische gewichtsverdeling bij het gaan staan zorgt voor een significante vermindering van het aantal valincidenten (Cheng e.a. 2001). Het onderzoek van Monger (2002) toonde aan dat na een trainingsprogramma dat thuis kan worden uitgevoerd, onder andere het gaan staan verbeterde.

Conclusie

Als meetinstrument wordt de Timed Up en Go test (TUG) aanbevolen (Van Peppen e.a. 2004a).

Het is aangetoond dat het taakgerichte, functionele oefenen van het opstaan effectief is (Dean e.a. 2000, Cheng e.a. 2001). *Niveau A*

Het is aangetoond dat voor het trainen van het gaan staan, neurologische oefenmethoden geen meerwaarde hebben *(tabel B.3.9)* (Hesse 1998, Pollock 2002). *Niveau A*

Overige overwegingen

Extrapolatie van de gevonden evidentie uit de beschreven onderzoeken leidt tot de volgende praktische aanwijzingen voor het oefenen van het gaan staan:

- Oefen in verschillende situaties: gebruik zoals stoelen met verschillende zithoogte, eerst hoge, daarna lage stoelen (met en later zonder armleuningen) (Janssen e.a. 2002).
- Verandering van de positie van de voeten kan het gaan staan vergemakkelijken (Brunt e.a. 2002).
- Oefen vaak en veel met opklimmende moeilijkheid (Carr e.a. 2000).
- Moedig de patiënt aan de romp met een redelijke snelheid naar voren te zwaaien.

Een voorbeeld van een trainingsprogramma:
Tien keer opstaan en dat drie keer in een sessie (totaal 30 keer). Voeten licht naar achteren, kijk recht naar voren, zwaai de romp naar voren in de heupen, sta op met gelijke gewichtsverdeling op beide voeten. Eerst niet en later wel de armen gebruiken (Monger 2002).

Aanbeveling 3.21 Timed Up and Go test
Het is aangetoond dat de Timed Up and Go test (TUG) een goed meetinstrument is om een indruk te krijgen van de mogelijkheden tot functioneel lopen, waarbij de test steeds moet plaatsvinden onder dezelfde condities: tijd van de dag, stoel en schoeisel om scores met elkaar te kunnen vergelijken (Posiadlo e.a. 1991, Richards e.a. 1999, Shumway-Cook e.a. 2000, Van Peppen e.a. 2004a).

Aanbeveling 3.22 Het opstaan uit een stoel, van zitten naar staan
Het is aan te bevelen het opstaan uit een stoel functioneel te oefenen, een aantal keren per dag, als onderdeel van de dagelijkse zorg onder verschillende condities: oplopend in moeilijkheid, door variatie met verschillende stoelen en stand van de voeten (Dean e.a. 2000, Cheng e.a. 2001). *Niveau A*

Aanbeveling 3.23 Het opstaan uit een stoel, van zitten naar staan
Er zijn aanwijzingen dat de mogelijkheid om op te staan mede afhankelijk is van het soort stoel. Aanbevolen wordt (in de beginfase) een stoel te gebruiken met armleuningen en een zithoogte van 44-47 cm (Siggeirsdóttir e.a. 2002). *Niveau C*

3.7 Arm- en handfunctie

Wat is de prognose voor herstel van de handfunctie?
Welk meetinstrument is bruikbaar voor de verpleegkundige?
Welke interventies zijn effectief voor het verbeteren van de arm- en handfunctie?

Patiënten zelf hebben het gevoel dat het verlies van de arm- en handfunctie slecht begrepen wordt en weinig aandacht krijgt. Uit een kwalitatief onderzoek blijkt er behoefte te bestaan aan extra aandacht voor oefenen van arm en hand waarbij ook de mantelzorgers worden ingeschakeld (Barker e.a. 2005). De arm- en handfunctie moet niet alleen beoordeeld worden vanuit een neurologisch en mechanisch oogpunt, maar vooral vanuit het perspectief van de patiënt (Goulding e.a. 2004). Het blijven oefenen met dagelijkse taken is zonder ondersteuning van de naaste omgeving niet makkelijk. Arm en hand moeten bij het uitvoeren van handelingen gezien worden als een geheel. De stand van de hand is afhankelijk van het te bereiken doel. Grijpen van een voorwerp gebeurt buiten het bewustzijn om, met de kracht, de snelheid en de handopening die nodig is om de handeling uit te voeren (Winstein e.a. 2003).

3.7.1 Incidentie en prognose van herstel

Ongeveer 75% van de patiënten heeft een parese van de arm en hand (Rathore e.a. 2002). Bij 30-66% van deze patiënten treedt geen functioneel herstel op, bij 13% blijft de arm volledig afunctioneel (Jorgensen e.a. 1995), terwijl bij slechts 5-20% de functie volledig terugkomt (Kwakkel e.a. 2003). De functie vlak na het ontstaan van de beroerte, zoals bijvoorbeeld gemeten met de Motor Assessment Scale (MAS), verklaart voor meer dan de helft het uiteindelijke herstel (Canning e.a. 2004). Het uitblijven van functioneel herstel na 3-4 weken is een slechte prognose voor het weer terugkomen van de handfunctie. Het is onduidelijk waarom sommige patiënten wel en andere niet herstellen (Van der Lee e.a. 2001b). Wel wordt steeds duidelijker dat het eindplateau van herstelmogelijkheden niet bereikt wordt na 6 maanden, maar dat verder herstel in de chronische fase mogelijk is (Page e.a. 2004a).

De niet-aangedane hand
Ook de niet-aangedane (ipsilaterale) hand kan functioneel beperkt zijn na de beroerte. Doordat de nadruk ligt op de aangedane arm en hand valt het in eerste instantie niet altijd op. Het is belangrijk hier alert op te zijn. Het kan een vorm van apraxie zijn, maar de onhandigheid komt ook geïsoleerd voor (Sunderland 2000, McCombe e.a. 2004). De handfunctie kan getest worden door de patiënt te vragen met een normale snelheid te tikken met de vingers op een tafel (De Groot-Driessen e.a. 2006).

Meetinstrumenten
De functie van de paretische arm kan in kaart worden gebracht met verschillende meetinstrumenten, zoals de Frenchay Arm Test (FAT) (aanbevolen in Van Peppen e.a. 2004a) en de Action Research Arm Test (ARA) (Van der Lee e.a. 2001a, Platz e.a. 2005). Een meetinstrument dat zowel objectief als subjectief de functie vastlegt, is de Motor Activity Log rating scale (MAL) die gebruikt wordt in de *constraint induced therapy* (Bonifer e.a. 2003, Page e.a. 2004b). Bij de Box and Blocktest worden blokjes van de ene helft naar de andere helft van een doos geplaatst. Het is een gemakkelijk uit te voeren test waarbij het aantal blokjes wordt genoteerd dat in 15 seconden verplaatst wordt

(Mathiowetz e.a. 1985). De Motor Assessment Scale (MAS) is ontwikkeld door Carr en Sheperd. Wat de handfunctie betreft heeft de schaal een aantal items die in moeilijkheid opklimmen. Een moeilijke handeling uit de MAS is het brengen van een lepel met vloeibaar eten naar de mond en het kammen van het haar (Sabari e.a. 2005).

Conclusie

Alleen de Box and Blocktest is toepasbaar in de verpleegkundige dagelijkse zorg; de andere testen voor de arm- en handfunctie zijn te specifiek voor gebruik door de verpleegkundige. Wel kunnen een aantal onderdelen van de MAS worden gebruikt: een verpleegkundige kan een als moeilijk gekwalificeerde handeling gebruiken om een indruk van de mogelijkheden van de patiënt te krijgen (Sabari e.a. 2005).

Overige overwegingen

Een verpleegkundige kan tijdens de dagelijkse zorgtaken observeren waar de patiënt moeilijkheden mee heeft en op welke manier de aangedane arm en hand ingeschakeld wordt bij ADL-taken. Het is zinvol ook de functie van de 'goede' arm en hand te beoordelen. Zeker in de acute fase blijkt een onhandigheid van de niet-paretische arm vaak voor te komen.

Aanbeveling 3.24 Meten van de functie van de paretische arm
Verpleegkundigen kunnen observeren bij welke activiteiten en op welke manier een patiënt de aangedane arm en hand gebruikt. Als de patiënt de arm niet of nauwelijks gebruikt, wordt nader onderzoek met specifiekere test(en) aanbevolen in overleg met de fysiotherapie en ergotherapie. *Niveau D*

Aanbeveling 3.25 Meten van de functie van de paretische arm
Het is zinvol voor de verpleegkundige een aantal moeilijke items uit de MAS te gebruiken om een indruk te krijgen van de arm- en handfunctie: het brengen van een lepel met vloeibaar eten naar de mond en het haar kammen. *(Sabari e.a. 2005) Niveau D*

Aanbeveling 3.26 Meten van de functie van de paretische arm
Het is zinvol ook de functie van de niet-verlamde hand te observeren (De Groot-Driessen e.a. 2006). *Niveau D*

3.7.2 Interventies ter verbetering van de arm- en handfunctie

Spierkracht verbeteren

Het is niet duidelijk uit de literatuur of de grijpkracht verbetert door krachttraining (Van Peppen e.a. 2004a). Dagelijks extra strekoefeningen ter preventie van contracturen wordt niet aanbevolen. Het wordt slecht verdragen en geeft geen significante verbetering van de strekfunctie (Turton e.a. 2005).

Neurologische oefentherapie

Neurologische oefenmethoden (NDT) hebben geen meerwaarde voor de functionele verbetering van arm- en handfunctie (Van der Lee e.a. 2001, Van Peppen e.a. 2004a, Pollock e.a. 2003, Paci e.a. 2003, Teasell e.a. 2006).

Extra oefeningen, met een hoge intensiteit

Er zijn aanwijzingen dat meer therapie gunstig is, maar uit onderzoek blijkt dat in de follow-up na één jaar het effect niet meer aan te tonen is (Kwakkel e.a. 1999, Kwakkel e.a. 2002). Het effect van extra therapie in de (sub)acute fase is moeilijk te meten omdat het interfereert met het natuurlijke herstelproces. Een onderzoek naar de invloed van de ernst van de parese laat zien dat extra training wel zinvol is bij minder ernstige stoornissen (Parry e.a. 1999).

Robotondersteund trainen

Deze oefentherapie zal niet worden uitgevoerd door verpleegkundigen, maar een verpleegkundige krijgt er wel mee te maken als patiënten op de afdeling deze apparaten gebruiken. Op een passieve manier wordt de range of motion (ROM) onderhouden. Hoewel een positief effect blijkt op de bewegelijkheid van schouder en elleboog is er geen verbetering aangetoond in het functioneel bewegen van pols en hand (Teasell e.a. 2006).

Elektrische stimulatie

Elektrische prikkeltherapie is een specifieke fysiotherapeutische interventie en wordt verder niet besproken. TENS en neuromusculaire stimulatie hebben effect op stoornisniveau, zoals polsextensie en willekeurige spiercontracties, maar of ook de functionaliteit verbetert blijft onduidelijk *(tabel B.3.10)* (De Kroon e.a. 2002, Van Peppen e.a. 2004a).

Bilateraal oefenen

Bilateraal oefenen betekent met beide armen/handen dezelfde beweging maken. Dit kan bijvoorbeeld met de ritmische bilaterale arm trainer (BATRAC). Er zijn aanwijzingen dat cyclisch oefenen zoals met de BATRAC een positief effect heeft op spierkracht en handvaardigheid *(tabel B.3.10)* (Van Peppen e.a. 2004a, 2004).

Sensomotorische training

Het al snel na de beroerte oefenen van de hand en arm door de arm een ritmische beweging te laten maken (zitten in een schommelstoel en met de aangedane arm de stoel laten schommelen, 30 minuten per dag gedurende 6 weken) heeft een positief effect op de arm- en handfunctie (zelfs in de follow-up na 5 jaar) (Feys e.a. 1998, Feys e.a. 2004).

Bimanueel, taakgericht oefenen

De aangedane arm wordt meestal apart geoefend, vanuit het idee dat eerst de functie weer zodanig hersteld moet zijn dat de hand kan worden ingeschakeld bij de dagelijkse activiteiten. Maar de meeste ADL-taken zoals wassen en aankleden en eten gebeuren tweehandig met asymmetrische bewegingen. In het dagelijkse leven kunnen alledaagse taken als een kopje thee pakken, het kopje optillen en drinken, met één hand worden uitgevoerd. Tegelijkertijd, met de andere hand een koekje pakken, is moeilijker. De twee handen moeten gecoördineerd taken uitvoeren. Bij het roeren in het kopje moet met de andere hand het schoteltje worden vastgehouden. De handen zijn bij bimanuele handelingen aan elkaar gekoppeld als een eenheid. Als elke hand een asymmetrische handeling moet verrichten, beïnvloeden beide handen elkaar. De bewegingssnelheid past zich aan de mogelijkheden van de aangedane hand aan (Rose e.a. 2004, Rose e.a. 2005). Dit veroorzaakt de al genoemde onhandigheid van de niet-aangedane arm en hand.

De dominante hemisfeer (voor rechtshandigen de linker hemisfeer) controleert ook begin en eind van de beweging in de andere hemisfeer. Veel patiënten zullen problemen hebben met de tweehandige coördinatie. Het is van groot belang dat het bimanueel oefenen een plaats krijgt in elk revalidatieprogramma voor patiënten met een beroerte (Rose e.a. 2004).

Therapie moet gericht zijn op de verbetering van de handfunctie in alledaagse taken, zoals tandenpoetsen en bladzijden omslaan en moet systematisch en herhaald gebeuren, binnen de mogelijkheden van het willekeurig bewegen van de individuele patiënt (Pomeroy e.a. 2000b). Eerst worden taken aangeleerd in een rustige omgeving, daarna in een prikkelrijke omgeving, waarbij de taak op een zelfgekozen manier uitgevoerd mag worden *(tabel B.3.10)* (Winstein e.a. 2004).

Effect van taakgerichte training

Een thuisoefenprogramma, met vingerflexie en extensieoefeningen en voorwerpen pakken en vasthouden bij patiënten in de chronische fase die wel enige arm- en handfunctie hebben, liet een verbetering zien op de Box and Blocktest (26% meer blokjes) (Alon e.a. 2003).

Constraint induced therapy (CIT)

Momenteel zijn er meer dan 120 studies gepubliceerd waarin de effecten van CIT zijn onderzocht. Alle studies tonen een positief effect. CIT is een praktische en veilige behandeling.

De onderliggende theorie komt uit dierproeven: apen blijken na een laesie van een sensibele zenuw in een arm, deze arm niet meer spontaan te gebruiken. Als het onmogelijk wordt gemaakt te bewegen met de goede arm, wordt de arm wel degelijk gebruikt: *learned non-use* (Taub e.a. 1999, Sterr e.a. 2002, Taub e.a. 2003). Het tweede mechanisme is het effect op de reorganisatie in de hersenen. Niet alleen in het gebied waar de laesie heeft plaatsgevonden reorganiseren netwerken zich, maar ook 'normale' gebieden eromheen veranderen (Wolf e.a. 2002, Page e.a. 2002b). Het zenuwstelsel moet wel de tijd krijgen om zich te reorganiseren. Het learned-non-usemodel voorspelt dat patiënten met een hemiparese meer kunnen dan ze in werkelijkheid laten zien. Als er niet snel herstel optreedt, zijn behandelaars misschien te snel geneigd om de patiënt vaardigheden te laten uitvoeren met alleen de gezonde arm (Sterr e.a. 2002, Higgins e.a. 2005). De patiënt moet enige handfunctie hebben voor het toepassen van CIT. De niet-verlamde arm wordt geïmmobiliseerd door bijvoorbeeld een opblaasbare splint die 90% van de tijd dat de patiënt wakker is, moet worden gedragen, 14 dagen achtereen. Verschillende taken worden 15-20 minuten geoefend, zoals telefoneren, eten en tafeldekken. De patiënt leert op een geconditioneerde manier en wordt aangemoedigd bij goed resultaat (Uswatte e.a. 2006). Omdat de training een grote belasting voor de patiënt bleek (Page e.a. 2002a), werd in een pilotonderzoek de niet-aangedane arm slechts 5 uur per dag geïmmobiliseerd. De handfunctie van de patiënten in de modified CIT-groep (mCIT) verbeterde substantieel (Page e.a. 2001b). In een ander onderzoek werd de splint 6 uur per dag gedragen. Ook hier trad een substantiële functionele verbetering op, namelijk van 20% (Ploughman e.a. 2004). In de praktijk is spreiding van de training gemakkelijker realiseerbaar. In een onderzoek bij chronische patiënten werd 3 uur per dag gedurende 20 dagen therapie gegeven, met een immobilisatieperiode van 9,5 uur per dag. Uiteindelijk wordt op deze manier evenveel tijd aan therapie besteed als in de oorspronkelijke onderzoeken, waar de therapieduur korter is met een immobilisatie van 90% (Dettmers e.a. 2005). Een van de andere mogelijkheden om de patiënt te motiveren voor deze intensieve therapie is groepstraining *(tabel B.3.10)* (Brogardh e.a. 2006).

Samenvatting

De beschreven interventies laten tegengestelde effecten zien. Er is mogelijk effect van krachttraining en sommige vormen van elektrotherapie op stoornisniveau, maar functionele verbetering van pols en hand is niet duidelijk aangetoond.

Over de intensiteit van de oefentherapie kan alleen gezegd worden dat meer therapie mogelijk effectief is (Van der Lee, 2001). Page zegt in een commentaar dat de intensiteit misschien minder belangrijk is dan de inhoud van de therapie. Hij pleit voor een taakgerichte oefentherapie (Page 2003).

Ondanks het feit dat de theoretische onderbouwing nog onvolledig is, zou bimanueel oefenen een plaats moeten krijgen in revalidatieprogramma's (Rose e.a. 2004). Therapie moet gericht zijn op de verbetering van de handfunctie in alledaagse taken (Pomeroy e.a. 2000). Resultaten van onderzoeken suggereren dat taakspecifiek trainen meer effect heeft dan het geven van meer van dezelfde therapie (Page 2003). De *constraint induced therapy* laat bij patiënten met enige armfunctie positieve resultaten zien (Taub e.a. 2006). Bij patiënten met nauwelijks arm- en handfunctie is van interventies niet veel effect te verwachten.

Conclusie

Er zijn aanwijzingen dat behandelaars misschien te snel geneigd zijn om de patiënt vaardigheden te laten uitvoeren met alleen de gezonde arm, met het risico op het learned-non-use-effect (Higgins e.a. 2005). *Niveau C*

Het is aangetoond dat met de *constraint induced therapy* (CIT) een verbetering van de arm- en handfunctie kan worden bereikt (Taub e.a. 2006). *Niveau A*

Varianten met een kortere immobilisatietijd per dag zijn mogelijk even effectief (Van der Lee e.a. 2001). *Niveau B*

Het is aannemelijk dat het al snel na de beroerte ritmische bewegingen maken (zitten in een schommelstoel en met de aangedane arm de stoel laten schommelen, 30 minuten per dag gedurende 6 weken) een positief effect heeft op de arm en handfunctie (ook in de follow-up na 5 jaar) *(tabel B.3.10)* (Feys e.a. 1998, 2004). *Niveau A*

Overige overwegingen

Alle vormen van oefenen van dagelijkse handelingen met, zo mogelijk, inschakeling van de aangedane arm en hand zijn zinvol, met name als er weer enige handfunctie terugkomt. Ook het oefenen van de spierkracht kan een bijdrage leveren. In de chronische fase moet het oefenen gestimuleerd worden, omdat het steeds duidelijker wordt dat het herstel niet stopt na zes maanden. Het is belangrijk met de patiënt te praten over het verlies van de handfunctie, zeker als er na enige weken nauwelijks handfunctie is.

Aanbeveling 3.27 Oefenen van arm- en handfunctie

Het is zinvol dat verpleegkundigen patiënten assisteren met herhaaldelijk oefenen in natuurlijke situaties met alledaagse taken, zoals tandenpoetsen en bladzijden omslaan, waarbij gestimuleerd wordt beide armen/handen te gebruiken (Pomeroy e.a. 2000, Rose e.a. 2004). *Niveau D*

Aanbeveling 3.28 Oefenen van arm- en handfunctie

Het is te overwegen in de acute fase sensomotorische training te geven door de patiënt in een schommelstoel met armleuningen zelf de schommelbeweging te laten maken waarbij steeds gedrukt wordt op de armleuning om de beweging te onderhouden (Feys e.a. 1998, 2004). *Niveau A*

Aanbeveling 3.29 Oefenen van arm- en handfunctie

Het verdient aanbeveling aandacht te besteden aan wat het verlies van de handfunctie betekent voor een patiënt (Barker e.a. 2005). *Niveau D*

Aanbeveling 3.30 Oefenen van arm- en handfunctie

Verpleegkundigen kunnen patiënten (in de thuissituatie) wijzen op de mogelijkheid van *(modified) constraint induced therapy* en eventueel, in overleg met fysiotherapie en ergotherapie, assisteren bij de uitvoering. *Niveau D*

3.8   Lopen

Welk meetinstrument kan ook door de verpleegkundige worden gebruikt?
Welke interventies bevorderen de loopvaardigheid?
Op welke manier kan de verpleegkundige bijdragen aan het verbeteren van het lopen?

Verandering in het looppatroon na een beroerte

Na een beroerte is de loopsnelheid verminderd, de staplengte kleiner en de loopca-
dans gestoord. De romp zwaait en de tijd waarop beide benen belast zijn tijdens de
loopcyclus is langer. Het resultaat van deze stoornissen is een asymmetrisch gang-
beeld. Het lopen met een hemiparese kost veel energie.

Prognose van het herstel van het zelfstandig kunnen lopen

Het herstel van het lopen vindt met name plaats in de eerste maanden na de beroerte. In een onderzoek (N = 101) was geen enkele patiënt de eerste week na de beroerte
in staat om zonder hulp te lopen. Het aantal patiënten dat onafhankelijk kon lopen
nam toe van 25 in week 4 tot 73 in week 26. De comfortabele loopsnelheid nam toe
van 0,19 tot 1,11 m/sec (Kollen e.a. 2006b). Een lagere leeftijd en een hogere score op
de BI voorspellen het beste of een patiënt weer zelfstandig zal kunnen lopen. Het
blijkt niet mogelijk om te voorspellen welke patiënt niet zal kunnen lopen. Functioneel herstel is niet altijd het gevolg van het herstel van stoornissen. De patiënt
maakt gebruik van compensatiestrategieën om een bepaalde taak toch te kunnen
uitvoeren (Kollen e.a. 2006a). Om buiten te kunnen lopen is het herwinnen van het
automatisme van het lopen belangrijk. Bij het uitvoeren van een driedubbele taak
(twee cognitietaken tijdens het lopen) vermindert de loopsnelheid bij patiënten met
een beroerte met 26%, bij gezonde ouderen met 21% en bij jonge mensen met 10%
(Canning e.a. 2006).

Het maatschappelijk belang van het weer zelfstandig kunnen lopen

Uit een onderzoek blijkt dat 74% van de patiënten met een beroerte het belangrijk
vindt zelfstandig naar buiten te kunnen gaan (Lord e.a. 2004). Daardoor is het opvallend dat in de looptraining slechts weinig tijd wordt besteed aan het lopen in de eigen
omgeving. Zelfs aan het eind van de revalidatieperiode wordt ongeveer 5% van de tijd
besteed aan 'publiek' lopen (Latham e.a. 2005).

3.8.1   Analyse van het lopen/meetinstrumenten

Een analyse van het lopen kan variëren van het vastleggen van beweging van gewrichten en spierkracht tot het functioneel lopen in de sociale omgeving. Voor de verpleegkundige praktijk is het voldoende het functionele lopen te testen (Mulder e.a. 1998,
Richards e.a. 1999). Een voorbeeld van een meetinstrument is de Functional Ambulation Categories (FAC). De mate van zelfstandigheid van lopen van de patiënt wordt
met deze test getoetst. De categorieën worden gescoord op een 6-puntsschaal. De test
is valide en sensitief voor veranderingen (Mehrholz e.a. 2007).

Het meten van de loopsnelheid en loopafstand

Loopsnelheid heeft een verband met sociaal functioneren (Perry e.a. 1995). Een loopsnelheid van meer dan 0,45 m/sec correleert al met een beter functioneel niveau (Lamontagne e.a. 2004) en heeft prognostische betekenis voor het ontslag naar huis (Salbach e.a. 2004). Omdat er een correlatie is tussen de loopsnelheid en de zelfgekozen comfortabele loopsnelheid (de zogenaamde SSV= *self selected velocity*) is het voldoende alleen de SSV te meten. Door vermenigvuldiging van de SSV (m/sec) met 1,3 kan de maximale snelheid geschat worden (Kollen e.a. 2006a). De uitkomst kan vergeleken worden met referentiewaarden bij gezonde personen in verschillende leeftijdscategorieën (Bohannon 1997).

Voor de 10-meterlooptest wordt er gelopen over een 15 meter lange loopstrook. De tijd over de middelste 10 meter wordt gemeten om start en remproblemen uit te sluiten. Drie keer wordt gemeten en het gemiddelde wordt genoteerd. Het is een test met een excellente test-hertestbetrouwbaarheid (Flansbjer e.a. 2005). Het is daarnaast belangrijk om aandacht te besteden aan het uithoudingsvermogen van patiënt. Dit kan getest worden door een patiënt 6 minuten te laten lopen (Dean e.a. 2001).

Conclusie

Als meetinstrument voor de verpleegkundige wordt de FAC aanbevolen omdat deze test een indruk geeft van het functionele lopen. Als de patiënt eenmaal mobiel is en het lopen geen problemen geeft, kan het uithoudingsvermogen getest worden door de patiënt 6 minuten te laten lopen met een zelfgekozen, comfortabele snelheid. De loopsnelheid kan eventueel op een afdeling getest worden door het uitzetten van een 15 meter lang looppad waar de 10-meter- of 5-meterlooptest kan worden afgenomen. Uiteraard in overleg met de fysiotherapie.

3.8.2 Interventies ter verbetering van het looppatroon en de loopsnelheid

Loopbandtraining al dan niet met gewichtsondersteuning

Loopbandtraining met gewichtsondersteuning is een zeer intensieve therapie die meestal door twee fysiotherapeuten wordt uitgevoerd. De loopbeweging stimuleert de neuronenpool die in het ruggenmerg zorgt voor de ritmische prikkeling van de beenspieren. In drie systematische reviews wordt op grond van de beschikbare evidence geconcludeerd dat loopbandtraining al dan niet met gewichtsondersteuning een meerwaarde heeft bij patiënten die niet binnen zes weken weer kunnen lopen (Moseley e.a. 2003, Van Peppen e.a. 2004a, Teasell e.a. 2006).

Het trainen van de loopsnelheid

In drie gerandomiseerde onderzoeken is loopbandtraining vergeleken met het lopen op een vaste ondergrond. Uit alle onderzoeken bleek dat er geen verschil is in verbetering tussen loopbandtraining en 'lopen op een vaste ondergrond' (Nilsson e.a. 2001, Richards e.a. 2004, Peurala e.a. 2005).

Verhogen van de intensiteit van de looptraining

In het onderzoek van Kwakkel (1999) gaf meer trainen van arm of been in de eerste 20 weken na de beroerte wel een directe verbetering van de loopvaardigheid en de BI, maar zes maanden na de beroerte was er geen effect meer aantoonbaar (Kwakkel e.a. 2002).

Conclusie

Het is aangetoond dat oefenen van het lopen op een vaste ondergrond even effectief is als loopbandtraining (Nilsson e.a. 2001, Richards e.a. 2004, Peurala e.a. 2005). *Niveau A*

Het is bewezen dat taakgericht oefenen van het lopen meer effect heeft dan de neurologische oefenmethoden gericht op stoornissen *(tabel B.3.11.)* (Kwakkel e.a. 1999, Van Peppen e.a. 2004a, Kollen e.a. 2006). *Niveau A*

Overige overwegingen

De verpleegkundige kan een belangrijke rol spelen bij het oefenen van het lopen. Veel oefenen resulteert in een hogere loopsnelheid wat weer correleert met het latere zelfstandig maatschappelijk functioneren. Het functioneel lopen van de patiënt is een vorm van oefenen. Te denken valt aan lopen naar de toiletruimte, lopen op de gang enzovoort. Uit een onderzoek van Latham (2005) blijkt hoe weinig tijd besteed wordt aan het publiek lopen. De verpleegkundige kan een stimulerende rol spelen, ook naar de omgeving van de patiënt.

Aanbeveling 3.31 Meten van loopvaardigheid
Verpleegkundigen kunnen de Functionele Ambulante Categorieën (FAC) gebruiken om de loopmogelijkheden van de patiënt vast te leggen.

Aanbeveling 3.32 Lopen
Het is sterk aan te bevelen dat verpleegkundigen in overleg met de fysiotherapeut het lopen oefenen ingebed in het normale ritme van de zorg, mits een veilige situatie wordt gecreëerd (Nilsson e.a. 2001, Richards e.a. 2004, Peurala e.a. 2005). *Niveau A*

Aanbeveling 3.33 Lopen
De verpleegkundige kan, vooral aan het einde van de revalidatieperiode, de patiënt stimuleren en assisteren en de familie instrueren om te lopen in de eigen sociale omgeving (Latham e.a. 2005). *Niveau D*

3.9 Somatosensoriek

Wat is het belang van het testen van de sensibiliteit?
Heeft extra sensibiliteitstraining effect op het motorisch functioneren?

Inzicht in stoornissen van de proprioceptie is belangrijk in verband met de prognose voor herstel zoals werd aangetoond in een van de eerste literatuuronderzoeken naar voorspellende factoren voor herstel (Kwakkel e.a. 1996). Meer dan 80% van de patiënten met een normale sensibiliteit kan binnen drie maanden naar huis worden ontslagen tegenover slechts 32% van de patiënten met een gestoorde sensibiliteit (Sommerfeld e.a. 2004).

3.9.1 Testen van de sensibiliteit

Proprioceptie wordt getest door te vragen of de patiënt voelt of een teen of vinger wordt aangeraakt en bewogen. Daarnaast is het op de tast herkennen van voorwerpen (gnostische sensibiliteit) afhankelijk van een intacte proprioceptie. Testen van de vitale sensibiliteit (tast- en temperatuurzin) is een onderdeel van het algemeen neurologisch onderzoek.

3.9.2 Sensibiliteitstraining en interventies

Er zijn verschillende onderzoeken gedaan naar de effecten van het toepassen van sensibiliteitstraining en interventies, zoals aparte training van de sensibiliteit, propriocepsistraining van de voetzolen en intermitterende druk met een opblaasbare splint. Hoewel hieruit wel een verbetering van de sensibiliteit blijkt, zijn er geen effecten gevonden op de functionaliteit van patiënten (Steultjens e.a. 2003, Carey e.a. 2005, Morioka e.a. 2003, Byl e.a. 2003, Cambier e.a. 2003, Yekutiel e.a. 1993, Smania e.a. 2003, Feys 1998, 2004).

Conclusie
Hoewel het belang van een stoornis in de sensoriek voor het motorische functioneren in de literatuur wordt erkend, is er te weinig onderzoek gedaan naar het belang van het meten van de sensoriek en de effectiviteit van interventies om een meetinstrument of interventie aan te kunnen bevelen (*tabel B.3.12*).

Aanbeveling 3.34 Somatosensoriek
De werkgroep is van mening dat verpleegkundigen impliciet kunnen bijdragen aan het verbeteren van sensibiliteit en propriocepsis tijdens het doelmatig gebruik van allerlei voorwerpen. *Niveau D*

3.10 Complexe ADL-taken

Activiteiten in het dagelijks leven (ADL) worden ingedeeld in instrumentele ADL- en persoonlijke verzorgingstaken. Een verpleegkundige zal bij een patiënt na een beroerte van het begin af aan bezig zijn met het oefenen van complexe taken. Er is geen onderzoek gedaan op welke manier complexe taken het beste geoefend kunnen worden, met uitzondering van enkele onderzoeken naar aankleden. Om deze complexe taken te (her)leren kunnen eerst voorbereidende simpele motorische vaardigheden geoefend worden, zoals reiken naar een kopje, een lepel naar de mond brengen, bladzijden omslaan en een kam pakken.

3.10.1 Aankleden

Er zijn wel aanwijzingen dat taakgericht oefenen in de context van de thuissituatie het aankleden vergemakkelijkt, mits daar voldoende tijd voor wordt gegeven (Walker e.a. 2004). Voor het testen van de problemen bij het aankleden is het nuttig eenzelfde kledingstuk bij patiënten (bijvoorbeeld een T-shirt) te gebruiken om de problemen in kaart te brengen (Walker e.a. 2004, Sunderland e.a. 2006). In de praktijk blijkt dat vooral mondelinge instructies worden gegeven door ergotherapeuten, zonder verpleegkundigen en familie erbij en niet in de context van de thuissituatie (Booth e.a. 2001). Een van de items op de FIM is de vraag naar zelfstandig zijn met aankleden. Als met training van aankleden wordt begonnen, is de beginscore op de FIM (afkappunt 3) een significante voorspeller voor het zich weer leren aankleden (Suzuki e.a. 2006).

Aanbeveling 3.35 Complexe ADL-taken
Het verdient aanbeveling om patiënten met milde stoornissen individueel of in een groep dagelijks 1-3 uur te laten oefenen in zelfverzorgingstaken zoals aankleden (Brainin e.a. 2004). *Niveau C*

Aanbeveling 3.36 Complexe ADL- taken
Het verdient aanbeveling ADL-taken te oefenen in de natuurlijke omgeving, die zo veel mogelijk lijkt op de thuissituatie (Brainin 2004). *Niveau C*

3.11 Moderne interventies

3.11.1 Dubbeltaken

In de fase waarin een handeling weer opnieuw moet worden geleerd is er aandacht nodig voor de uit te voeren handeling. Pas wanneer bijvoorbeeld het lopen weer een automatisme is geworden, is er aandacht over om een andere taak te verrichten.

Welke interventies kunnen door verpleegkundigen worden gebruikt om te testen of een patiënt een (herleerde) handeling kan toepassen in het dagelijks leven?

Achtergrond

Attentieproblemen komen veel voor na een beroerte (10-82%) (Plummer e.a. 2003). Neglect is het meest bekend, maar een verminderde aandacht hoeft zich niet te uiten als een duidelijk neglectsyndroom (Marshall e.a. 1997). In alledaagse situaties worden vaak twee handelingen tegelijk gedaan: verpleegkundigen praten met de patiënt terwijl oefeningen worden uitgevoerd. Als balanshandhaving bijvoorbeeld moeilijk is, kan een simpele cognitieve taak, zoals praten, de balans verder verstoren. Dit wordt dubbeltaakinterferentie genoemd.

Dubbeltaken en motorische vaardigheden

Een gewoontehandeling, zoals fietsen, verloopt automatisch en is opgeslagen in het onbewuste, procedurele of impliciete geheugen. Het uitvoeren van een automatische taak geeft vrijheid voor bewuste attentie: denken aan iets anders. Als een taak opnieuw geleerd is, kan getest worden of het geleerde weer is opgeslagen in het impliciete geheugen door een andere taak te laten uitvoeren, bijvoorbeeld een cognitieve taak (Norman e.a. 2000).

Test van het het uitvoeren van dubbeltaken

Eenvoudig toe te passen is de Stop Walking When Talking test (SWWT), een gevalideerde test met een specificiteit van 70% en een sensitiviteit van 53%, die goed te gebruiken is voor verpleegkundigen (Hyndham e.a. 2004) (zie ook *hoofdstuk 4 Vallen*).

Interventies

Welke taak kan worden gebruikt?
Het verdelen van de aandacht tijdens twee complexe taken gaat zowel bij ouderen als bij jongeren gepaard met een verminderde reactietijd op één van de taken (Chen e.a. 1996). Dubbeltaakinterferentie is in verschillende onderzoeken onderzocht (Haggard e.a. 2000, Bowen e.a. 2001). De gebruikte tweede taak, de cognitietaak, is niet gestandaardiseerd. In ieder onderzoek worden andere taken gebruikt. In een onderzoek van Brauer e.a. (2004) werden vier cognitietaken gebruikt: reageren op geluid, woorden noemen met een bepaalde letter en reageren op visuele prikkels (eenvoudig en complex). In het onderzoek van Chen (1996) werden visuele prikkels gegeven waarop de patiënt 'ja' of 'nee' moest antwoorden. In een ander onderzoek moesten zo veel mogelijk woorden in een bepaalde categorie gezegd worden (bloemen, wat kun je eten enzovoort) (Cockburn e.a. 2003). In het onderzoek van Bowen (2001) is de taak 'ja' zeggen bij het woord rood en 'nee' bij het woord groen.

In een gerandomiseerd gecontroleerd onderzoek (n=25) werd als tweede taak het stuiteren van een bal of het lopen met een bal in elke hand gebruikt tijdens de looptraining. De loopsnelheid verbeterde significant in de experimentele groep (Yang e.a. 2007).

Conclusie

Het fenomeen dubbeltaakinterferentie is voldoende aangetoond om er gebruik van te maken in de praktijk (*tabel B.3.13*) (Bowen e.a. 2001, Hyndman e.a. 2006, Yang e.a. 2007). *Niveau C*

Overige overwegingen

Het testen van het kunnen uitvoeren van een dubbeltaak zou een onderdeel moeten zijn van het revalidatieproces (Cockburn e.a. 2003). Ook bij de uitvoering van een voor de patiënt moeilijke taak moet erop gelet worden of converseren of afleiding een negatief effect heeft. In de literatuur worden geen standaardtesten beschreven, maar het is te overwegen steeds dezelfde testen te gebruiken, waarbij zowel een simpele als een moeilijke tweede taak kan worden aangeboden. Zo kan er tijdens het lopen naar de geboortedatum of de leeftijd worden gevraagd.

Aanbeveling 3.37 Dubbeltaken

Het is aannemelijk dat de Stop Walking When Talking test (SWWT) een indicatie kan geven voor het weer veilig kunnen lopen zonder te vallen (Hyndman e.a. 2004). *Niveau B*

Aanbeveling 3.38 Dubbeltaken

Dubbeltaakinterferentie is nuttig om te testen of een patiënt een handeling weer (automatisch) kan uitvoeren. Verpleegkundigen kunnen testen of een patiënt een motorische taak weer automatisch kan verrichten, door naast de motorische taak ook een cognitietaak (of een tweede motorische taak) te laten uitvoeren (Cockburn e.a. 2003, Yang e.a. 2007). *Niveau C*

Aanbeveling 3.39 Dubbeltaken

Een verpleegkundige wordt geadviseerd alert te zijn of een cognitieve taak (praten met de patiënt bijvoorbeeld of een mondelinge instructie geven) een negatief effect heeft wanneer gelijktijdig zelfzorgtaken herleerd en/of uitgevoerd moeten worden. *Niveau D*

3.11.2   Mental practice

Een therapeutische benadering die nog in de kinderschoenen staat is *mental practice* (MP) of *mental imagery*. MP is een bijzondere techniek van verbeelding van een beweging waarbij fysieke vaardigheden cognitief worden gerepeteerd terwijl er geen willekeurige beweging optreedt. Simuleren van een beweging activeert een netwerk van neuronen in de hersenen dat ook actief is bij het daadwerkelijk uitvoeren van een beweging, de zogenaamde mirror (spiegel)neuronen (Rizzolatti e.a. 1996, Pomeroy e.a.

2005). Dit mirror-neuronsysteem is eveneens actief bij het interpreteren van acties van anderen en het begrijpen van de intentie van een handeling (Iacoboni e.a. 2005). Door het proces van simulatie kan het motorische systeem anticiperen op daadwerkelijk bewegen, maar ook 'het zelf' voorzien van informatie over de uitvoerbaarheid en de betekenis van een toekomstige beweging. Het is belangrijk voor een patiënt om het gevoel te hebben om ondanks de verminderde motorische mogelijkheden toch de baas te zijn over een uit te voeren beweging. Het feit dat ook imitatie van een beweging neuronale activiteit genereert, is een belangrijk gegeven voor de therapie. In een overzichtsartikel luidt de conclusie dat mentale voorstelling van een handeling op basis van de theoretische onderbouwing en de voorlopige resultaten van effectonderzoeken, zeker de moeite waard is om uit te proberen (Mulder 2007).

Oefenen met MP kan het werkelijk uitvoeren van een beweging vergemakkelijken. In een onderzoek bleek de getrainde groep een taak beter te hebben geleerd en ook een ongetrainde taak werd beter uitgevoerd (Liu e.a. 2004). Verschillende kleine onderzoeken hebben positieve effecten aangetoond op het weer leren van bepaalde handelingen en complexe taken (Page e.a. 2001a, Crosbie e.a. 2004, Dijkerman e.a. 2004, Malouin e.a. 2004, Page e.a. 2005). Ook bleek de combinatie MP en daadwerkelijk oefenen een positief effect te hebben op het onthouden van een aangeleerde vaardigheid (Jackson e.a. 2001, Jackson e.a. 2004). MP vereist een gestructureerd protocol waar ADL-taken schematisch getraind worden, maar het is gemakkelijk te leren en toe te passen (Liu e.a. 2004, Page e.a. 2005).

Conclusie
Er zijn aanwijzingen dat *mental practice* een positief effect heeft op het weer leren van complexe handelingen en taken (tabel B.3.14) *(Page e.a. 2001, Malouin e.a. 2004, Crosbie e.a. 2004). Niveau C*

Overige overwegingen
Mental practice is gemakkelijk te leren en toe te passen en kan gebruikt worden naast het daadwerkelijke oefenen. Voor de verpleegkundige is het zeker mogelijk om het te gebruiken. MP moet volgens een bepaald protocol toegepast worden. Eerst moet onderzocht worden of de patiënt MP kan toepassen.

Aanbeveling 3.40 Mental practice (MP)
Verpleegkundigen kunnen MP toepassen omdat er aanwijzingen zijn dat MP – het mentaal, in gedachten, imaginair oefenen – de fysieke uitvoering van de getrainde taak verbetert (Liu e.a. 2004, Page e.a. 2005). *Niveau C*

Literatuur

Ada, L., Foongchomcheay A, Canning C. (2005), Supportive devices for preventing and treating subluxation of the shoulder after stroke, Cochrane Database Syst Rev CD003863.

Alon, G., Sunnerhagen, K.S., Geurts, A.C., Ohry, A. (2003), A home-based, self-administered stimulation program to improve selected hand functions of chronic stroke, Neurorehabil, 18, no. 3, 215-225.

Baer, G.D., Smith, M.T., Rowe, P.J., Masterton, L. (2003), Establishing the reliability of Mobility Milestones as an outcome measure for stroke, Arch Phys Med Rehabil, 84, no. 7, 977-981.

Barclay-Goddard, R., Stevenson, T., Poluha, W., Moffatt, M.E., Taback, S.P. (2004), Force platform feedback for standing balance training after stroke, Cochrane Database Syst Rev no. 4, CD004129.

Barker, R.N. & Brauer, S.G. (2005), Upper limb recovery after stroke: the stroke survivors' perspective, Disabil Rehabil, 27, no. 20, 1213-1223.

Bayouk, J.F., Boucher, J.P., Leroux, A. (2006), Balance training following stroke: effects of task-oriented exercises with and without altered sensory input, Int.J Rehabil Res., 29, no. 1, 51-59.

Bhalla, A., Tallis, R.C., Pomeroy, V.M. (2005), The effects of positioning after stroke on physiological homeostasis: a review, Age Ageing, 34, no. 4, 401-406.

Bohannon, R.W. (1997), Comfortable and maximum walking speed of adults aged 20-79 years: reference values and determinants, Age Ageing, 26, no. 1, 15-19.

Bonan, I.V., Yelnik, A.P., Colle, F.M., Michaud, C., Normand, E., Panigot, B., Roth, P., Guichard, J.P., Vicaut, E. (2004), Reliance on visual information after stroke. Part II: Effectiveness of a balance rehabilitation program with visual cue deprivation after stroke: a randomized controlled trial, Arch Phys Med Rehabil, 85, no. 2, 274-278.

Bonifer, N., Anderson, K.M. (2003), Application of constraint-induced movement therapy for an individual with severe chronic upper-extremity hemiplegia, Phys Ther, 83, no. 4, 384-398.

Booth, J., Davidson, I., Winstanley, J., Waters, K. (2001), Observing washing and dressing of stroke patients: nursing intervention compared with occupational therapists. What is the difference?, J Adv Nurs, 33, no. 1, 98-105.

Bottemiller, K.L., Bieber, P.L., Basford, J.R., Harris, M. (2006), FIM score, FIM efficiency, and discharge disposition following inpatient stroke rehabilitation, Rehabil Nurs, 31, no. 1, 22-25.

Bowen, A., Wenman, R., Mickelborough, J., Foster, J., Hill, E., Tallis, R. (2001), Dual-task effects of talking while walking on velocity and balance following a stroke, Age Ageing, 30, no. 4, 319-323.

Brainin, M., Olsen, T.S., Chamorro, A., Diener, H.C., Ferro, J., Hennerici, M.G., Langhorne, P., Sivenius, J. (2004), Organization of stroke care: education, referral, emergency management and imaging, stroke units and rehabilitation. European Stroke Initiative, Cerebrovasc Dis, 17 Suppl 2, 1-14.

Brauer, S.G., Broome, A., Stone, C., Clewett, S., Herzig, P. (2004), Simplest tasks have greatest dual task interference with balance in brain injured adults, Hum.Mov Sci., 23, no. 3-4, 489-502.

Brogardh, C. & Sjolund, B.H. (2006), Constraint-induced movement therapy in patients with stroke: a pilot study on effects of small group training and of extended mitt use, Clin Rehabil, 20, no. 3, 218-227.

Brooks, D., Davis, A.M., Naglie, G. (2006), Validity of 3 physical performance measures in inpatient geriatric rehabilitation, Arch Phys Med Rehabil, 87, no. 1, 105-110.

Brunt, D., Greenberg, B., Wankadia, S., Trimble, M.A., Shechtman, O. (2002), The effect of foot placement on sit to stand in healthy young subjects and patients with hemiplegia, Arch Phys Med Rehabil, 83, no. 7, 924-929.

Burridge, J.H., Wood, D.E., Hermens, H.J., Voerman, G.E., Johnson, G.R., van, W.F., Platz, T., Gregoric, M., Hitchcock, R. & Pandyan, A.D. (2005), Theoretical and methodological considerations in the measurement of spasticity, Disabil Rehabil, 27, no. 1-2, 69-80.

Byl, N., Roderick, J., Mohamed, O., Hanny, M., Kotler, J., Smith, A., Tang, M., Abrams, G. (2003), Effectiveness of sensory and motor rehabilitation of the upper limb following the principles of neuroplasticity: patients stable poststroke, Neurorehabil Neural Repair, 17, no. 3, 176-191.

Cambier, D.C., De Corte, E., Danneels, L.A., Witvrouw, E.E. (2003), Treating sensory impairments in the post-stroke upper limb with intermittent pneumatic compression. Results of a preliminary trial, Clin Rehabil, 17, no. 1, 14-20.

Canning, C.G., Ada, L., Adams, R., O'Dwyer, N.J. (2004), Loss of strength contributes more to physical disability after stroke than loss of dexterity, Clin Rehabil, 18, no. 3, 300-308.

Canning, C.G., Ada, L., Paul, S.S. (2006), Is automaticity of walking regained after stroke?, Disabil Rehabil, 28, no. 2, 97-102.

Carey, L.M. & Matyas, T.A. (2005), Training of somatosensory discrimination after stroke: facilitation of stimulus generalization, Am J Phys Med Rehabil, 84, no. 6, 428-442.

Carr J. & Sheperd R. (2000), Neurological Rehabilitation, 3nd edn, Butterworth, Oxford.

Chatterton, H.J., Pomeroy, V.M., Gratton, J. (2001), Positioning for stroke patients: a survey of physiotherapists' aims and practices, Disabil Rehabil, 23, no. 10, 413-421.

Chen, H.C., Schultz, A.B., Ashton-Miller, J.A., Giordani, B., Alexander, N.B., Guire, K.E. (1996), Stepping over obstacles: dividing attention impairs performance of old more than young adults, J Gerontol Biol Sci Med Sci, 51, no. 3, M116-M122.

Cheng, P.T., Chen, C.L., Wang, C.M., Hong, W.H. (2004), Leg muscle activation patterns of sit-to-stand movement in stroke patients, Am J Phys Med Rehabil, 83, no. 1, 10-16.

Cheng, P.T., Liaw, M.Y., Wong, M.K., Tang, F.T., Lee, M.Y., Lin, P.S. (1998), The sit-to-stand movement in stroke patients and its correlation with falling, Arch Phys Med Rehabil, 79, no. 9, 1043-1046.

Cheng, P.T., Wu, S.H., Liaw, M.Y., Wong, A.M., Tang, F.T. (2001), Symmetrical body-weight distribution training in stroke patients and its effect on fall prevention, Arch Phys Med Rehabil, 82, no. 12, 1650-1654.

Chou, S.W., Wong, A.M., Leong, C.P., Hong, W.S., Tang, F.T., Lin, T.H. (2003), Postural control during sit-to stand and gait in stroke patients, Am J Phys Med Rehabil, 82, no. 1, 42-47.

Cockburn, J., Haggard, P., Cock, J., Fordham, C. (2003), Changing patterns of cognitive-motor interference (CMI) over time during recovery from stroke, Clin Rehabil, 17, no. 2, 167-173.

Collin, C., Wade, D.T., Davies, S., Horne, V. (1988), The Barthel ADL Index: a reliability study, Int. Disabil Stud., 10, no. 2, 61-63.

Crosbie, J.H., McDonough, S.M., Gilmore, D.H., Wiggam, M.I. (2004), The adjunctive role of mental practice in the rehabilitation of the upper limb after hemiplegic stroke: a pilot study, Clin Rehabil, 18, no. 1, 60-68.

De Groot-Driessen, D., Sande, P. van de, Heugten, C. van (2006), Speed of finger tapping as a predictor of functional outcome after unilateral stroke, Arch Phys Med Rehabil, 87, no. 1, 40-44.

De Kroon, J.R., Van der Lee, J.H., IJzerman, M.J., Lankhorst, G.J. (2002), Therapeutic electrical stimulation to improve motor control and functional abilities of the upper extremity after stroke: a systematic review, Clin Rehabil, 16, no. 4, 350-360.

De Seze, M., Wiart, L., Bon-Saint-Come, A., Debelleix, X., de Seze, M., Joseph, P.A., Mazaux, J.M., Barat, M.(2001), Rehabilitation of postural disturbances of hemiplegic patients by using trunk control retraining during exploratory exercises, Arch Phys Med Rehabil, 82, no. 6, 793-800.

Dean, C.M., Richards, C.L., Malouin, F. (2000), Task-related circuit training improves performance of locomotor tasks in chronic stroke: a randomized, controlled pilot trial, Arch Phys Med Rehabil, 81, no. 4, 409-417.

Dean, C.M., Richards, C.L., Malouin, F. (2001), Walking speed over 10 metres overestimates locomotor capacity after stroke, Clin Rehabil, 15, no. 4, 415-421.

Dean, C.M., Shepherd, R.B. (1997), Task-related training improves performance of seated reaching tasks after stroke. A randomized controlled trial, Stroke, 28, no. 4, 722-728.

Dean, C.M., Shepherd, R.B., Adams, R.D. (1999), Sitting balance II: reach direction and thigh support affect the contribution of the lower limbs when reaching beyond arm's length in sitting, Gait. Posture., 10, no. 2, 147-153.

Dettmers, C., Teske, U., Hamzei, F., Uswatte, G., Taub, E., Weiller, C. (2005), Distributed form of constraint-induced movement therapy improves functional outcome and quality of life after stroke, Arch Phys Med Rehabil, 86, no. 2, 204-209.

Dijkerman, H.C., Letswaart, M., Johnston, M., MacWalter, R.S. (2004), Does motor imagery training improve hand function in chronic stroke patients? A pilot study, Clin Rehabil, 18, no. 5, 538-549.

Dowswell, G., Dowswell, T., Young, J. (2000), Adjusting stroke patients' poor position: an observational study, J Adv Nurs, 32, no. 2, 286-291.

Dromerick, A.W. (2003), Evidence-based rehabilitation: the case for and against constraint-induced movement therapy, J Rehabil Res Dev, 40, no. 1, vii-vix.

Dromerick, A.W., Edwards, D.F., Kumar, A. (2008) Hemiplegic shoulder pain syndrome: frequency and characteristics during inpatient stroke rehabilitation, Arch Phys Med Rehab, 89(8):1589-1593.

Duncan, P.W., Zorowitz, R., Bates, B., Choi, J.Y., Glasberg, J.J., Graham, G.D., Katz, R.C., Lamberty, K., Reker, D. (2005), Management of Adult Stroke Rehabilitation Care: a clinical practice guideline, Stroke, 36, no. 9, e100-e143.

Eng, J.J. & Chu, K.S. (2002), Reliability and comparison of weight-bearing ability during standing tasks for individuals with chronic stroke, Arch Phys Med Rehabil, 83, no. 8, 1138-1144.

Feys, H.M., De Weerdt, W.J., Selz, B.E., Cox Steck, G.A., Spichiger, R., Vereeck, L.E., Putman, K.D., Van Hoydonck, G.A. (1998), Effect of a therapeutic intervention for the hemiplegic upper limb in the acute phase after stroke: a single-blind, randomized, controlled multicenter trial, Stroke, 29, no. 4, 785-792.

Feys, H., De Weerdt, W., Verbeke, G., Steck, G.C., Capiau, C., Kiekens, C., Dejaeger, E., Van Hoydonck, G., Vermeersch, G. & Cras, P. (2004), Early and Repetitive Stimulation of the Arm Can Substantially Improve the Long-Term Outcome After Stroke: A 5-Year Follow-up Study of a Randomized Trial, Stroke, 35, no. 4, 924-929.

Flansbjer, U.B., Holmback, A.M., Downham, D., Patten, C., Lexell, J. (2005), Reliability of gait performance tests in men and women with hemiparesis after stroke, J Rehabil Med, 37, no. 2, 75-82.

Franchignoni, F.P., Tesio, L., Ricupero, C., Martino, M.T. (1997), Trunk Control Test as an Early Predictor of Stroke Rehabilitation Outcome, Stroke, 28, no. 7, 1382-1385.

Geurts, A.C., Haart, M. de, Nes, I.J.W. de, Duysens, J. (2005), A review of standing balance recovery from stroke, Gait.Posture., 22, no. 3, 267-281.

Gillot, A.J., Holder-Walls, A., Kurtz, J.R., Varley, N.C. (2003), Perceptions and experiences of two survivors of stroke who participated in constraint-induced movement therapy home programs, Am.J Occup. Ther., 57, no. 2, 168-176.

Gordon, N.F., Gulanick, M., Costa, F., Fletcher, G., Franklin, B.A., Roth, E.J., Shephard, T. (2004), Physical activity and exercise recommendations for stroke survivors: an American Heart Association scientific statement from the Council on Clinical Cardiology, Subcommittee on Exercise, Cardiac Rehabilitation, and Prevention; the Council on Cardiovascular Nursing; the Council on Nutrition, Physical Activity, and Metabolism; and the Stroke Council, Stroke, 35, no. 5, 1230-1240.

Goulding, R., Thompson, D., Beech, C. (2004), Caring for patients with hemiplegia in an arm following a stroke, Br J Nurs, 13, no. 9, 534-539.

Griffin, A., Bernhardt, J. (2006), Strapping the hemiplegic shoulder prevents development of pain during rehabilitation: a randomized controlled trial, Clin Rehabil, 20(4):287-295.

Hafsteinsdóttir, T.B., Algra, A., Kappelle, L.J., Grypdonck, M.H. (2005), Neurodevelopmental treatment after stroke: a comparative study, J Neurol Neurosurg Psychiatr, 76, no. 6, 788-792.

Haggard, P., Cockburn, J., Cock, J., Fordham, C., Wade, D. (2000), Interference between gait and cognitive tasks in a rehabilitating neurological population, J Neurol Neurosurg Psychiatr, 69, no. 4, 479-486.

Hesse, S., Schauer, M., Petersen, M., Jahnke, M. (1998), Sit-to-stand manoeuvre in hemiparetic patients before and after a 4-week rehabilitation programme, Scand J Rehabil Med, 30, no. 2, 81-86.

Higgins, J., Mayo, N.E., Desrosiers, J., Salbach, N.M., Ahmed, S. (2005), Upper-limb function and recovery in the acute phase poststroke, J Rehabil Res Dev, 42, no. 1, 65-76.

Hsieh, C.L., Sheu, C.F., Hsueh, I.P., Wang, C.H. (2002), Trunk control as an early predictor of comprehensive activities of daily living function in stroke patients, Stroke, 33, no. 11, 2626-2630.

Hyndman, D. & Ashburn, A. (2004), Stops walking when talking as a predictor of falls in people with stroke living in the community, J Neurol Neurosurg Psychiatr, 75, no. 7, 994-997.

Hyndman, D., Ashburn, A., Yardley, L., Stack, E. (2006), Interference between balance, gait and cognitive task performance among people with stroke living in the community, Disabil Rehabil, 28, no. 13-14, 849-856.

Iacoboni, M., Molnar-Szakacs, I., Gallese, V., Buccino, G., Mazziotta, J.C., Rizzolatti, G. (2005), Grasping the Intentions of Others with One's Own Mirror Neuron System, PLoS.Biol., 3, no. 3, e79.

Ikai, T., Kamikubo, T., Takehara, I., Nishi, M., Miyano, S. (2003), Dynamic postural control in patients with hemiparesis, Am J Phys Med Rehabil, 82, no. 6, 463-469.

Janssen, W.G., Bussmann, H.B., Stam, H.J. (2002), Determinants of the sit-to-stand movement: a review, Phys Ther, 82, no. 9, 866-879.

Jones, A., Tilling, K., Wilson-Barnett, J., Newham, D.J., Wolfe, C.D. (2005), Effect of recommended positioning on stroke outcome at six months: a randomized controlled trial, Clin Rehabil, 19, no. 2, 138-145.

Jorgensen, H.S., Nakayama, H., Raaschou, H.O., Vive-Larsen, J., Stoier, M., Olsen, T.S. (1995), Outcome and time course of recovery in stroke. Part II: Time course of recovery. The Copenhagen Stroke Study, Arch Phys Med Rehabil, 76, no. 5, 406-412.

Kairy, D., Paquet, N., Fung, J. (2003), A postural adaptation test for stroke patients, Disabil Rehabil, 25, no. 3, 127-135.

Katz-Leurer, M., Sender, I., Ofer, K., Zeevi, D. (2006), The influence of early cycling training on balance in stroke patients at the subacute stage. Results of a preliminary trial, Clin Rehabil, 20, no. 5, 398-405.

Kollen, B., Kwakkel, G., Lindeman, E. (2006a), Hemiplegic gait after stroke: is measurement of maximum speed required?, Arch Phys Med Rehabil, 87, no. 3, 358-363.

Kollen, B., Kwakkel, G., Lindeman, E. (2006b), Longitudinal robustness of variables predicting independent gait following severe middle cerebral artery stroke: a prospective cohort study, Clin Rehabil, 20, no. 3, 262-268.

Kornetti, D.L., Fritz, S.L., Chiu, Y.P., Light, K.E., Velozo, C.A. (2004), Rating scale analysis of the Berg Balance Scale, Arch Phys Med Rehabil, 85, no. 7, 1128-1135.

Kwakkel, G., Kollen, B.J., Grond, J. van der, Prevo, A.J. (2003), Probability of regaining dexterity in the flaccid upper limb: impact of severity of paresis and time since onset in acute stroke, Stroke, 34, no. 9, 2181-2186.

Kwakkel, G., Kollen, B.J., Wagenaar, R.C. (2002), Long term effects of intensity of upper and lower limb training after stroke: a randomised trial, J Neurol Neurosurg Psychiatr, 72, no. 4, 473-479.

Kwakkel, G., Wagenaar, R.C., Kollen, B.J., Lankhorst, G.J. (1996), Predicting disability in stroke–a critical review of the literature, Age Ageing, 25, no. 6, 479-489.

Kwakkel, G., Wagenaar, R.C., Twisk, J.W., Lankhorst, G.J., Koetsier, J.C. (1999), Intensity of leg and arm training after primary middle-cerebral-artery stroke: a randomised trial, Lancet, 354, no, 9174, 191-196.

Lamb, S.E., Ferrucci, L., Volapto, S., Fried, L.P., Guralnik, J.M., Gustafson, Y. (2003), Risk Factors for Falling in Home-Dwelling Older Women With Stroke: The Women's Health and Aging Study * Editorial Comment, Stroke, 34, no. 2, 494-501.

Lamontagne, A. & Fung, J. (2004), Faster is better: implications for speed-intensive gait training after stroke, Stroke, 35, no. 11, 2543-2548.

Langhorne, P., Stott, D.J., Robertson, L., MacDonald, J., Jones, L., McAlpine, C., Dick, F., Taylor, G.S., Murray, G. (2000) Medical Complications After Stroke: A Multicenter Study, Stroke, 31(6): 1223-1229.

Latham, N.K., Jette, D.U., Slavin, M., Richards, L.G., Procino, A., Smout, R.J., Horn, S.D. (2005), Physical therapy during stroke rehabilitation for people with different walking abilities, Arch Phys Med Rehabil, 86, no. 12 Suppl 2, S41-S50.

Laufer, Y. (2003), The effect of walking aids on balance and weight-bearing patterns of patients with hemiparesis in various stance positions, Phys Ther, 83, no. 2, 112-122.

Laufer, Y., Sivan, D., Schwarzmann, R., Sprecher, E. (2003), Standing balance and functional recovery of patients with right and left hemiparesis in the early stages of rehabilitation, Neurorehabil Neural Repair, 17, no. 4, 207-213.

Levin, M.F., Michaelsen, S.M., Cirstea, C.M., Roby-Brami, A. (2002), Use of the trunk for reaching targets placed within and beyond the reach in adult hemiparesis, Exp.Brain Res., 143, no. 2, 171-180.

Levine, P. & Page, S.J. (2004), Modified constraint-induced therapy: a promising restorative outpatient therapy, Top Stroke Rehabil, 11, no. 4, 1-10.

Lindgren, I., Jonsson, A.C., Norrving, B., Lindgren, A. (2007) Shoulder Pain After Stroke: A Prospective Population-Based Study, Stroke, 38(2):343-348.

Liu, K.P., Chan, C.C., Lee, T.M., Hui-Chan, C.W. (2004), Mental imagery for promoting relearning for people after stroke: A randomized controlled trial, Arch Phys Med Rehabil, 85, no. 9, 1403-1408.

Lord, S.E., McPherson, K., McNaughton, H.K., Rochester, L., Weatherall, M. (2004), Community ambulation after stroke: how important and obtainable is it and what measures appear predictive?, Arch Phys Med Rehabil, 85, no. 2, 234-239.

Lu, C.L., Yu, B., Basford, J.R., Johnson, M.E., An, K.N. (1997), Influences of cane length on the stability of stroke patients, J Rehabil Res Dev, 34, no. 1, 91-100.

Maeda, A., Nakamura, K., Higuchi, S., Yuasa, T., Motohashi, Y. (2001), Postural sway during cane use by patients with stroke, Am J Phys Med Rehabil, 80, no. 12, 903-908.

Mahoney F.I. & Barthel, D.W. (1965), Functional Evaluation: The Barthel Index, Md State Med J, 14, 61-65.

Malouin, F., Richards, C.L., Doyon, J., Desrosiers, J., Belleville, S. (2004), Training mobility tasks after stroke with combined mental and physical practice: a feasibility study, Neurorehabil Neural Repair, 18, no. 2, 66-75.

Marshall, S.C., Grinnell, D., Heisel, B., Newäll, A., Hunt, L. (1997), Attentional deficits in stroke patients: a visual dual task experiment, Arch Phys Med Rehabil, 78, no. 1, 7-12.

Mathiowetz, V., Volland, G., Kashman, N., Weber, K. (1985), Adult norms for the Box and Block Test of manual dexterity, Am.J Occup.Ther., 39, no. 6, 386-391.

McCombe, W.S. & Whitall, J. (2004), Fine motor control in adults with and without chronic hemiparesis: baseline comparison to nondisabled adults and effects of bilateral arm training, Arch Phys Med Rehabil, 85, no. 7, 1076-1083.

McLean, D.E. (2004), Medical complications experienced by a cohort of stroke survivors during inpatient, tertiary-level stroke rehabilitation, Arch Phys Med Rehab, 85(3):466-469.

Mehrholz, J., Wagner, K., Rutte, K., Meissner, D., Pohl, M. (2007), Predictive validity and responsiveness of the functional ambulation category in hemiparetic patients after stroke, Arch Phys Med Rehabil, 88, no. 10, 1314-1319.

Monger, C., Carr, J.H., Fowler, V. (2002), Evaluation of a home-based exercise and training programme to improve sit-to-stand in patients with chronic stroke, Clin Rehabil, 16, no. 4, 361-367.

Morioka, S. & Yagi, F. (2003), Effects of perceptual learning exercises on standing balance using a hardness discrimination task in hemiplegic patients following stroke: a randomized controlled pilot trial, Clin Rehabil, 17, no. 6, 600-607.

Moseley, A.M., Stark, A., Cameron, I.D., Pollock, A. (2003), Treadmill training and body weight support for walking after stroke, Cochrane Database Syst Rev no. 3, CD002840.

Mudie, M.H., Winzeler-Mercay, U., Radwan, S., Lee, L. (2002), Training symmetry of weight distribution after stroke: a randomized controlled pilot study comparing task-related reach, Bobath and feedback training approaches, Clin Rehabil, 16, no. 6, 582-592.

Mulder, T. (2001), De geboren aanpasser Uitgeverij Contact, Amsterdam.

Mulder, T. (2007), Motor imagery and action observation: cognitive tools for rehabilitation, J. Neural Transm.

Mulder, T., Nienhuis, B., Pauwels, J. (1998), Clinical gait analysis in a rehabilitation context: some controversial issues, Clin Rehabil, 12, no. 2, 99-106.

Nilsson, L., Carlsson, J., Danielsson, A., Fugl-Meyer, A., Hellstrom, K., Kristensen, L., Sjolund, B., Sunnerhagen, K.S., Grimby, G. (2001), Walking training of patients with hemiparesis at an early stage after stroke: a comparison of walking training on a treadmill with body weight support and walking training on the ground, Clin Rehabil, 15, no. 5, 515-527.

Norman, D.A. & Shallice, T. (2000), Attention to Action: willed and automatic control of behavior, in Cognitive Neuroscience, a reader, M.S. Gazzaniga, ed., Blackwell Publishers, Malden USA, 376-390.

Paci, M. (2003), Physiotherapy based on the Bobath concept for adults with post-stroke hemiplegia: a review of effectiveness studies, J.Rehabil Med, 35, no. 1, 2-7.

Page, S.J. (2003), Intensity versus task-specificity after stroke: how important is intensity? Am J Phys Med Rehabil, 82, no. 9, 730-732.

Page, S.J., Gater, D.R., Bach, Y.R. (2004a), Reconsidering the motor recovery plateau in stroke rehabilitation, Arch Phys Med Rehabil, 85, no. 8, 1377-1381.

Page, S.J., Levine, P., Leonard, A.C. (2005), Effects of mental practice on affected limb use and function in chronic stroke, Arch Phys Med Rehabil, 86, no. 3, 399-402.

Page, S.J., Levine, P., Sisto, S., Bond, Q., Johnston, M.V. (2002a), Stroke patients' and therapists' opinions of constraint-induced movement therapy, Clin Rehabil, 16, no. 1, 55-60.

Page, S.J., Levine, P., Sisto, S., Johnston, M.V. (2001a), A randomized efficacy and feasibility study of imagery in acute stroke, Clin Rehabil, 15, no. 3, 233-240.

Page, S.J., Sisto, S., Levine, P., McGrath, R.E. (2004b), Efficacy of modified constraint-induced movement therapy in chronic stroke: a single-blinded randomized controlled trial, Arch Phys Med Rehabil, 85, no. 1, 14-18.

Page, S.J., Sisto, S.A., Levine, P. (2002b), Modified constraint-induced therapy in chronic stroke, Am J Phys Med Rehabil, 81, no. 11, 870-875.

Page, S.J., Sisto, S.A., Levine, P., Johnston, M.V., Hughes, M. (2001b), Modified constraint induced therapy: a randomized feasibility and efficacy study, J Rehabil Res Dev, 38, no. 5, 583-590.

Pandyan, A.D., Gregoric, M., Barnes, M.P., Wood, D., van, W.F., Burridge, J., Hermens, H., Johnson, G.R. (2005), Spasticity: clinical perceptions, neurological realities and meaningful measurement, Disabil Rehabil, 27, no. 1-2, 2-6.

Parry, R.H., Lincoln, N.B., Vass, C.D. (1999), Effect of severity of arm impairment on response to additional physiotherapy early after stroke, Clin Rehabil, 13, no. 3, 187-198.

Patten, C., Lexell, J., Brown, H.E. (2004), Weakness and strength training in persons with poststroke hemiplegia: Rationale, method, and efficacy, J Rehabil Res Dev, 41, no. 3A, 293-312.

Perry, J., Garrett, M., Gronley, J.K., Mulroy, S.J. (1995), Classification of Walking Handicap in the Stroke Population, Stroke, 26, no. 6, 982-989.

Peurala, S.H., Tarkka, I.M., Pitkanen, K., Sivenius, J. (2005), The effectiveness of body weight-supported gait training and floor walking in patients with chronic stroke, Arch Phys Med Rehabil, 86, no. 8, 1557-1564.

Platz, T., Pinkowski, C., van, W.F., Kim, I.H., di, B.P., Johnson, G. (2005), Reliability and validity of arm function assessment with standardized guidelines for the Fugl-Meyer Test, Action Research Arm Test and Box and Block Test: a multicentre study, Clin Rehabil, 19, no. 4, 404-411.

Ploughman, M. & Corbett, D. (2004), Can forced-use therapy be clinically applied after stroke? An exploratory randomized controlled trial, Arch Phys Med Rehabil, 85, no. 9, 1417-1423.

Plummer, P., Morris, M.E., Dunai, J. (2003), Assessment of unilateral neglect, Phys Ther, 83, no. 8, 732-740.

Podsiadlo, D. & Richardson, S. (1991), The timed "Up & Go": a test of basic functional mobility for frail elderly persons, J Am Geriatr Soc, 39, no. 2, 142-148.

Pollock, A.S., Durward, B.R., Rowe, P.J., Paul, J.P. (2000), What is balance?, Clin Rehabil, 14, no. 4, 402-406.

Pollock, A.S., Durward, B.R., Rowe, P.J., Paul, J.P. (2002), The effect of independent practice of motor tasks by stroke patients: a pilot randomized controlled trial, Clin Rehabil, 16, no. 5, 473-480.

Pomeroy, V.M., Clark, C.A., Miller, J.S., Baron, J.C., Markus, H.S., Tallis, R.C. (2005), The Potential for Utilizing the "Mirror Neurone System" to Enhance Recovery of the Severely Affected Upper Limb Early after Stroke: A Review and Hypothesis, Neurorehabil Neural Repair, 19, no. 1, 4-13.

Pomeroy, V.M., Dean, D., Sykes, L., Faragher, E.B., Yates, M., Tyrrell, P.J., Moss, S., Tallis, R.C. (2000a), The unreliability of clinical measures of muscle tone: implications for stroke therapy, Age Ageing, 29, no. 3, 229-233.

Pomeroy, V.M., Evans, B., Falconer, M., Jones, D., Hill, E., Giakas, G. (2001), An exploration of the effects of weighted garments on balance and gait of stroke patients with residual disability, Clin Rehabil, 15, no. 4, 390-397.

Pomeroy, V.M. & Tallis R. (2000b), Physical therapy to improve movement performance and functional ability poststroke. Part 1. existing evidence, Rev Clin Gerontol, 10, 261-290.

Rathore, S.S., Hinn, A.R., Cooper, L.S., Tyroler, H.A., Rosamond, W.D. (2002), Characterization of incident stroke signs and symptoms: findings from the atherosclerosis risk in communities study, Stroke, 33, no. 11, 2718-2721.

Ratnasabapathy, Y., Broad, J., Baskett, J., Pledger, M., Marshall, J., Bonita, R. (2003) Shoulder pain in people with a stroke: a population-based study, Clin Rehabil, 17(3):304-311.

Richards, C.L., Malouin, F., Bravo, G., Dumas, F., Wood-Dauphinee, S. (2004), The role of technology in task-oriented training in persons with subacute stroke: a randomized controlled trial, Neurorehabil Neural Repair, 18, no. 4, 199-211.

Richards, C.L., Malouin, F., Dean, C. (1999), Gait in stroke: assessment and rehabilitation, Clin Geriatr Med, 15, no. 4, 833-855.

Rizzolatti, G., Fadiga, L., Gallese, V., Fogassi, L. (1996), Premotor cortex and the recognition of motor actions, Brain Res Cogn Brain Res, 3, no. 2, 131-141.

Rose, D.K. & Winstein, C.J. (2004), Bimanual training after stroke: are two hands better than one?, Top Stroke Rehabil, 11, no. 4, 20-30.

Rose, D.K. & Winstein, C.J. (2005), The co-ordination of bimanual rapid aiming movements following stroke, Clin Rehabil, 19, no. 4, 452-462.

Sabari, J.S., Lim, A.L., Velozo, C.A., Lehman, L., Kieran, O., Lai, J.S. (2005), Assessing arm and hand function after stroke: a validity test of the hierarchical scoring system used in the motor assessment scale for stroke, Arch Phys Med Rehabil, 86, no. 8, 1609-1615.

Salbach, N.M., Mayo, N.E., Wood-Dauphinee, S., Hanley, J.A., Richards, C.L., Cote, R. (2004), A task-orientated intervention enhances walking distance and speed in the first year post stroke: a randomized controlled trial, Clin Rehabil, 18, no. 5, 509-519.

Shumway-Cook, A., Brauer, S., Woollacott, M. (2000), Predicting the probability for falls in community-dwelling older adults using the Timed Up & Go Test, Phys Ther, 80, no. 9, 896-903.

Siggeirsdóttir, K., Jonsson, B.Y., Jonsson, H. Jr., Iwarsson, S. (2002), The timed 'Up & Go' is dependent on chair type, Clin Rehabil, 16, no. 6, 609-616.

Smania, N., Montagnana, B., Faccioli, S., Fiaschi, A., Aglioti, S.M. (2003), Rehabilitation of somatic sensation and related deficit of motor control in patients with pure sensory stroke, Arch Phys Med Rehabil, 84, no. 11, 1692-1702.

Snels, I.A., Dekker, J.H., Van der Lee, J.H., Lankhorst, G.J., Beckerman, H., Bouter, L.M. (2002) Treating patients with hemiplegic shoulder pain, Arch Phys Med Rehabil, 81(2):150-160.

Sommerfeld, D.K., Eek, E.U., Svensson, A.K., Holmqvist, L.W., von Arbin, M.H. (2004a), Spasticity after stroke: its occurrence and association with motor impairments and activity limitations, Stroke, 35, no. 1, 134-139.

Sommerfeld, D.K. & von Arbin, M.H. (2001), Disability test 10 days after acute stroke to predict early discharge home in patients 65 years and older, Clin Rehabil, 15, no. 5, 528-534.

Sommerfeld, D.K. & von Arbin, M.H. (2004b), The impact of somatosensory function on activity performance and length of hospital stay in geriatric patients with stroke, Clin Rehabil, 18, no. 2, 149-155.

Steffen, T.M., Hacker, T.A., Mollinger, L. (2002), Age- and gender-related test performance in community-dwelling elderly people: Six-Minute Walk Test, Berg Balance Scale, Timed Up & Go Test, and gait speeds, Phys Ther, 82, no. 2, 128-137.

Sterr, A. & Freivogel, S. (2004), Intensive training in chronic upper limb hemiparesis does not increase spasticity or synergies, Neurology, 63, no. 11, 2176-2177.

Sterr, A., Freivogel, S., Schmalohr, D. (2002), Neurobehavioral aspects of recovery: assessment of the learned nonuse phenomenon in hemiparetic adolescents, Arch Phys Med Rehabil, 83, no. 12, 1726-1731.

Steultjens, E.M., Dekker, J., Bouter, L.M., van de Nes, J.C., Cup, E.H., Van den Ende, C.H. (2003), Occupational therapy for stroke patients: a systematic review, Stroke, 34, no. 3, 676-687.

Stevens, J.A. & Stoykov, M.E. (2004), Simulation of bilateral movement training through mirror reflection: a case report demonstrating an occupational therapy technique for hemiparesis, Top Stroke Rehabil, 11, no. 1, 59-66.

Sunderland, A. (2000), Recovery of ipsilateral dexterity after stroke, Stroke, 31, no. 2, 430-433.

Sunderland, A., Walker, C.M., Walker, M.F. (2006), Action errors and dressing disability after stroke: an ecological approach to neuropsychological assessment and intervention, Neuropsychol Rehabil, 16, no. 6, 666-683.

Suzuki, M., Omori, M., Hatakeyama, M., Yamada, S., Matsushita, K., Iijima, S. (2006), Predicting recovery of upper-body dressing ability after stroke, Arch Phys Med Rehabil, 87, no. 11, 1496-1502.

Taub, E. & Uswatte, G. (2003), Constraint-induced movement therapy: bridging from the primate laboratory to the stroke rehabilitation laboratory, J Rehabil Med no. 41 Suppl, 34-40.

Taub, E., Uswatte, G., King, D.K., Morris, D., Crago, J.E., Chatterjee, A. (2006), A Placebo-Controlled Trial of Constraint-Induced Movement Therapy for Upper Extremity After Stroke, Stroke 2006; 37:1045-49.

Taub, E., Uswatte, G., Pidikiti, R. (1999), Constraint-Induced Movement Therapy: a new family of techniques with broad application to physical rehabilitation–a clinical review, J Rehabil Res Dev, 36, no. 3, 237-251.

Teasell, R., Foley, N.C., Salter, K., Bhogal, S.K., Bayona, N., Jutai, J.W., Speechley, M.R. (2006), Evidence-based review of stroke rehabilitation, University of Western Ontario, London, Ontario, Canada.

Teasell, R., Foley, N.C., Salter, K., Bhogall, S.K., Bayona, N., Jutai, J.W., Speechley, M.R. (2008), Evidence-based review of stroke rehabilitation, University of Western Ontario, London, Ontario, Canada.

Tseng, C.N., Chen C.C., Wu S., Lin L. (2007), Effects of a range-of-motion exercise programme, J Adv Nurs, 57, no. 2, 181-191.

Turner-Stokes, L., Jackson, D. (2002), Shoulder pain after stroke: a review of the evidence base to inform the development of an integrated care pathway, Clin Rehabil, 16(3):276-298.

Turner-Stokes, L., Jackson, D. (2006), Assessment of shoulder pain in hemiplegia: sensitivity of the ShoulderQ, Disab Rehabil, 28(6):389-395.

Turton, A.J., Britton, E. (2005), A pilot randomized controlled trial of a daily muscle stretch regime to prevent contractures in the arm after stroke, Clin Rehabil, 19, no. 6, 600-612.

Tyson, S.F., Chissim, C. (2002), The immediate effect of handling technique on range of movement in the hemiplegic shoulder, Clin Rehabil, 16(2):137-140.

Uswatte, G., Taub, E., Morris, D., Barman, J., Crago, J. (2006), Contribution of the shaping and restraint components of Constraint-Induced Movement therapy to treatment outcome, Neurorehabil, 21, no. 2, 147-156.

Uyttenboogaart, M., Stewart, R.E., Vroomen, P.C., De, K.J., Luijckx, G. J. (2005), Optimizing cutoff scores for the Barthel index and the modified Rankin scale for defining outcome in acute stroke trials, Stroke, 36, no. 9, 1984-1987.

Van der Lee, J.H., De, Groot, V, Beckerman, H., Wagenaar, R.C., Lankhorst, G.J., Bouter, L. M. (2001a), The intra- and interrater reliability of the action research arm test: a practical test of upper extremity function in patients with stroke, 12 Arch Phys Med Rehabil, 82, no. 1, 14-19.

Van der Lee, J.H., Snels, I.A., Beckerman, H., Lankhorst, G.J., Wagenaar, R.C., Bouter, L.M. (2001b), Exercise therapy for arm function in stroke patients: a systematic review of randomized controlled trials, Clin Rehabil, 15, no. 1, 20-31.

Van Nes, I., Geurts, A.C., Hendricks, H.T., Duysens, J. (2004), Short-term effects of whole-body vibration on postural control in unilateral chronic stroke patients: preliminary evidence, Am J Phys Med Rehabil, 83, no. 11, 867-873.

Van Peppen, R.P., Kortsmit, M., Lindeman, E., Kwakkel, G. (2006), Effects of visual feedback therapy on postural control in bilateral standing after stroke: a systematic review, J Rehabil Med, 38, no. 1, 3-9.

Van Peppen, R.P., Kwakkel, G., Harmeling-van der Wel B.C., Kollen, B. (2004a), KNGF Richtlijn Beroerte, KNGF, Amersfoort.

Van Peppen, R.P., Kwakkel, G., Wood-Dauphinee, S., Hendriks, H.J., Van der Wees, P.J., Dekker, J. (2004b), The impact of physical therapy on functional outcomes after stroke: what's the evidence?, Clin Rehabil, 18(8):833-862.

Walker, C.M., Sunderland, A., Sharma, J., Walker, M.F. (2004), The impact of cognitive impairment on upper body dressing difficulties after stroke: a video analysis of patterns of recovery, J Neurol Neurosurg Psychiatr, 75, no. 1, 43-48.

Wanklyn, P., Forster, A., Young, J. (1996), Hemiplegic shoulder pain (HSP): natural history and investigation of associated features, Disabil Rehabil, 18(10):497-501.

Watkins, C.L., Leathley, M.J., Gregson, J.M., Moore, A.P., Smith, T.L., Sharma, A.K. (2002), Prevalence of spasticity post stroke, Clin Rehabil, 16, no. 5, 515-522.

Weimar, C., Kurth, T., Kraywinkel, K., Wagner, M., Busse, O., Haberl, R.L., Diener, H.C. (2002), Assessment of Functioning and Disability After Ischemic Stroke, Stroke, 33, no. 8, 2053-2059.

Winstein, C.J., Rose, D.K., Tan, S.M., Lewthwaite, R., Chui, H.C., Azen, S.P. (2004), A randomized controlled comparison of upper-extremity rehabilitation strategies in acute stroke: A pilot study of immediate and long-term outcomes, Arch Phys Med Rehabil, 85, no. 4, 620-628.

Winstein, C.J., Wing, A.M., Whitall, J. (2003), Motor control and learning principles for rehabilitation of upper limb movements after brain injury, in Plasticity and Rehabilitation, J. Grafman, Robertson L., eds., Elsevier, 79-138.

Wolf, S.L., Blanton, S., Baer, H., Breshears, J., Butler, A.J. (2002), Repetitive task practice: a critical review of constraint-induced movement therapy in stroke, Neurologist., 8, no. 6, 325-338.

Wu, C.Y., Wong, M.K., Lin, K.C., Chen, H.C. (2001), Effects of task goal and personal preference on seated reaching kinematics after stroke, Stroke, 32, no. 1, 70-76.

Yang, Y.R., Wang, R.Y., Chen, Y.C., Kao, M.J. (2007), Dual-task exercise improves walking ability in chronic stroke: a randomized controlled trial, Arch.Phys Med Rehabil, 88, no. 10, 1236-1240.

Yekutiel, M. & Guttman, E. (1993), A controlled trial of the retraining of the sensory function of the hand in stroke patients, J Neurol.Neurosurg.Psychiatr, 56, no. 3, 241-244.

4   Vallen – risicofactoren en preventie na een beroerte

Marijke Rensink, Marieke Schuurmans en Thóra B. Hafsteinsdóttir

4.1   Incidentie van vallen na een beroerte

Het risico op een valincident is groot bij patiënten met een beroerte, met een incidentie van 23% (Jorgensen 2002) tot 73% (Forster 1995). In een retrospectief onderzoek onder 23 Nederlandse ziekenhuizen viel 14% van de patiënten met een beroerte minstens éénmaal (Tutuarama 1997). Een val kan worden omschreven 'als een gebeurtenis waarbij de patiënt onverwacht, als het niet de bedoeling is, op de vloer of grond terechtkomt, er geen sprake is van een intrinsieke gebeurtenis, zoals een syncope en ongeacht of een verwonding optreedt' (Jensen 2002). In 5% van de gevallen resulteert de val bij patiënten met een beroerte in een serieuze verwonding (Langhorne 2000). Het lijkt een paradox: patiënten worden aangemoedigd veel te bewegen en zo veel mogelijk zelfstandig activiteiten te verrichten, waarbij het risico om te vallen toeneemt. Tien onderzoeken zijn uitgevoerd naar de incidentie van vallen in de (sub)acute fase (*tabel B.4.1*) en zeven onderzoeken naar valincidenten in de thuissituatie (*tabel B.4.2*). De valincidentie bij patiënten met een beroerte in de (sub)acute fase blijkt tweemaal hoger dan bij patiënten met hartfalen en pneumonie (Holloway 2007).

4.2   Vallen en fracturen

Wat is de incidentie van fracturen na een val van patiënten met een beroerte?
Het aantal fracturen na een val blijkt gering, variërend in de gevonden onderzoeken van 1% (Forster 1995) tot 6% (Hyndham 2002). Vijf onderzoeken hebben de incidentie van (heup)fracturen in kaart gebracht. Daaruit bleek dat het risico op een fractuur het grootst is in het eerste jaar na de beroerte (Kanis 2001). Vrouwen hebben een significant hoger risico dan mannen (Ramnemark 1998). Hoewel de kans toeneemt (Dennis 2002) is het risico op een heupfractuur niet veel hoger dan het risico bij ouderen in de algemene populatie (Melton 2001). De verhoogde kans op een fractuur is mede het gevolg van de vrij snel na het beroerte optredende osteoporose (Ramnemark 1998, Poole 2002). De kans op osteoporose neemt toe door vitamine-D-gebrek en door immobilisatie (*tabel B.4.2 en B.4.3*) (Bast 2007).

Tabel 4.1   Intrinsieke en extrinsieke factoren

Intrinsieke factoren

Laesie rechter hemisfeer (Ugur 2000, Hyndham 2002)

Verminderde armfunctie (Hyndham 2002)

Depressie (Ugur 2000, Hyndham 2002, Forster 1995, Jorgensen 2002)

Attentiestoornissen (Hyndham 2002, Stapleton 2001)

Urine-incontinentie (Tutuarima 1997)

Dysfasie (Sze 2001)

Cognitiestoornissen, (Tutuarima 1997, Sze 2001, Suzuki 2005)

Loopsnelheid (Forster 1995)

Na een val tijdens opname meer risico op vallen in thuissituatie (Forster 1995, Jorgensen 2002, Tutuarima 1997)

Extrinsieke factoren

Geen goede bril (Forster 1995, Mackintosh 2005a)

Gevaarlijke obstakels (Forster 1995, Mackintosh 2005a)

4.3   Risicofactoren voor vallen

In totaal 17 onderzoeken zijn uitgevoerd naar risicofactoren voor een valincident na een beroerte. De risicofactoren zijn in te delen in intrinsieke en extrinsieke factoren (*tabellen 4.1-4.3*) (Lach 1991).

4.3.1   Intrinsieke en extrinsieke factoren

Algemene risicofactoren voor vallen in het ziekenhuis zijn: instabiliteit bij het lopen, zwakte van de onderbeenspieren, urine-incontinentie, vaak naar het toilet moeten of met begeleiding naar het toilet gaan, een valhistorie, depressie, opgewondenheid of verwardheid, medicatie met centraal werkende hypnotica (Oliver 2004, Nederlandse Vereniging voor Klinische Geriatrie 2004). Als we deze intrinsieke factoren relateren aan patiënten met een beroerte, komen zowel zwakte van de onderbeenspieren, instabiliteit bij het lopen en een depressie veel voor. Een aantal specifieke factoren wordt slechts in een enkel onderzoek genoemd: spraakstoornis (Sze 2001), urine-incontinentie (Tutuarima 1997) en verminderde armfunctie (Hyndham 2002). Over extrinsieke factoren is minder bekend; deze worden slechts in 3 onderzoeken genoemd (Forster 1995, Jorgensen 2002, Mackintosh 2005b). Slechts 8 van de 79 patiënten rapporteerden een val over een obstakel (Forster 1995). Bij 25 valincidenten werd slechts 4 keer als oorzaak een slippartij genoemd (*tabel 4.1*) (Jorgensen 2002).

Tabel 4.2   Relatie met scores op meetinstrumenten

Score barthelindex (BI)
- BI-score voor vallers 15 vs niet vallers 16 (Ugur 2000)
- BI-score vallers significant lager dan van niet-vallers (Forster 1995)
- BI-score 6-14: meer risico op vallen (Sze 2001)
- BI-score < 15: meer risico op vallen (Czernuszenko 2007)

Score op de Functional Independence Measure (FIM) (Langhorne 2000, Mackintosh 2005b, Teasell 2002, Suzuki 2005)
- Lagere score, meer kans op vallen (Langhorne 2000)
- Bij een lage score is de reactie op de val niet adequaat (opvangreacties, balansstrategie) (Mackintosh 2005b)
- FIM-score voor vallers: 26-38 (Suzuki 2005)

Tabel 4.3   Omstandigheden waaronder valincidenten plaatsvinden

Tijd van de dag (vaker overdag) (Nyberg 1995, Jorgensen 2002, Hyndham 2002, Zbodysz 2005)

Eerste dagen na opname, val uit bed (Zbodysz 2005, Suzuki 2005)

Kamer van de patiënt en badkamer/toilet (Suzuki 2005)

Tijdens lopen (Jorgensen 2002, Hyndham 2002, Forster 1995, Harris 2005, Mackintosh 2005b)

Transfers (Nyberg 1995, Zbodysz 2005, Forster 1995, Mackintosh 2005b, Lord 2003)

Gaan staan (Hyndham 2002)

Rolstoeltransfer (Teasell 2002)

Complexe taken (Lamb 2003)

Binnenshuis (Hyndham 2002, Harris 2005, Mackintosh 2005b, Stolze 2004)

Vallen naar de paretische kant (Hyndham 2002, Mackintosh 2005b, Ramnemark 1998, Melton 2001)

4.3.2   Relatie met scores op meetinstrumenten

De relatie tussen vallen en de score op de barthelindex (BI) werd in vier studies onderzocht. De kans op een valincident is meer dan tweemaal zo groot bij een BI-score tussen 6 en 14 (Sze 2001) terwijl Czerneszenko (2007) bij een afkappunt van 15 een 10 keer grotere kans op een valincident vond. Andere onderzoeken hebben verschillende relaties met de BI-score gevonden (Forster 1995, Ugur 2001). De relatie met de verminderde mobiliteit komt duidelijk naar voren in de onderzoeken die de Functional Independence Measure (FIM) gebruiken. De patiënten die één of meerdere keren vallen, hebben een significant lagere score op de FIM (Teasell 2002, Mackintosh 2005b, Suzuki 2005, Soyuer 2007). Opgemerkt moet worden dat slechts in twee onderzoeken een afkappunt wordt genoemd: Suzuki (2005) hanteerde 64 en Soyuer (2007) 85 als afkappunt. Een ander relevant meetinstrument is de rankinschaal (RS). Patiënten met een score hoger dan 3 op de RS hebben een groot risico om te vallen (Czerneszenko 2007).

4.3.3 Omstandigheden waaronder valincidenten plaatsvinden

In de eerste 5 dagen na het beroerte correleert het onvermogen van het zich verplaatsen van bed naar stoel (de FIM bij opname) significant met valincidenten (Zdobysz 2005). Een ander belangrijk punt is de al genoemde paradox: juist als de patiënt gestimuleerd wordt meer activiteiten zelf te verrichten, is het valrisico hoger. Hoe minder mobiel, hoe veiliger de omgeving en hoe meer toezicht. In meerdere onderzoeken is gevonden dat meer dan de helft van de valincidenten gebeurt tijdens lopen (Jorgensen 2002, Harris 2005, Mackintosh 2005b).

4.4 Vallen en balans

Het is verleidelijk om te veronderstellen dat een lage score op een balanstest het risico op een valincident zal vergroten. Maar zo eenvoudig ligt het niet. De betekenis van de score op de Berg Balance Scale (BBS) is niet eenduidig in de literatuur omdat verschillende afkappunten worden gebruikt. Observatie van de balans met een meetinstrument kan leiden tot een andere conclusie dan wanneer de balanshandhaving wordt geobserveerd bij een werkelijke verstoring van de balans door het geven van bijvoorbeeld een duw.

Conclusie

In de praktijk is het belangrijk maatregelen toe te passen, zoals het bespreken van een valincident en het inventariseren van extrinsieke factoren (bijvoorbeeld het dragen van de juiste bril). Het is belangrijk rekening te houden met de specifieke problemen bij patiënten na een beroerte zoals verminderde mobiliteit en cognitiestoornissen. Een algemeen valpreventieprogramma kan niet het probleem van een individuele patiënt oplossen (Campbell 2006). Een aantal risicofactoren komt naar voren in de literatuur: het zich verplaatsen van bed naar (rol)stoel en omgekeerd, lopen, de dagen vlak na een verandering (naar huis, naar een andere instelling), een eerder valincident. Op grond van de literatuur is er geen lijst te maken van de meest voorkomende *omstandigheden* waaronder een val plaatsvindt *(tabellen 4.1 t/m 4.4)*

Aanbeveling 4.1 Risicofactoren voor vallen

Het is aan te bevelen om bij patiënten met een beroerte naast het algemene valprotocol dat op een afdeling/instelling gebruikelijk is rekening te houden met de specifieke problemen van een patiënt met een beroerte. *Niveau D*

Aanbeveling 4.2 Risicofactoren voor vallen

Het is aangetoond dat het verplaatsen van een patiënt (transfer) een groot
risico vormt voor een valincident (Forster 1995, Nyberg 1995, Mackintosh 2005a,
Zdobysz 2005). *Niveau A*.
Het is te overwegen om de uitvoering van transfers te evalueren bij een patiënt
met een laag mobiliteitsniveau (BI, FIM, rankinschaal) en zo nodig in overleg
met andere disciplines en de patiënt en zijn familie zo effectief mogelijk te leren
handelen. *Niveau D*

Aanbeveling 4.3 Risicofactoren voor vallen

Het is aan te bevelen het lopen te observeren om in te schatten of een patiënt moeite
heeft met de balanshandhaving tijdens moeilijke onoverzichtelijke situaties in de
eigen omgeving. *Niveau D*

Aanbeveling 4.4 Risicofactoren voor vallen

Het is aan te bevelen het lopen in de eigen omgeving te stimuleren mits dit veilig
kan en de loopsnelheid voldoende is. *Niveau D*

Aanbeveling 4.5 Risicofactoren voor vallen

Het is aangetoond dat het risico op vallen groot is bij het zich aankleden (Lamb
2003). *Niveau B*
Het is aan te bevelen bij de uitvoering van complexe handelingen de dynamische
balanshandhaving te observeren. *Niveau D*

4.5   Meetinstrumenten

4.5.1   De STRATIFY

De STRATIFY (St. Thomas risk assessment tool in falling elderly inpatients) is een instrument waar een aantal onderzoeken naar is verricht (Oliver 1997). Het bevat de
volgende vragen:
1 Is de reden van opname een val of is de patiënt gevallen tijdens de opname?

Denk je (als verpleegkundige) dat de patiënt:
2 geagiteerd is;
3 zo slechtziend is dat het een probleem is bij het dagelijks functioneren;
4 zeer frequent naar het toilet moet;
5 een transfer- of mobilityscore heeft van 3 of 4?

Transferscore: 0 = niet, 1 = veel hulp, 2 = nauwelijks hulp nodig, 3 en 4 = onafhankelijk.

Mobilityscore: 0 = immobiel, 1 = onafhankelijk in een rolstoel, 2 = loopt met hulp van iemand, 3 = onafhankelijk.
In een recent onderzoek naar de voorspellende waarde van de STRATIFY bij patiënten met een beroerte, presteerde de valrisico-index matig (Smith 2005).

De Timed Up and Go test (TUG)

De Timed Up and Go test (TUG) zou in staat zijn om vallers van niet-vallers te onderscheiden, maar de conclusies uit de literatuur zijn niet eensluidend. Ouderen die langer dan 14 seconden nodig hebben om de test uit te voeren (opstaan uit een stoel, drie meter lopen, draaien, teruglopen en weer gaan zitten) hebben een verhoogd valrisico (Shumway-Cook 2000). De TUG is in één studie bij patiënten met een beroerte onderzocht op de relatie met een valrisico; hieruit bleek geen significant verschil tussen de groep vallers en niet-vallers. Wel was de TUG hoger bij veel-vallers vergeleken met niet-vallers (21,8 ± 15, versus 15,8 ± 7,2) (Belgen 2006). De conclusie is dat de TUG alleen gebruikt kan worden als een indicator en nooit als enige test om het valrisico te voorspellen.

Stop Walking When Talking

Stop Walking When Talking (SWWT), het niet tegelijkertijd kunnen lopen en praten, is een functionele test. Patiënten die deze twee taken niet tegelijkertijd kunnen uitvoeren, hebben een verhoogd risico om te vallen. De SWWT is getest bij patiënten met een beroerte in de thuissituatie (Hyndham 2004). Zesentwintig (van n=63) stopten bij de dubbeltaak praten en lopen. Bij 16 van de 26 patiënten vonden één of meer valincidenten plaats. Zowel de positieve voorspellende waarde als de negatieve voorspellende waarde was 62%, de specificiteit 70% en de sensitiviteit 53%. De patiënten die stopten tijdens het praten waren aanzienlijk meer gehandicapt. De test is eenvoudig toe te passen, maar als een enige indicator voor een valrisico niet aan te raden. In de oorspronkelijke test werd een conversatie aangegaan tijdens een flink eindje lopen (30 meter). De Hoon (2003) gebruikte een kortere afstand van 8 meter. Eenmaal werd de afstand gelopen zonder vragen en de tweede keer werd na 2 meter een standaardvraag gesteld (wat is uw leeftijd?). Van de 16 patiënten die aan het onderzoek meededen, stopten er 8 met lopen bij het beantwoorden van de vraag.

Conclusie

Er is geen test die het mogelijk maakt potentiële vallers te identificeren.

Overige overwegingen

De meeste risicofactoren vallen in de intrinsieke categorie. Er zijn weinig data bekend over extrinsieke factoren, zoals de veiligheid van de omgeving en het nakomen van veiligheidsinstructies door de verpleegkundigen en de patiënten zelf. Veel ziekenhuizen en revalidatiecentra ontwikkelen een eigen valrisicoassessment. Dit wordt niet aangeraden omdat de validiteit niet getoetst is (Zdobysz 2005). Als een valincident heeft plaatsgevonden, is het belangrijk om de omstandigheden van de val te noteren en te bespreken. Een valdagboek kan hierbij nuttig zijn.

Aanbeveling 4.6 Meetinstrumenten voor vallen

Het is aangetoond dat de STRATIFY geen goed meetinstrument is om het valrisico te voorspellen (Olsen 2005, Smith 2005). *Niveau A*

Aanbeveling 4.7 Meetinstrumenten voor vallen

Het is aan te bevelen om een aantal meetinstrumenten te gebruiken en niet af te gaan op de score op een enkele test om het risico voor een valincident in te schatten. *Niveau D*

Aanbeveling 4.8 Meetinstrumenten voor vallen

Het wordt geadviseerd om de volgende testen te gebruiken: de barthelindex en de rankinschaal. En bij mobiele patiënten de Timed Up and Go test, de Stop Walking When Talking test (barthelindex tussen 6-14, rankinschaal > 3, TUG > 14 seconden en stilstaan tijdens een vraag beantwoorden vormen een risico voor een valincident). *Niveau D*

Aanbeveling 4.9 Meetinstrumenten voor vallen

Het wordt geadviseerd zo mogelijk de Functional Independence Measure (FIM) en de Berg Balance Scale (BBS) te gebruiken of de score op deze testen te bespreken. *Niveau D*

Aanbeveling 4.10 Meetinstrumenten voor vallen

Het wordt sterk aanbevolen de patiënt te screenen op depressieve symptomen (zie *hoofdstuk 10*).
Het wordt sterk aanbevolen de patiënt te screenen op cognitieve stoornissen en met name op de uitvoerende functies (zie *hoofdstuk 8*). *Niveau D*

Aanbeveling 4.11 Meetinstrumenten voor vallen

Het is aan te bevelen een val- en activiteitendagboek te laten bijhouden, waarin een valincident en de omstandigheden waaronder dat heeft plaatsgevonden worden opgeschreven. *Niveau D*

Aanbeveling 4.12 Meetinstrumenten voor vallen

Het is aan te bevelen als een valincident heeft plaatsgevonden de omstandigheden en mogelijke preventie te bespreken in het multidisciplinaire team. *Niveau D*

4.6 Angst om te vallen

Drie onderzoeken richten zich op angst om te vallen bij patiënten met een beroerte. Als een patiënt eenmaal een valincident heeft gehad in de periode vlak na de beroerte, is er kans op het ontwikkelen van angst om te vallen (Belgen 2006). En zo ontstaat er een vicieuze cirkel: een angst om te vallen kan dan weer de oorzaak zijn van een volgende val. Bovendien kunnen patiënten als gevolg van de angst om te vallen hun actieradius en activiteiten beperken waardoor de kans op een valincident weer groter wordt. In een onderzoek onder patiënten met een beroerte die naar huis waren ontslagen, vielen 33 van de 47 patiënten (70%), waarbij in 90% angst om te vallen ontstond. Zelfs rapporteerden 16 patiënten dat ze bijna altijd bang waren om te vallen (Watanabe 2005). Drie belangrijke aspecten kwamen naar voren:

- Het begin van het ontstaan van valangst viel samen met het optreden van de eerste val.
- Fysieke beperkingen, zoals balansproblemen en duizeligheid, hebben invloed op het ontstaan van valangst.
- Bij sommige patiënten beheerst valangst het dagelijkse leven.

4.7 Relatie met geloof in eigen kunnen (self-efficacy)

Het is niet verrassend dat patiënten met een laag geloof in eigen kunnen om de balans te handhaven, minder fysieke mogelijkheden hebben en meer problemen hebben met activiteiten in het dagelijks leven dan patiënten met een hoog zelfvertrouwen in hun balanshandhaving (Salbach 2006). De relatie tussen fysiek functioneren en zelfvertrouwen is reciproque: meer zelfvertrouwen leidt tot een betere functionele mobiliteit en omgekeerd. Balans en de mate van zelfvertrouwen met betrekking tot vallen zijn ook geassocieerd met valincidenten (Belgen 2006).
De twee meest gebruikte meetinstrumenten zijn de Falls Efficacy Scale (FES) en de Activities-Specific Balance Confidence Scale (ABC). Deze laatste bleek acceptabele meetresultaten te hebben in een onderzoek onder patiënten met een beroerte (Botner 2005). De FES heeft 13 items (Tinetti 1990, Hellstrom 1999, 2002) en de test-hertestbetrouwbaarheid onder patiënten met een beroerte (N = 30) bleek hoog (Hellstrom 1999). De FES is momenteel het best gevalideerde instrument om het vertrouwen in eigen balanshandhaving bij verschillende activiteiten te meten (Yardley 2005).

Conclusie

Angst om te vallen komt veel voor, ontwikkelt zich vooral als er al een val heeft plaatsgevonden en is op zich weer een risico voor een nieuw valincident. Geloof in eigen kunnen om de balans te handhaven is significant geassocieerd met vallen *(tabel B.4.4)*.

Aanbeveling 4.13 Geloof in eigen kunnen

Het is aangetoond dat er een relatie is tussen het geloof in eigen kunnen om de balans te handhaven en vallen (Belgen, 2006). *Niveau A*

Aanbeveling 4.14 Geloof in eigen kunnen

Het wordt aanbevolen om met name wanneer de patiënt naar huis wordt ontslagen, een meetinstrument te gebruiken om het geloof in eigen kunnen om de balans te handhaven in verschillende situaties vast te stellen. *Niveau D*

Aanbeveling 4.15 Geloof in eigen kunnen

Zowel de Falls Efficacy Scale (FES) (Yardley 2005) als de Activities Specific Balance Confidence zijn goede meetinstrumenten (Botner 2005). *Niveau A*

4.8   Interventies om valincidenten te voorkomen

Welke interventies gericht op patiënten met een beroerte zijn effectief en relevant voor de verpleegkundige praktijk?

4.8.1   Training van de balans

Balanstraining met behulp van visuele feedback gaf geen significante vermindering van het aantal valincidenten (Cheng 2004). Het oefenen van het gaan staan met symmetrische belasting van beide benen vermindert het aantal valincidenten (Cheng 2001). In een gerandomiseerd onderzoek bij chronische patiënten met een beroerte waarbij de ene groep stretchoefeningen en balansoefeningen kreeg en de andere groep oefentherapie, bleken de patiënten in de oefengroep beter de balans te kunnen handhaven bij een uitwendige verstoring. In deze groep traden ook minder valincidenten op (Marigold 2005). In een onderzoek bij patiënten in de chronische fase (N = 10) verbeterde de balans door oefentherapie bestaande uit balansoefeningen en looptraining onder verschillende condities (6 uur per dag gedurende 2 weken). De mogelijkheid om te anticiperen op een balansverstoring verbeterde, de symmetrische gewichtsverdeling eveneens. De winst op de BBS bedroeg gemiddeld 3 punten en het aantal valincidenten vergeleken met het jaar ervoor was significant verminderd (Vearrier 2005).

Conclusie

Intensief oefenen van het zitten en staan en het intensief trainen van verschillende balans- en loopvaardigheden doen het aantal valincidenten verminderen *(tabel B.4.5)*.

Overige overwegingen

Het veel oefenen van algemene balans- en loopvaardigheden heeft waarschijnlijk ook invloed op het aantal valincidenten, ook omdat daardoor het zelfvertrouwen toeneemt. Het is belangrijk om de patiënt te stimuleren veel te oefenen, ook buiten de reguliere oefensessies bij de fysiotherapie om, en ook later in de thuissituatie.

Aanbeveling 4.16 Interventies
Het is aannemelijk dat intensieve oefentherapie (6 uur per dag) bij patiënten die dat aankunnen het aantal valincidenten vermindert (Vearrier 2005). *Niveau B*

Aanbeveling 4.17 Interventies
Het is aannemelijk dat het oefenen van het gaan staan met symmetrische belasting van beide benen het aantal valincidenten vermindert (Cheng 2001). *Niveau B*

Aanbeveling 4.18 Interventies
Het wordt aanbevolen de patiënt te stimuleren om veel te oefenen (met name het opstaan en staan en lopen) buiten de reguliere therapiesessies om, bij voorkeur functionele toepassingen in de dagelijkse praktijk (zonder oefendruk). *Niveau D*

Tips voor de praktijk met betrekking tot patiënten die naar huis zijn ontslagen
Verpleegkundigen kunnen:
- patiënten en hun mantelzorgers nadrukkelijk wijzen op het verhoogde risico voor een valincident als de patiënt al een keer in het ziekenhuis is gevallen;
- bij het ontslag naar huis situaties bespreken waarvan gebleken is dat het risicofactoren zijn voor een valincident. Deze situaties zijn: de eerste dagen thuis; uitvoering van complexe taken zoals het aankleden en het toiletgebruik en het lopen in huis;
- patiënten die mobiel het ziekenhuis kunnen verlaten een efficacy-meetinstrument laten invullen naar het vertrouwen in eigen kunnen bij het handhaven van de balans tijdens het uitvoeren van verschillende taken. Van belang is om voorzichtig te zijn en de situatie niet te overschatten waardoor het valrisico toeneemt!;
- thuiswonende patiënten stimuleren mee te doen aan algemene fitheidsprogramma's die bijvoorbeeld in een fysiotherapeutische praktijk georganiseerd worden;
- het lopen observeren om in te schatten of een patiënt moeite heeft met de balanshandhaving tijdens moeilijke, onoverzichtelijke situaties in de eigen omgeving;
- het lopen in de eigen omgeving stimuleren mits dit veilig kan en de loopsnelheid voldoende is;

- een val- en activiteitendagboek laten bijhouden, waarin een valincident en de omstandigheden waaronder dat heeft plaatsgevonden, worden opgeschreven;
- de patiënt ieder valincident laten melden aan een professional die dan een evaluatie van de risicofactoren kan maken;
- de extrinsieke factoren screenen, zoals een goede bril en de aanwezigheid van gevaarlijke obstakels en deze screening elk halfjaar herhalen omdat de omstandigheden veranderd kunnen zijn.

Literatuur

Belgen, B., Beninato, M., Sullivan, P.E., Narielwalla, K. (2006), The association of balance capacity and falls self-efficacy with history of falling in community-dwelling people with chronic stroke, Arch. Phys Med Rehabil, 87, no. 4, 554-561.

Botner, E.M., Miller, W.C., Eng, J.J. (2005), Measurement properties of the Activities-specific Balance Confidence Scale among individuals with stroke, Disabil Rehabil, 27, no. 4, 156-163.

Campbell, G.B., Breisinger, T.P., Meyers, L. (2006), Stroke unit fall prevention: an interdisciplinary, data-driven approach, Rehabil Nurs, 31, no. 1, 3-4, 9.

Cheng, P.T., Wang, C.M., Chung, C.Y., Chen, C.L. (2004), Effects of visual feedback rhythmic weight-shift training on hemiplegic stroke patients, Clin Rehabil, 18, no. 7, 747-753.

Cheng, P.T., Wu, S.H., Liaw, M.Y., Wong, A.M., Tang, F.T. (2001), Symmetrical body-weight distribution training in stroke patients and its effect on fall prevention, Arch Phys Med Rehabil, 82, no. 12, 1650-1654.

Czernuszenko, A. (2007), Risk factors for falls in post-stroke patients treated in a neurorehabilitation ward, Neurol Neurochir Pol, 41, no. 1, 28-35.

Dennis, M.S., Lo, K.M., McDowall, M., West, T. (2002), Fractures after stroke: frequency, types, and associations, Stroke, 33, no. 3, 728-734.

Forster, A. & Young, J. (1995), Incidence and consequences of falls due to stroke: a systematic inquiry, BMJ, 311, no. 6997, 83-86.

Harris, J.E., Eng, J.J., Marigold, D.S., Tokuno, C.D. & Louis, C.L. (2005), Relationship of balance and mobility to fall incidence in people with chronic stroke, Phys Ther, 85, no. 2, 150-158.

Hellstrom, K. & Lindmark, B. (1999), Fear of falling in patients with stroke: a reliability study, Clin Rehabil, 13, no. 6, 509-517.

Hellstrom, K., Lindmark, B., Fugl-Meyer, A. (2002), The Falls-Efficacy Scale, Swedish version: does it reflect clinically meaningful changes after stroke?, Disabil Rehabil, 24, no. 9, 471-481.

Holloway, R.G., Tuttle, D., Baird, T., Skelton, W.K. (2007), The safety of hospital stroke care, Neurology, 68, no. 8, 550-555.

Hyndman, D. & Ashburn, A. (2004), Stops walking when talking as a predictor of falls in people with stroke living in the community, J Neurol Neurosurg Psychiatr, 75, no. 7, 994-997.

Hyndman, D., Ashburn, A., Stack, E. (2002), Fall events among people with stroke living in the community: circumstances of falls and characteristics of fallers, Arch Phys Med Rehabil, 83, no. 2, 165-170.

Jensen, J., Lundin-Olsson, L., Nyberg, L., Gustafson, Y. (2002), Fall and injury prevention in older people living in residential care facilities. A cluster randomized trial, Ann.Intern Med, 136, no. 10, 733-741.

Jorgensen, L., Engstad, T., Jacobsen, B.K. (2002), Higher incidence of falls in long-term stroke survivors than in population controls: depressive symptoms predict falls after stroke, Stroke, 33, no. 2, 542-547.

Kanis, J., Oden, A., Johnell, O. (2001), Acute and long-term increase in fracture risk after hospitalization for stroke, Stroke, 32, no. 3, 702-706.

Lach, H.W., Reed, A.T., Arfken, C.L., Miller, J.P., Paige, G.D., Birge, S.J., Peck, W.A. (1991), Falls in the elderly: reliability of a classification system, J Am Geriatr Soc, 39, no. 2, 197-202.

Lamb, S.E., Ferrucci, L., Volapto, S., Fried, L.P., Guralnik, J.M., Gustafson, Y. (2003), Risk Factors for Falling in Home-Dwelling Older Women With Stroke: The Women's Health and Aging Study * Editorial Comment, Stroke, 34, no. 2, 494-501.

Liu-Ambrose, T., Pang, M.Y., Eng, J.J. (2007), Executive function is independently associated with performances of balance and mobility in community-dwelling older adults after mild stroke: implications for falls prevention, Cerebrovasc Dis, 23, no. 2-3, 203-210.

LoBiondo-Wood, G., Haber, J. (2002), Nursing research Mosby, St.Louis.

Mackintosh, S.F., Goldie, P., Hill, K. (2005a), Falls incidence and factors associated with falling in older, community-dwelling, chronic stroke survivors (> 1 year after stroke) and matched controls, Aging Clin Exp Res, 17, no. 2, 74-81.

Mackintosh, S.F., Hill, K., Dodd, K.J., Goldie, P., Culham, E. (2005b), Falls and injury prevention should be part of every stroke rehabilitation plan, Clin Rehabil, 19, no. 4, 441-451.

Mackintosh, S.F., Hill, K.D., Dodd, K.J., Goldie, P.A., Culham, E.G. (2006), Balance score and a history of falls in hospital predict recurrent falls in the 6 months following stroke rehabilitation, Arch.Phys Med Rehabil, 87, no. 12, 1583-1589.

Marigold, D.S., Eng, J.J., Dawson, A.S., Inglis, J.T., Harris, J.E., Gylfadóttir, S. (2005), Exercise leads to faster postural reflexes, improved balance and mobility, and fewer falls in older persons with chronic stroke, J Am Geriatr Soc, 53, no. 3, 416-423.

Melton, L.J., III, Brown, R.D., Jr., Achenbach, S.J., O'Fallon, W.M., Whisnant, J.P. (2001), Long-Term fracture risk following ischemic stroke: a population-based study, Osteoporos.Int., 12, no. 11, 980-986.

Mulrow, C. & Oxman, A.D. (1997), Cochrane Collaboration Handbook The Cochrane Collaboration, Oxford.

Ned. Ver. voor Klinische geriatrie (2004), Preventie van valincidenten bij ouderen van Zuiden, Alphen aan de Rijn.

Nyberg, L. & Gustafson, Y. (1995), Patient Falls in Stroke Rehabilitation : A Challenge to Rehabilitation Strategies, Stroke, 26, no. 5, 838-842.

Nyberg, L. & Gustafson, Y. (1996), Using the Downton Index to Predict Those Prone to Falls in Stroke Rehabilitation, Stroke, 27, no. 10, 1821-1824.

Oliver, D., Britton, M., Seed, P., Martin, F.C., Hopper, A.H. (1997), Development and evaluation of evidence based risk assessment tool (STRATIFY) to predict which elderly inpatients will fall: case-control and cohort studies, BMJ, 315, no. 7115, 1049-1053.

Oliver, D., Daly, F., Martin, F.C., McMurdo, M.E. (2004), Risk factors and risk assessment tools for falls in hospital in-patients: a systematic review, Age Ageing, 33, no. 2, 122-130.

Olsson, E., Löfgren, B., Gustafson, Y., Nyberg, L. (2005), Validation of a Fall Risk Index in Stroke rehabilitation, J Stroke Cerebrovasc Dis, vol.14, no. 1, 23-28.

Poole, K.E.S., Reeve, J., Warburton, E.A. (2002), Falls, Fractures, and Osteoporosis After Stroke: Time to Think About Protection?, Stroke, 33, no. 5, 1432-1436.

Ramnemark, A., Nyberg, L., Borssen, B., Olsson, T., Gustafson, Y. (1998), Fractures after stroke, Osteoporos.Int., 8, no. 1, 92-95.

Salbach, N.M., Mayo, N.E., Robichaud-Ekstrand, S., Hanley, J.A., Richards, C.L., Wood-Dauphinee, S. (2006), Balance self-efficacy and its relevance to physical function and perceived health status after stroke, Arch Phys Med Rehabil, 87, no. 3, 364-370.

Shumway-Cook, A., Brauer, S., Woollacott, M. (2000), Predicting the probability for falls in community-dwelling older adults using the Timed Up & Go Test, Phys Ther, 80, no. 9, 896-903.

Smith, J., Forster, A., Young, J. (2006), Use of the 'STRATIFY' falls risk assessment in patients recovering from acute stroke, Age Ageing, 35, no. 2, 138-143.

Soyuer, F., Ozturk, A. (2007), The effect of spasticity, sense and walking aids in falls of people after chronic stroke, Disabil Rehabil, 29, no. 9, 679-687.

Stolze, H., Klebe, S., Zechlin, C., Baecker, C., Friege, L., Deuschl, G. (2004), Falls in frequent neurological diseases–prevalence, risk factors and aetiology, J Neurol., 251, no. 1, 79-84.

Suzuki, T., Sonoda, S., Misawa, K., Saitoh, E., Shimizu, Y., Kotake, T. (2005), Incidence and consequence of falls in inpatient rehabilitation of stroke patients, Exp Aging Res, 31, no. 4, 457-469.

Sze, K.H., Wong, E., Leung, H.Y., Woo, J. (2001), Falls among Chinese stroke patients during rehabilitation, Arch Phys Med Rehabil, 82, no. 9, 1219-1225.

Taylor-Piliae, R.E. & Haskell, W.L. (2007), Tai Chi exercise and stroke rehabilitation, Top Stroke Rehabil, 14, no. 4, 9-22.

Teasell, R., McRae, M., Foley, N., Bhardwaj, A. (2002), The incidence and consequences of falls in stroke patients during inpatient rehabilitation: factors associated with high risk, Arch Phys Med Rehabil, 83, no. 3, 329-333.

Tinetti, M.E., Richman, D., Powell, L. (1990), Falls efficacy as a measure of fear of falling, J Gerontol., 45, no. 6, 239-243.

Tutuarima, J.A., Van der Meulen, J.H.P., De Haan, R.J., van Straten, A., Limburg, M. (1997), Risk Factors for Falls of Hospitalized Stroke Patients, Stroke, 28, no. 2, 297-301.

Ugur, C., Gucuyener, D., Uzuner, N., Ozkan, S., Ozdemir, G. (2000), Characteristics of falling in patients with stroke, J Neurol Neurosurg Psych, 69, no. 5, 649-651.

Vearrier, L.A., Langan, J., Shumway-Cook, A., Woollacott, M. (2005), An intensive massed practice approach to retraining balance post-stroke, Gait.Posture., 22, no. 2, 154-163.

Watanabe, Y. (2005), Fear of falling among stroke survivors after discharge from inpatient rehabilitation, Int.J Rehabil Res., 28, no. 2, 149-152.

Yardley, L., Beyer, N., Hauer, K., Kempen, G., Piot-Ziegler, C., Todd, C. (2005), Development and initial validation of the Falls Efficacy Scale-International (FES-I), Age Ageing, 34, no. 6, 614-619.

Yates, J.S., Lai, S.M., Duncan, P.W., Studenski, S. (2002), Falls in community-dwelling stroke survivors: an accumulated impairments model, J Rehabil Res Dev, 39, no. 3, 385-394.

Zdobysz, J.A., Boradia, P., Ennis, J., Miller, J. (2005), The relationship between functional independence scores on admission and patient falls after stroke, Top Stroke Rehabil, 12, no. 2, 65-71.

5 Voeding en ondervoeding na een beroerte

Marianne Klinke, Svanhildur Sigurjónsdóttir, Marieke Schuurmans en Thóra B. Hafsteinsdóttir

5.1 Inleiding

Voeding is een van de belangrijkste aspecten in de verpleegkundige zorg voor patiënten met een beroerte. Ondervoeding bij patiënten met een beroerte wordt onderbelicht ondanks het feit dat er sprake is van verhoogde incidentie van complicaties en hogere mortaliteit bij deze groep patiënten (Perry e.a. 2004, Choi-Kwon e.a. 1998). Eten is een ingewikkeld proces dat van invloed is op alle aspecten van kwaliteit van leven. Dit betreft zowel invloed op het fysieke, mentale als psychosociale welbevinden van de patiënt. Ook heeft de maaltijd een maatschappelijke en culturele betekenis voor een individu (Perry e.a. 2004; Axelsson e.a. 1988). Meestal is het de keuze van het individu zelf wat hij eet, wanneer, waar en hoeveel. Helaas is dit vaak niet meer het geval zodra iemand in een ziekenhuis terechtkomt (Christensson e.a. 2003).

Er is geen universele definitie van ondervoeding. Een veelgebruikte definitie van ondervoeding is de volgende: 'Ondervoeding is de toestand waarin iemand minder voedingsstoffen tot zich neemt dan nodig is om aan de stofwisselingsbehoefte te voldoen' (Stechmiller 2003). Als er sprake is van ondervoeding, dan is er een tekort aan energie, proteïnen en andere levensnoodzakelijke voedingsstoffen, wat ertoe kan leiden dat de werking van het lichaam verstoord raakt (Stechmiller 2003). Ondervoeding is een onderbelicht probleem dat bij veel patiëntengroepen voorkomt.

De volgende objectieve criteria voor ziektegerelateerde voedingsachterstand bij volwassenen en ouderen zijn vaak gehanteerd:

- ongewenst gewichtsverlies: meer dan 5% per maand of 10% gewichtsverlies in 6 maanden of meer dan 25% van het eten op het bord laten liggen gedurende de laatste 7 dagen, of 2/3 van de maaltijd gebaseerd op dagelijkse voedselinname van 2000 kcal (Stechmiller 2003);
- een BMI < 18,5;
- een BMI < 24 bij patiënten ouder dan 80 jaar (Kondrup e.a. 2003, Halfens e.a. 2006, Aspen 2002).

5.2 Prevalentie van ondervoeding

De prevalentie van ondervoeding van patiënten met een beroerte in het ziekenhuis varieert tussen 8% en 62% (Yoo e.a. 2008, Brynningsen e.a. 2007, Poels e.a. 2006, Martineau e.a. 2005, Davis e.a. 2004, FOOD Trial Collaboration, 2003, Westergren e.a. 2001, Choi-Kwon e.a. 1998, Gariballa et. al 1998, Davalos e.a. 1996, Finestone e.a. 1995, Unosson e.a. 1994, Axelsson 1988). De verschillende percentages kunnen deels worden verklaard door verschillende definities van ondervoeding en methodologische verschillen van de onderzoeken, zoals meetmethode en tijdstip van de meting. Ook blijkt de voedingstoestand tijdens de opnameperiode te verslechteren in de eerste weken van opname (16-23% en 16-35%) (Axelsson e.a. 1988, Davalos 1996) (*tabel B.5.1*).

Conclusie
De prevalentie van ondervoeding na een beroerte is hoog, met percentages variërend in onderzoeken tussen 8 en 62%. Ook blijkt ondervoeding tijdens ziekenhuisopname behoorlijk te verslechteren.

Aanbeveling 5.1 Inzicht in voedingstoestand
Het is uiterst belangrijk voor verpleegkundigen om goed inzicht te hebben in de voedingstoestand na een beroerte gezien het hoge percentage patiënten met ondervoeding (Yoo e.a. 2008, Brynningsen e.a. 2007, Poels e.a. 2006, Martineau e.a. 2005, Davis e.a. 2004, FOOD Trial Collaboration 2003, Westergren e.a. 2001, Choi-Kwon e.a. 1998, Gariballa et. al 1998, Davalos e.a. 1996, Finestone e.a. 1995, Unosson e.a. 1994, Axelsson 1988).

Criteria voor ziektegerelateerde ondervoeding bij volwassenen en ouderen
- ongewenst gewichtsverlies van meer dan 5% per maand; *of*
- ongewenst gewichtsverlies van meer dan 10% in de laatste 6 maanden; *of*
- meer dan 25% van het eten op het bord laten liggen gedurende de laatste 7 dagen; *of*
- 2/3 van de maaltijd, gebaseerd op een dagelijkse voedselinname van 2000 kcal per dag (Minimum Data Set, Stechmiller 2003); *of*
- een BMI < 18,5 kg/m^2; *of*
- een BMI < 24 bij patiënten ouder dan 80 jaar (Kondrup e.a. 2003, Halfens e.a. 2006, Aspen 2002).

(Zie figuren 5.1 en 5.2)

Screening en behandeling bij ondervoeding

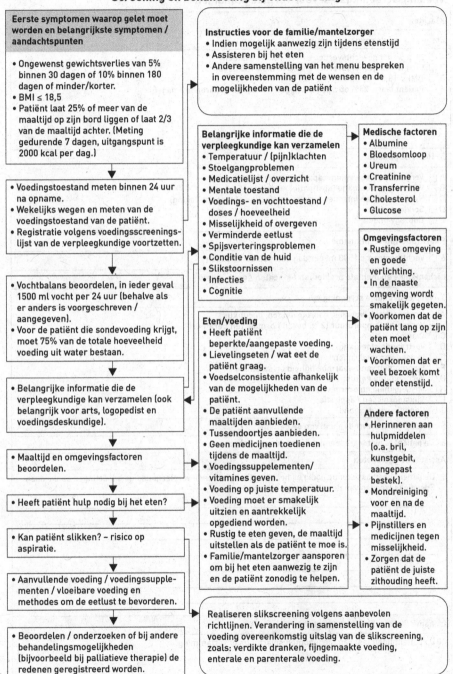

Eerste symptomen waarop gelet moet worden en belangrijkste symptomen / aandachtspunten

- Ongewenst gewichtsverlies van 5% binnen 30 dagen of 10% binnen 180 dagen of minder/korter.
- BMI ≤ 18,5
- Patiënt laat 25% of meer van de maaltijd op zijn bord liggen of laat 2/3 van de maaltijd achter. (Meting gedurende 7 dagen, uitgangspunt is 2000 kcal per dag.)

- Voedingstoestand meten binnen 24 uur na opname.
- Wekelijks wegen en meten van de voedingstoestand van de patiënt.
- Registratie volgens voedingsscreeningslijst van de verpleegkundige voortzetten.

- Vochtbalans beoordelen, in ieder geval 1500 ml vocht per 24 uur (behalve als er anders is voorgeschreven / aangegeven).
- Voor de patiënt die sondevoeding krijgt, moet 75% van de totale hoeveelheid voeding uit water bestaan.

- Belangrijke informatie die de verpleegkundige kan verzamelen (ook belangrijk voor arts, logopedist en voedingsdeskundige).

- Maaltijd en omgevingsfactoren beoordelen.

- Heeft patiënt hulp nodig bij het eten?

- Kan patiënt slikken? – risico op aspiratie.

- Aanvullende voeding / voedingssupplementen / vloeibare voeding en methodes om de eetlust te bevorderen.

- Beoordelen / onderzoeken of bij andere behandelingsmogelijkheden (bijvoorbeeld bij palliatieve therapie) de redenen geregistreerd worden.

Instructies voor de familie/mantelzorger
- Indien mogelijk aanwezig zijn tijdens etenstijd
- Assisteren bij het eten
- Andere samenstelling van het menu bespreken in overeenstemming met de wensen en de mogelijkheden van de patiënt

Belangrijke informatie die de verpleegkundige kan verzamelen
- Temperatuur / (pijn)klachten
- Stoelgangproblemen
- Medicatielijst / overzicht
- Mentale toestand
- Voedings- en vochttoestand / doses / hoeveelheid
- Misselijkheid of overgeven
- Verminderde eetlust
- Spijsverteringsproblemen
- Conditie van de huid
- Slikstoornissen
- Infecties
- Cognitie

Eten/voeding
- Heeft patiënt beperkte/aangepaste voeding.
- Lievelingseten / wat eet de patiënt graag.
- Voedselconsistentie afhankelijk van de mogelijkheden van de patiënt.
- De patiënt aanvullende maaltijden aanbieden.
- Tussendoortjes aanbieden.
- Geen medicijnen toedienen tijdens de maaltijd.
- Voedingssuppelementen/ vitamines geven.
- Voeding op juiste temperatuur.
- Voeding moet er smakelijk uitzien en aantrekkelijk opgediend worden.
- Rustig te eten geven, de maaltijd uitstellen als de patiënt te moe is.
- Familie/mantelzorger aansporen om bij het eten aanwezig te zijn en de patiënt zonodig te helpen.

Medische factoren
- Albumine
- Bloedsomloop
- Ureum
- Creatinine
- Transferrine
- Cholesterol
- Glucose

Omgevingsfactoren
- Rustige omgeving en goede verlichting.
- In de naaste omgeving wordt smakelijk gegeten.
- Voorkomen dat de patiënt lang op zijn eten moet wachten.
- Voorkomen dat er veel bezoek komt onder etenstijd.

Andere factoren
- Herinneren aan hulpmiddelen (o.a. bril, kunstgebit, aangepast bestek).
- Mondreiniging voor en na de maaltijd.
- Pijnstillers en medicijnen tegen misselijkheid.
- Zorgen dat de patiënt de juiste zithouding heeft.

Realiseren slikscreening volgens aanbevolen richtlijnen. Verandering in samenstelling van de voeding overeenkomstig uitslag van de slikscreening, zoals: verdikte dranken, fijngemaakte voeding, enterale en parenterale voeding.

Figuur 5.1 Stroomschema voor screening en behandeling bij ondervoeding

Voedingsscreeningslijst voor verpleegkundigen

Klachten

Screening van de voedingstoestand

1 ☐ Ongewenst gewichtsverlies ≥ 5% binnen 30 dagen
2 ☐ Ongewenst gewichtsverlies ≥ 10% binnen 180 dagen
3 ☐ BMI ≤ 18,5
4 ☐ Patiënt laat ≥ 25% op zijn bord liggen (screenen gedurende 7 dagen)

5 Heeft de patiënt:

A ☐ Verminderde bewegingscapaciteit en zelfstandigheid
B ☐ Vertraagde stoelgang (obstipatie) afgelopen 7 dagen
C ☐ Symptomen van infecties (urineweginfecties of longontsteking)
D ☐ Sondevoeding
E ☐ Doorligwonden

Registratie van vochtinname

6 ☐ Vochttoestand ≤ 1500 ml per dag in afgelopen 7 dagen

Lichamelijke en mentale problemen / klachten / gesteldheid

7 Verpleegkundige screening op:

A ☐ Huidroodheid, wondjes, doorligwonden, decubitus
B ☐ Verhoging temperatuur (2 °C boven normale temperatuur)
C ☐ Diarree
D ☐ Vertraagde stoelgang
E ☐ Invloed van medicijnen
F ☐ Symptomen van zwaarmoedigheid en spanning
G ☐ Verminderde eetlust
H ☐ Misselijkheid en overgeven
I ☐ Slikstoornissen / aspiratie
J ☐ Conditie van de mond

Screening van de tevredenheid van de patiënt

8 De patiënt is niet tevreden met het voedingsaanbod

Assistentie bij het eten

9 De patiënt heeft assistentie nodig bij het eten. De betreffende verpleegkundige handelingen aankruisen. Specifieke wensen van de patiënt registreren.

Lichamelijke klachten van de patiënt

10 De patiënt heeft last van toegenomen spiertonus of verlamming.

Figuur 5.2A   Voedingsscreeningslijst voor verpleegkundigen

Voedingsscreeningslijst voor verpleegkundigen

Verpleegkundige interventies

Om de voedingstoestand te screenen / bepalen

1 - 4 Voedingstoestand screenen + 24 uur na opname
Observeren gewicht en voedingstoestand van de patiënt.
Wekelijks wegen

Datum				
Gewicht				
BMI				

5

A □ Nagaan of patiënt fysio-, ergotherapie of activiteitenbegeleiding nodig heeft
B □ Plan opstellen om stoelgang te verbeteren
C □ Overleggen met de arts
D □ Overleggen met logopedist en voedingsdeskundige
E □ Plan opstellen om de huid te beschermen

Om de vochttoestand te screenen

6 Vochtplan zodat de patiënt de aanbevolen hoeveelheid vocht binnenkrijgt

Interventies en acties

7 Verpleegkundige interventies

A □ Maatregelen om decubitus te voorkomen
B □ De arts op de hoogte brengen, behandeling verhoging
C □ Behandeling diarree
D □ Behandeling vertraagde stoelgang
E □ Zo nodig overleg met farmaceutisch specialist
F □ Screenen van de patiënt met betrekking tot zwaarmoedigheid
G □ Opstellen voedingsplan gerelateerd aan de patiënt, om de eetlust van de patiënt te doen toenemen
H □ Behandeling misselijkheid
I □ Overleg met slikteam
J □ Zo nodig overleg met de tandarts

Resultaten

8 De patiënt die voeding geven die hij zelf gekozen heeft (indien mogelijk)

Resultaten

A □ Ervoor zorgen dat de patiënt het eten in de volgorde krijgt die hij wenst en dat het eten er smakelijk uitziet
B □ De patiënt de keuze geven of hij in de eetkamer of op zijn kamer wil eten
C □ De patiënt genoeg tijd geven om te eten (een patiënt doet er gemiddeld 30-60 minuten over om te eten)
D □ Ervoor zorgen dat de patiënt tijdens de maaltijd de juiste zithouding heeft. Als het mogelijk is 90° rechtop
E □ Ervoor zorgen dat de eetzaal voldoende verlicht is
F □ Onnodige prikkels uit de naaste omgeving voorkomen
G □ Eten in die kant van de mond doen die niet verlamd is / mondreiniging voor en na de maaltijd
H □ Tijdens het eten erbij gaan zitten om het welbevinden en de rust van de patiënt te bevorderen
I □ Het eten uitstellen als de patiënt te moe blijkt te zijn
J □ De patiënt zo nodig pijnstillers en medicijnen tegen misselijkheid geven voor de maaltijd
K □ Geen medicijnen in het eten
L □ Zorgen voor een gezellige sfeer tijdens het eten
M □ Zorgen dat voeding op juiste temperatuur is

Resultaten

A □ Let op de juiste houding; mening van andere vakgenoten vragen over de juiste hulpmiddelen
B □ Patiënt met eenzijdige verlamming assisteren bij het eten
C □ Patiënt met eenzijdige verlamming assisteren bij het zitten met de verlamde arm op de tafel
D □ Zo nodig assisteren bij het eten
E □ Patiënt specifiek herinneren aan hulpmiddelen zoals bril en kunstgebit

Figuur 5.2B

5.3 Consequenties van ondervoeding

Acht onderzoeken beschrijven de invloed van ondervoeding op de klinische uitkomsten bij patiënten met een beroerte (Axelsson e.a. 1988, Davalos e.a. 1996, Davis e.a. 2004, Finestone e.a. 1996, FOOD Trial Collaboration 2003, Gariballa e.a. 1998c, Martineau e.a. 2005, Yoo e.a. 2008). Ondervoede patiënten hadden een slechtere functionele status (Davalos e.a. 1996, FOOD Trial Collaboration 2003, Gariballa e.a. 1998c, Finestone e.a. 1996, Axelsson e.a. 1989), een verhoogd risico op overlijden (Davis e.a. 2004, Davalos e.a. 1996, Food trial 2003, Gariballa e.a. 1998c) en meer risico op complicaties zoals longontsteking, andere infecties, decubitus en darmbloeding dan goed gevoede patiënten (Davalos e.a. 1996, FOOD Trial Collaboration 2003, Gariballa e.a. 1998c, Martineau e.a. 2005, Yoo e.a. 2008). Er was een verhoogd risico op overlijden (37%) bij de ondervoede patiënten in vergelijking met de goed gevoede patiënten (20%) en ondervoede patiënten liepen meer risico op afhankelijkheid (rankinschaal 3-5) of sterfte (p = 0,003) (FOOD trial 2003). De invloed van ondervoeding op de klinische uitkomst is één maand na de beroerte onderzocht (N = 185). Van de totale groep overleed 15% en had 58% een slechte uitkomst. Significante relaties werden gevonden tussen ondervoeding en slechte uitkomst en tussen ondervoeding en overlijden (p = 0,02). Ondervoede patiënten met een beroerte hadden meer risico op infecties (p < 0,0001) en een slechtere functionele status bij opname (p < 0,0001). De voedingstoestand bleek een sterke voorspeller te zijn voor de mortaliteit 3 maanden na een beroerte (*tabel B.5.2*) (Gariballa e.a. 1998c). Samengevat zijn de consequenties van ondervoeding na een beroerte een hoger risico op:

- een slechtere functionele toestand (Davis e.a. 2004, Davalos e.a. 1996, FOOD Trial Collaboration 2003, Gariballa 1998b, Finestone e.a. 1996, Axelsson e.a. 1989);
- verminderde zelfredzaamheid (Axelsson e.a. 1989);
- een hogere mortaliteit (Davis e.a. 2004, Davalos e.a. 1996, FOOD Trial Collaboration 2003)
- complicaties, zoals infecties, longontsteking, decubitus en darmbloeding (Davalos e.a. 1996, FOOD Trial Collaboration 2003, Gariballa e.a. 1998c, Martineau e.a. 2005, Yoo e.a. 2008);
- verhoogde stressreacties (Davalos e.a. 1996);
- een langere ligduur in het ziekenhuis (Finestone e.a. 1996, Martineau e.a. 2005);
- opname in een verpleeghuis na ontslag uit het ziekenhuis (Gariballa e.a. 1998c);
- langzamer herstel (Gariballa e.a. 1998c);
- ondervoeding een week na de beroerte (Yoo e.a. 2008).

Conclusie
Het is aangetoond dat ondervoeding grote negatieve consequenties heeft voor klinische uitkomstmaten bij patiënten met een beroerte, zoals:

- zelfredzaamheid (Axelsson e.a. 1989), functionele toestand (Davis e.a. 2004, Davalos e.a. 1996, FOOD Trial Collaboration 2003, Gariballa e.a. 1998c, Finestone e.a. 1996 Axelsson e.a. 1989). *Niveau A*
- mortaliteit (Davis e.a. 2004, Davalos e.a. 1996, FOOD Trial Collaboration 2003). *Niveau A*

- infecties, longontsteking, decubitus en darmbloeding (Davalos e.a. 1996, FOOD Trial Collaboration 2003, Gariballa e.a. 1998c). *Niveau A*

Ook hebben ondervoede patiënten met een beroerte een langere ligduur in het ziekenhuis (Finestone e.a. 1996) en hebben zij meer risico weer opgenomen te worden in een instelling na ontslag uit het ziekenhuis *(tabel B.5.2)* (Gariballa e.a. 1998c). *Niveau B*

Aanbeveling 5.2 Consequenties van ondervoeding

Het is uiterst belangrijk voor verpleegkundigen om goed inzicht te hebben in de consequenties van ondervoeding op uitkomstmaten van patiënten met een beroerte, met name op: functionele status, zelfredzaamheid, mogelijke infecties, darmbloeding en decubitus (Yoo e.a. 2008, Davis e.a. 2004, Davalos e.a. 1996, FOOD Trial Collaboration 2003, Gariballa 1998b, Finestone e.a. 1996, Axelsson e.a. 1989, Martineau e.a. 2005, Yoo e.a. 2008). Ondervoeding kan bij deze patiënten tot een langere ligduur leiden en tot een hoger risico op opname in een verpleeghuis na ontslag uit het ziekenhuis (Gariballa 1998b, Finestone e.a. 1996). *Niveau B*

5.4   Diagnostiek van ondervoeding

Hoe kunnen verpleegkundigen symptomen van ondervoeding herkennen en beoordelen?
Verpleegkundigen hebben een cruciale rol in het observeren en herkennen van symptomen van ondervoeding. Voeding heeft veel consequenties voor het herstel van patiënten na een beroerte. Daarom is het van groot belang dat verpleegkundigen goed de symptomen van ondervoeding kunnen identificeren, zodat effectieve interventies eerder toegepast kunnen worden. Belangrijke symptomen van ondervoeding worden aangegeven in *Aanbeveling 5.3 Verpleegkundige observatie (tabel B.5.3)* (Thomas e.a. 2000, Finestone 2003, Sullivan e.a. 1993, Westergren 2001).

Aanbeveling 5.3 Verpleegkundige observatie – symptomen van ondervoeding

Verpleegkundige observatie van symptomen van ondervoeding is nodig bij de diagnostiek van ondervoeding na een beroerte. De verkregen kennis vormt een belangrijke bijdrage aan het multidisciplinaire overleg met onder andere diëtisten en logopedisten. *Niveau D*

Good Practice Point (GPP) – Kenmerken van ondervoeding patiënt
- is veel afgevallen (ongewenst gewichtsverlies) in de afgelopen maand/maanden;
- heeft verminderde eetlust (vanwege psychologische aspecten, metabolische, voedingsfactoren);
- heeft slikstoornissen;
- heeft een huid die dun is, met wondjes, roodheid en/of er zijn doorligwonden;

- heeft een gezwollen gezicht;
- heeft een opgezwollen tong (kan paars of donkerrood zijn);
- mondslijmvlies bloedt gemakkelijk en is soms erg licht;
- heeft verhoogde temperatuur;
- heeft diarree en/of stoelgangsproblemen;
- is zwaarmoedig en gespannen;
- is misselijk en/of geeft over;
- heeft tanden van slechte conditie en het slijmvlies in de mond is slecht;
- labwaarden: verlaagd serumalbumine, verlaagd cholesterol, verlaagd hemoglobine en serumtransferrine.

Medicijnen die de patiënt gebruikt, kunnen van invloed zijn op de voeding (Thomas 2000, Sullivan e.a. 1993) (*figuren 5.1 en 5.2*). *Niveau D*

5.4.1 Screening van de voedingstoestand

Het screenen van de voedingstoestand is een eenvoudige en snelle procedure waarbij klinische symptomen gerelateerd aan verslechtering in voedingstoestand vastgesteld worden om zowel ondervoede patiënten te identificeren als patiënten die risico hebben om ondervoed te raken (Perry e.a. 2004). Het observeren en screenen van de voedingstoestand behoort tot de belangrijkste verantwoordelijkheden van de verpleegkundige. Voedingsanamnese (*nutritional assessment*) is een uitgebreider onderzoek, waarbij verschillende methoden zoals: meetinstrumenten, weegschaal en bloedtesten gebruikt worden om verslechtering in de voedingstoestand te bepalen (Perry e.a. 2004). Uitgebreider voedingsonderzoek moet worden uitgevoerd door diëtisten. In de meeste voedingsonderzoeken en internationale richtlijnen wordt ervoor gepleit om de voedingstoestand van deze patiënten standaard te screenen bij opname en vervolgens regelmatig wekelijks daarna (Axelsson e.a. 1988, Choi-Kwon e.a. 1998, Davalos e.a. 1996, Davies e.a. 2004, Finestone e.a. 1995, Finestone e.a. 2003, Gariaballa 2004, Unnosson e.a. 1994; FOOD trial 2003, Westegren e.a. 2001, RCP 2008, Score 2005, SIGN 2006, Clinical Guidelines for Stroke Rehabilitation and Recovery, National Stroke Foundation 2005). Belangrijke aspecten bij het screenen van de voedingstoestand zijn: de Body Mass Index (BMI), ongewenst gewichtsverlies, of de patiënt zelf kan eten, eetlust, fysieke conditie en mentale conditie (SIGN 2004).

Conclusie
Het is aannemelijk dat vroege en vervolgens regelmatige screening van de voedingstoestand bij patiënten met een beroerte leidt tot het herkennen van patiënten die ondervoed zijn en degenen die gevaar lopen om ondervoed te raken, waardoor vroege behandeling en monitoring mogelijk wordt (RCP 2008, SIGN 2006, Score 2005, FOOD trial 2003, Finestone en Finestone 2003). *Niveau B*

Aanbeveling 5.4 Screening van de voedingstoestand
Het is van groot belang dat verpleegkundigen bij opname in het ziekenhuis de voedingstoestand en het mogelijke risico op ondervoeding van alle patiënten met een beroerte screenen binnen 24 uur na opname met een valide en betrouwbare methode (RCP 2008, SIGN 2006, Score 2005, NICE 2006).
Niveau B
Bij risicopatiënten zou de screening van de voedingstoestand regelmatig herhaald moeten worden tijdens de opnameperiode (SIGN 78, Score 2005, Finestone e.a. 2003). *Niveau B*
Het is belangrijk om patiënten te wegen bij opname in het ziekenhuis/verpleeghuis of in een andere instelling. Het lichaamsgewicht dient tijdens opname te worden gevolgd om ongewenst gewichtsverlies te detecteren. Het advies is om minimaal 1 keer per week te wegen.

Aanbeveling 5.5 Screening van de voedingstoestand
Bij opname in een verpleeghuis en/of andere instelling, is het van belang om iedere patiënt te screenen met betrekking tot de voedingstoestand en dit regelmatig te herhalen. *Niveau D*

Aanbeveling 5.6 Screening van de voedingstoestand
Bij ondervoede patiënten is het van belang om te verwijzen naar gespecialiseerde professionals, zoals diëtisten, voor verder voedingsonderzoek en behandeling. *Niveau D* (RCP 2004, Score 2005, RCP 2008, Davalos e.a. 1996, Gariballa e.a. 1998, FOOD Trial Collaboration 2003). *Niveau B*

5.4.2 Meetinstrumenten

Welk instrument is geschikt voor de verpleegkundige?
Er bestaat geen gouden standaard om ondervoeding te diagnosticeren. Dit komt onder andere doordat veel andere aspecten dan de voeding zelf van invloed kunnen zijn. Bijvoorbeeld bij het wegen van patiënten kan toename van vocht, ascites en vochtverlies gewichtsveranderingen van de patiënt beïnvloeden. Voor het meten van de voedingstoestand moeten instrumenten aan bepaalde klinimetrische eigenschappen voldoen: betrouwbaar en valide, sensitief en specifiek, klinisch bruikbaar, eenvoudig en snel af te nemen, niet te belastend voor de patiënt, niet te kostbaar (Burden e.a. 2001). Hoewel de volgende instrumenten zijn aanbevolen voor het screenen van de voedingstoestand van patiënten, is helaas geen ervan gevalideerd voor patiënten met een beroerte: de Mini Nutritional Assessment (MNA) (Vellas e.a. 1999), de Malnutrition Universal Screening Tool (MUST) (British Association for Parenteral and Enteral Nutrition en Malnutrition Advisory Group 2000-2008), de Nutritional Risk Score (NRS-2002) (Kondrup e.a. 2003), de Subjective Global Assessment (SGA) (Detsky e.a. 1988), de Fast and Simple Screening (Thórsdóttir e.a. 2005) en de Nutritional Risk Index (NRI)

(Buzby e.a. 1988). De klinimetrische eigenschappen van deze instrumenten zijn getest bij patiënten in het algemeen, maar geen enkele bij patiënten met een beroerte.

De Mini Nutritional Assessment Tool (MNA)

De Mini Nutritional Assessment Tool (MNA) is een eenvoudig instrument met het doel ondervoeding en risico op ondervoeding te diagnosticeren bij ouderen in ziekenhuizen, verpleeghuizen en in de thuissituatie (zie *figuur 5.3*). Het 18-iteminstrument bestaat uit antropomedische metingen (o.a. gewicht, lengte, huidplooidikte van de triceps), vragen met betrekking tot voeding en maaltijden, leefstijl en subjectieve vragen over zelfperceptie (Guigoz e.a. 1999, Gazzotti e.a. 1997, Pertoldi e.a. 1996, Vellas 1996, 2006). Een score ≥ 24 geeft een goede voedingstoestand aan; een score van 17-23,5 geeft een risico aan voor ondervoeding; een score < 17 geeft aan dat de patiënt ondervoed is (proteïnecalorieondervoeding) (Vellas e.a. 2006). De MNA is ontwikkeld voor het screenen van de voedingstoestand van ouderen, maar wordt ook veel gebruikt bij patiënten met een beroerte. Hij kost weinig tijd en herkent risicofactoren en ondervoeding bij patiënten voordat er belangrijke veranderingen zichtbaar zijn zoals het gewicht van de patiënt of serumalbumine (Guigoz e.a. 1994). De klinimetrische eigenschappen van de MNA zijn uitgebreid getest (Christensson e.a. 2002, Guigos 2006, Vellas e.a. 1999, 2006, Soini e.a. 2004). De totale score van de MNA differentieert tussen patiënten met: een goede voedingstoestand (MNA ≥ 24), proteïnecalorieondervoeding (MNA < 17) en een risico op ondervoeding (MNA 17-23,5). De sensitiviteit van deze scores was 96%, specificiteit 98%, en de voorspellende waarde was 97%. Een belangrijke uitkomst van dit onderzoek was dat de MNA het risico op ondervoeding kon identificeren (scores: 17-23,5) voordat ernstige veranderingen optraden in gewicht of albumineniveau. De voedingstoestand van deze patiënten zou verbeterd kunnen worden door een voedingsinterventie (Vellas e.a. 1999). Ook bleken de MNA-vragen significant te correleren met de BMI, de armomtrek en kuitomtrek en verminderde eetlust (p = 0,0001). Het aantal eetproblemen was significant gerelateerd aan de MNA-score (p = 0,0011). Patiënten met kauw- en slikproblemen hadden een significant lagere MNA-score dan anderen (p = 0,0001) en patiënten met een droge mond in combinatie met kauw- en slikproblemen hadden een nog lagere score (p = 0,0001) (Green e.a. 2006). Belangrijke voordelen van de MNA zijn bijvoorbeeld dat het gebruikt kan worden door verpleegkundigen en verzorgend personeel (Omran e.a. 2000) (*figuur 5.3*).

De Malnutrition Universal Screening Tool (MUST)

De Malnutrition Universal Screening Tool (MUST) is een korte en simpele test voor het diagnosticeren van ondervoeding (Kondrup e.a. 2003) (zie *figuur 5.4*). De MUST bestaat uit 3 klinische parameters en elke parameter wordt gescreend als 0, 1, 2 op de volgende manier: BMI > 20 kg/m^2 = 0; 18,5-20,0 kg/m^2 = 1; < 18,5 kg/m^2 = 2. Gewichtsverlies < 5% = 0; 5-10% = 1; >10% = 2. Acute ziekte: afwezig = 0; indien aanwezig = 2. Totaal risico op ondervoeding is vastgesteld als volgt: 0 = laag risico; 1 = gemiddeld risico; 2 = hoog risico. De voedingstoestand wordt met de MUST in kaart gebracht in 4 stappen: stap 1: bereken de BMI; stap 2: beoordeel het gewichtsverlies; stap 3: heeft een patiënt acute ziekte; stap 4: tel de scores bij elkaar op, bepaal de mate van ondervoeding en

Voedingsscreeningslijst voor verpleegkundigen

Mini Nutritional Assessment (MNA)

Opsporing | **score**

A Vertoont de patiënt een verlies aan eetlust? Heeft hij gedurende de afgelopen 3 maanden minder gegeten door gebrek aan eetlust, spijsverteringsproblemen, moeilijkheden met kauwen of slikken?
0 = ernstige anorexie
1 = matige anorexie
2 = geen anorexie

B Recent gewichtsverlies (≤3 maanden)
0 = gewichtsverlies > 3 kg
1 = weet niet
2 = gewichtsverlies tussen 1 en 3 kg
3 = geen gewichtsverlies

C Motoriek
0 = van bed naar stoel
1 = autonoom binnenshuis
2 = komt buiten

D Ernstige ziekte of psychologische stress tijdens de afgelopen 3 maanden
0 = ja
1 = neen

E Neuropsychologische problemen
0 = dementie of ernstige depressie
1 = dementie of matige depressie
2 = geen psychologische problemen

F Body Mass Index (BMI = gewicht/lengte^2) BMI-score: _____
0 = BMI < 19
1 = 19 ≤ BMI < 21
2 = 21 ≤ BMI < 23
3 = BMI ≥ 23

Opsporingscode (subtotaal maximaal 14 punten)

≥ 12 punten: normaal
< 11 punten: kans op ondervoeding: ga door met evaluatie

totaalscore

Globale evaluatie | **score**

G Leeft de patiënt onafhankelijk thuis?
0 = neen
1 = ja

H Neemt hij meer dan 3 geneesmiddelen?
0 = ja
1 = neen

I Doorligwonden of open wonden?
0 = ja
1= neen

J Hoeveel echte maaltijden neemt de patiënt per dag?
0 = 1 maaltijd
1 = 2 maaltijden
2 = 3 maaltijden

Figuur 5.3A   De Mini Nutritional Assessment Tool (MNA)

K Eet hij?
  • Minstens eenmaal per dag melkproducten   ☐ ja   ☐ neen
  • Een- of tweemaal per week eieren of peulvruchten?   ☐ ja   ☐ neen
  • Elke dag vlees, vis of gevogelte?   ☐ ja   ☐ neen
  0,0 = indien 0 of 1 ja
  0,5 = indien 2 ja   ☐
  1,0 = indien 3 ja

L Eet hij minstens tweemaal per dag fruit of groenten?
  0 = neen   ☐
  1 = ja

M Hoeveel glazen drinkt hij per dag? (water, sap, koffie, thee, melk, wijn, bier...)
  0,0 = minder dan 3 glazen
  0,5 = 3 tot 5 glazen   ☐
  1,0 = meer dan 5 glazen

N Manier van voeden
  0 = heeft hulp nodig
  1 = voedt zich met moeite alleen   ☐
  2 = geen voedingsproblemen

O Beschouwt de patiënt zich als goed gevoed?
  0 = ernstige ondervoeding
  1 = weet niet of matige ondervoeding   ☐
  2 = geen voedingsproblemen

P Voelt de patiënt zich gezonder of minder gezond dan de meeste mensen van zijn leeftijd?
  0,0 = minder goed
  0,5 = weet niet   ☐
  1,0 = even goed
  2,0 = beter

Q Bovenarmomtrek (BO in cm). Noem de omtrek: _____cm
  0,0 = BO < 21
  0,5 = 21 ≤ BO ≤ 22   ☐
  1,0 = BO > 22

R Kuitomtrek (KO in cm). Noem de omtrek: _____cm
  0 = KO < 31   ☐
  1 = KO ≥ 31

	score
Globale evaluatie (maximaal 16 punten)	☐
Opsporingsscore (maximaal 14 punten)	☐
Totale score (maximaal 30 punten)	☐

Beoordeling van voedingstoestand
17-23,5 punten: risico op ondervoeding
< 17 punten: slechte voedingstoestand

Figuur 5.3B

stel het behandelplan op. De betrouwbaarheid van de MUST bleek hoog (kappa (K) = 0,88-1,0) (Kondrup e.a. 2003); de sensitiviteit bleek 61,2; de specificiteit 75,1; de positief voorspellende waarde 64,6 en de negatief voorspellende waarde 76,1 (Kyle e.a. 2005). Voordelen van de MUST zijn dat hij niet alleen onderscheid maakt tussen ondervoede en niet-ondervoede patiënten, maar ook patiënten identificeert die risico hebben op ondervoeding. De MUST is snel af te nemen, kan afgenomen worden door verpleegkundigen (Kyle e.a. 2005) en wordt aanbevolen door de European Society for Clinical Nutrition and Metabolism (ESPEN) (Kondrup e.a. 2003) en de Scottisch Intercollegiate Guideline Network (SIGN) (SIGN 2004) (*figuur 5.4*).

Conclusie

Er bestaat geen gouden standaard voor het screenen van de voedingstoestand van patiënten na een beroerte (Kondrup e.a. 2003, Green e.a. 2006). Geen enkel instrument is speciaal ontwikkeld of gevalideerd voor patiënten met een beroerte.

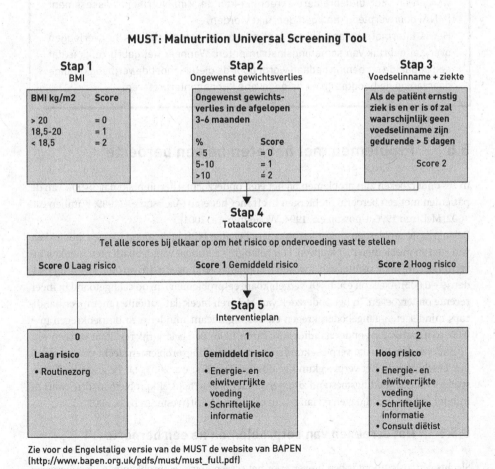

MUST: Malnutrition Universal Screening Tool

Stap 1 BMI	**Stap 2** Ongewenst gewichtsverlies	**Stap 3** Voedselinname + ziekte
BMI kg/m2 **Score** > 20 = 0 18,5-20 = 1 < 18,5 = 2	**Ongewenst gewichts-verlies in de afgelopen 3-6 maanden** **%** **Score** < 5 = 0 5-10 = 1 >10 = 2	**Als de patiënt ernstig ziek is en er is of zal waarschijnlijk geen voedselinname zijn gedurende > 5 dagen** Score 2

Stap 4
Totaalscore

Tel alle scores bij elkaar op om het risico op ondervoeding vast te stellen
Score 0 Laag risico   **Score 1** Gemiddeld risico   **Score 2** Hoog risico

Stap 5
Interventieplan

0	1	2
Laag risico • Routinezorg	**Gemiddeld risico** • Energie- en eiwitverrijkte voeding • Schriftelijke informatie	**Hoog risico** • Energie- en eiwitverrijkte voeding • Schriftelijke informatie • Consult diëtist

Zie voor de Engelstalige versie van de MUST de website van BAPEN
(http://www.bapen.org.uk/pdfs/must/must_full.pdf)

Figuur 5.4   De Malnutrition Universal Screening Tool (MUST)

Het is aangetoond dat de MNA goed kan discrimineren tussen een risico op ondervoeding, ondervoeding en goede voedingstoestand bij ouderen in het algemeen. Gezien het feit dat een groot deel van patiënten met een beroerte ouderen zijn, wordt geadviseerd om de MNA te gebruiken bij het screenen van de voedingstoestand *(tabel B.5.4)* (Wellas e.a. 1999, Guigoz e.a. 1996, Gazzotti e.a. 1997, Kondrup e.a. 2003). *Niveau A (Extrapolatie uit onderzoek bij ouderen.)*

Het is aangetoond dat de MUST goed kan discrimineren tussen risico op ondervoeding, ondervoeding en goede voedingstoestand bij ziekenhuispatiënten *(tabel B.5.4)* (Kyle e.a. 2005, SIGN 2004, Kondrup e.a. 2003). *Niveau A*

Aanbeveling 5.7 Meetinstrumenten – voedingstoestand

Voor een snelle screening van de voedingstoestand van patiënten met een beroerte kan de Malnutrition Universal Screening Tool (MUST) gebruikt worden en voor uitgebreidere screening kan de Mini Nutritional Assessment (MNA) door verpleegkundigen gebruikt worden.

Het is uitermate belangrijk om met alle betrokken disciplines te overleggen over het gebruik van screeningsinstrumenten. Wanneer het gebruikelijk is dat een bepaalde screening gedaan wordt door de diëtist, moet de verpleegkundige daarvan op de hoogte zijn en de gegevens kunnen interpreteren.

5.5 Problemen met het eten na een beroerte

In zes onderzoeken zijn problemen bij het eten onderzocht. Hieruit blijkt dat 36-90% van de patiënten met een beroerte problemen heeft met het eten (Axelsson e.a. 1989, Kumlien e.a. 2002, McLaren 1996, Unosson e.a. 1994, Westegren e.a. 2001).

Belangrijkste problemen zijn: slikproblemen, het eten blijft in de mond hangen, het lekken van eten en problemen met kauwen. Een belangrijk resultaat was dat patiënten met krachtvermindering in de rechterarm 3 weken na opname een hoger risico op ondervoeding hadden (p = 0,005) (Axelsson e.a. 1989). Vergelijkbare eetproblemen zijn ook aangetoond in meer recente onderzoeken. In het onderzoek van McLaren bleek dat patiënten met meer handicaps minder eten aangeboden kregen en ook significant minder eten binnenkregen (p = 0,001) dan patiënten zonder handicap (McLaren 1996). Een belangrijk resultaat van een van de onderzoeken was dat verpleegkundigen eet- en voedingsproblemen slecht en niet specifiek beschreven in het verpleegkundige dossier (Kumlien e.a. 2002). De belangrijkste voorspellers voor de voedingstoestand zijn: verminderde alertheid, slikproblemen, driekwart of minder van de maaltijd eten en langzaam eten *(tabel B.5.5)* (Westergren e.a. 2001).

5.5.1 Het screenen van eetproblemen na een beroerte

Slechts één instrument is beschreven voor het screenen van eetproblemen na een beroerte (McLaren 1996, McLaren e.a. 2000). Dit instrument bestaat uit acht categorieën van eetproblemen met betrekking tot de positie van de patiënt, armbeweging, zicht/perceptie, het sluiten van de lippen, attentie bij het eten en het communiceren van voorkeur voor eten. Binnen elke categorie wordt een score van afhankelijkheid aangegeven van 0 (niet afhankelijk) tot 3 (afhankelijk), met een totale score van 18. De interbeoordelaarsbetrouwbaarheid van dit meetinstrument bleek goed tot uitstekend te zijn (kappa: 0,65-0,95) (McLaren e.a. 2000).

Conclusie

Het is aangetoond dat een groot deel van de patiënten met een beroerte veel eetproblemen heeft die invloed kunnen hebben op hoeveel de patiënt eet en zo op diens voedingstoestand (Axelsson e.a. 1989, Kumlien e.a. 2002, McLaren 1996, McLaren e.a. 2000, Unosson e.a. 1994, Westegren e.a. 2001). *Niveau B*

Het is aangetoond dat patiënten die meer handicaps hebben, ook meer hulp nodig hebben bij het eten dan niet-gehandicapte patiënten (Axelsson e.a. 1989, Kumlien e.a. 2002, McLaren 1996, Unosson e.a. 1994, Westegren e.a. 2001). *Niveau B*

De werkgroep is van mening dat het belangrijk is dat verpleegkundigen goed inzicht hebben in de eetproblemen van patiënten met een beroerte. *Niveau C*

De werkgroep is van mening dat het zeer relevant is om patiënten met een beroerte te screenen op eetproblemen, deze goed in kaart te brengen en de problemen goed te registreren in het verpleegkundige dossier *(tabel B.5.5)* (Axelsson e.a. 1989, Kumlien e.a. 2002, McLaren 1996, McLaren e.a. 2000, Unosson e.a. 1994, Westegren e.a. 2001). *Niveau B*

Aanbeveling 5.8 Eetproblemen en screening

Het is zeer relevant voor verpleegkundigen om inzicht te hebben in de eetproblemen van patiënten met een beroerte, gezien het hoge percentage van eetproblemen en de invloed op de voedingstoestand en de mogelijkheden voor herstel. *Niveau B*

Hierbij is het goed om gebruik te maken van een screeningsinstrument (McLaren e.a. 1996 McLaren e.a. 2000). *Niveau B*

Tevens is het van belang om de eetproblemen duidelijk te registreren in het verpleegkundige dossier en actief beleid in zetten. *Niveau C*

5.6 Interventies om ondervoeding te voorkomen

Om ondervoeding te voorkomen is het van groot belang dat verpleegkundigen goed op de hoogte zijn van interventies die toegepast kunnen worden. Interventies kunnen verdeeld worden in: interventies gericht op het verhelpen bij eetproblemen en interventies met betrekking tot voedingssupplementen *(tabel B.5.6)*.

5.6.1 Interventies om eetproblemen te verhelpen

Slechts één onderzoek werd gevonden dat zich specifiek richt op interventies voor eetproblemen bij patiënten met een beroerte (Jacobsson e.a. 1997). In dit onderzoek kreeg iedere patiënt een specifieke interventie toegepast met betrekking tot zijn eet-probleem. Uit het onderzoek bleek dat alle patiënten verstoord raakten bij het eten bijvoorbeeld door geluiden van andere kamers, het praten door de trainer en anderen, wat resulteerde in hoesten tijdens het eten. Het aanpassen van de omgeving leidde tot verbetering bij de patiënt. Ook zijn interventies met betrekking tot andere eetpro-blemen in dit onderzoek toegepast en werd de ervaring van patiënten gebruikt (zie *tabellen 5.1 en 5.2*) (Jacobsson e.a. 1997).

In verschillende onderzoeken wordt het belang van bepaalde interventies en aanbeve-lingen benadrukt, ook al zijn deze interventies niet het doel van onderzoek (Kumlien e.a. 2002, Jacobsson e.a. 1996). Ook is er geen onderzoek verricht naar de effecten van deze interventies. Tevens worden bepaalde interventies geadviseerd in richtlijnen voor patiënten met een beroerte (SIGN 2004) en/of voor ouderen (*tabel B.5.6*) (Thomas 2000).

Conclusies

Er zijn aanwijzingen dat bij patiënten die problemen hebben met eten omdat zij zich niet kunnen concentreren op het eten, het aanpassen van de omgeving ertoe leidt dat de patiënt zich beter kan concentreren (Jacobsson e.a. 1997). *Niveau C*
Het is zinvol indien de patiënt te langzaam of te snel eet, om de tijd voor het eten aan te passen en andere activiteiten en rust goed in te plannen (Jacobsson e.a. 1997). *Niveau C*
Het is zinvol voor verpleegkundigen indien de patiënt moeite heeft met eten de vol-gende interventies toe te passen:
• met de patiënt de romp- en zitbalans oefenen;
• de zitpositie aanpassen (Jacobsson e.a. 1997). *Niveau C*

Er zijn aanwijzingen dat het zinvol kan zijn om de volgende interventies toe te passen als de patiënt moeite heeft met het sluiten van de lippen en het kauwen:
• het gezicht masseren;
• het oefenen van mondbewegingen;
• aanpassen van de consistentie van drinken, eten en brood;
• aanpassen van het slikken (Jacobsson e.a. 1997). *Niveau C*

Het kan zinvol zijn om de volgende interventies toe te passen als de patiënt moeite heeft met het verplaatsen van eten naar de mond en het slikken:
• aanpassen van de consistentie van drinken en eten;
• het trainen van slikken;
• het oefenen van mondbewegingen (Jacobsson e.a. 1997). *Niveau C*

Verder worden er veel praktische adviezen en tips beschreven in de literatuur die relevant zijn voor verpleegkundigen en voor de dagelijkse zorg voor patiënten met een beroerte. Deze worden dan niet aangegeven als conclusies om verdubbeling in de tekst te voorkomen.

Tabel 5.1   Interventies voor eetproblemen bij patiënten met een beroerte

- praten met de patiënt over het probleem;
- aanpassen van de omgeving waarin de patiënt eet, letten op rustige en prettige omgeving;
- praten met de patiënt tijdens pauzes bij het eten;
- letten op en oefenen van de romp- en zitbalans;*
- letten op en oefenen van een goede zithouding;*
- letten op en aanpassen van de dikte van het drinken en het eten;
- oefenen van sliktechnieken, bijvoorbeeld het draaien van het hoofd naar de verlamde zijde (supraglottic swallowing) en het diep ademen voor de volgende lepel;**
- aanpassen van messen, vorken en lepels;
- masseren van lippen en kin;
- geven van orale stimulatie door middel van ijsklontjes en tandenborstel;
- oefenen van specifieke mondoefeningen en geluiden (Jacobsson e.a. 1997).

* Zie oefeningen romp en zitbalans en zithouding in hoofdstuk 3.
** Slikproblemen zijn een belangrijk eetprobleem, dat wordt behandeld in hoofdstuk 6.

Tabel 5.2   Interventies met betrekking tot eetproblemen en ervaring van patiënten

Eetprobleem	Interventie	Na interventie: eetprobleem
Behoefte aan meer concentratie	Aanpassen van omgeving	Concentratie is verbeterd
Afwijkende tijd voor eten, het langzaam/snel eten	Aanpassen van tijd voor eten, andere activiteiten en rust	Het snelle of langzame eten is verbeterd
Afwijkend eetgedrag met betrekking tot eten op het bord Afwijkend eetgedrag met betrekking tot het eten naar de mond brengen	Oefenen van de romp- en zitbalans Het aanpassen van zitpositie Aanpassen van vork en lepel	Het snelle of langzame eten is verbeterd Minder lekkage uit mond Patiënt heeft meer eten binnengekregen
Afwijkend eetgedrag met betrekking tot het sluiten van de lippen en kauwen	Het masseren van het gezicht Orale stimulatie (ijs, tandenborstel) Het oefenen van mondbewegingen Aanpassen van consistentie van drank, eten en brood Aanpassen van het slikken	Vermindering in het lekken van voedsel en mondwater
Afwijkend eetgedrag met betrekking tot het eten naar de mond brengen en het slikken	Aanpassen van consistentie van drank, eten en het trainen van slikken; Aanpassen van slikken Het oefenen van mondbewegingen	Patiënt drinkt en eet meer Kan gewoon voedsel eten Minder hoesten Minder risico op verslikking

Bron: Jacobsson e.a. 1997

Aanbeveling 5.9 Problemen met het eten

Het is van belang om rekening te houden met de volgende punten:

- Kan patiënt zich concentreren op het eten? Indien nodig de omgeving aanpassen zodat de patiënt zich beter kan concentreren (Jacobsson e.a. 1997) *Niveau C*
- Eet de patiënt te langzaam of te snel? Het is belangrijk dat verpleegkundigen hiermee rekening houden en de patiënt goed observeren (met betrekking tot de oorzaak). De aanpak hangt af van de oorzaak. Zo kan het zinvol zijn om de

tijd aan te passen en andere activiteiten en rust goed in te plannen (Jacobsson e.a. 1997). *Niveau C*
- Heeft de patiënt moeite met het sluiten van de lippen en het kauwen, dan kan het zinvol zijn om: a) het gezicht te masseren; b) mondbewegingen te oefenen; c) consistentie van drinken, eten en brood aan te passen; d) het slikken aan te passen (Jacobsson e.a. 1997). *Niveau C*
- Heeft de patiënt moeite met slikken? Dan kan het zinvol zijn om: a) consistentie van drinken en eten aan te passen en het slikken te trainen; b) mondbewegingen te oefenen (Jacobsson e.a. 1997). *Niveau C*
- Dit alles moet in goed overleg met andere disciplines, zoals diëtisten, logopedisten en ergotherapeuten plaatsvinden.

Aanbeveling 5.10 Positie van de patiënt
Het is aan te bevelen dat verpleegkundigen goed op de hoogte zijn van wat de juiste zithouding voor de patiënt is tijdens de maaltijd:
- Het is van belang om met de patiënt zelf te bespreken wat de prettigste zithouding voor hem is tijdens de maaltijd.
- De verpleegkundige helpt de patiënt bij het goed rechtop zitten (het liefst in een stoel); met het hoofd en de keel licht naar voren gebogen naar het eten.
- De verpleegkundige helpt de patiënt om te zitten met een verlamde arm bovenop de tafel (Kumlien e.a. 2002, Jacobsson e.a. 1997). *Niveau C*
- Dit alles moet in goed overleg met de logopedist, de ergtherapeut en andere disciplines plaatsvinden.

(Zie hoofdstuk 3)

Aanbeveling 5.11 Hulp bij het eten
Het is wenselijk dat verpleegkundigen rekening houden met de volgende factoren als de patiënt te eten krijgt:
- de patiënt vragen in welke volgorde hij de maaltijd wil eten;
- het eten goed en aantrekkelijk op het bord serveren (passende hoeveelheid);
- het eten zo neerzetten dat de patiënt het goed kan zien;
- bij de patiënt gaan zitten tijdens het eten om het welbevinden en de rust te bevorderen;
- de patiënt ondersteunen bij de voorbereiding van het slikken;
- water geven naar wens bij of na de maaltijd;
- de patiënt rustig te eten geven (een patiënt heeft vaak 30 tot 60 minuten nodig om te eten); eventueel de maaltijd uitstellen als de patiënt te moe is;
- opletten of de patiënt geen voedsel verzamelt in de mond;
- opletten dat het eten op de juiste temperatuur is (Jacobsson e.a. 1997, Kumlien e.a. 2002, Thomas e.a. 2000). *Niveau D*

Aanbeveling 5.12 Medicijnen
Het is wenselijk dat verpleegkundigen zo nodig pijnstillers en medicijnen tegen misselijkheid geven voor de maaltijd (Thomas e.a. 2000). *Niveau D*

Aanbeveling 5.13 Hulpmiddelen
De werkgroep is van mening dat het belangrijk is om de ergotherapeut te raadplegen voor de juiste hulpmiddelen – zoals aangepast bestek, verhoging voor het bord / bord met opstaande rand zodat er geen eten van het bord kan vallen (Jacobsson e.a. 1997, Thomas e.a. 2000). *Niveau D*

Aanbeveling 5.14 Welbevinden en sfeer tijdens de maaltijd
Verpleegkundigen zouden aandacht moeten besteden aan het welbevinden van de patiënt tijdens de maaltijd en ervoor zorgen dat er een prettige sfeer is:
* Laat de patiënt de keuze of hij in de eetzaal of op de kamer wil eten.
* Zorg ervoor dat de ruimte waar gegeten wordt rustig en gezellig is, wat het welbevinden van de patiënt bevordert.
* Zorg ervoor dat er genoeg licht is (niet te fel licht).
* Serveer het eten op smakelijke en plezierige wijze, waarbij gedacht is aan kleur, samenstelling en afwisseling.
* Zorg indien nodig voor mondreiniging voor de maaltijd.
* Let op wat er gebeurt in de ruimte waar gegeten wordt.
* Voorkom dat de patiënt lang op zijn eten moet wachten.
* Met betrekking tot visite vinden sommige patiënten het niet wenselijk dat deze komt onder etenstijd. Maar anderen geven aan dat het prettig kan zijn en nuttig. Bijvoorbeeld bij afasiepatiënten kan het helpen dat visite bij het eten iets kan bijdragen en voor een prettige sfeer kan zorgen.
* Herinner iedere patiënt aan zijn persoonlijke hulpmiddelen, zoals bril, kunstgebit, gehoorapparaat en dergelijke (Jacobsson e.a. 1997, Kumlien en Axelsson, 2002). *Niveau D*

Aanbeveling 5.15 Aandacht voor aanbevolen voeding
Het is van belang dat verpleegkundigen:
* letten op inname van voeding en vocht en een voedingsscreeningslijst bijhouden;
* de diëtist om consult vragen indien vermoed wordt dat de patiënt te weinig eet of drinkt (waarbij de dagelijkse hoeveelheid calorieën berekend wordt);
* erop letten dat de patiënt de aanbevolen voeding krijgt in overleg met de diëtist en logopedist;
* de patiënt betrekken bij de keuze welke soort voeding het beste te eten is;

- ervoor zorgen dat de voeding vezels bevat om stoelgangproblemen te voorkomen;
- regelen dat de diëtist binnen één werkdag na de verwijzing langskomt, advies geeft en dat noteert (Westergren 2002, Perry e.a. 2003). *Niveau D*

Aanbeveling 5.16 Hoe verdraagt de patiënt aangepaste voeding?

Het is van belang dat de verpleegkundigen:

- misselijkheid, overgeven, maagpijn, winderigheid, diarree en ander ongemak registreren;
- de reactie van de patiënt op nieuwe medicijnen registreren;
- aan familie/mantelzorger leren hoe de voeding aan te passen als er sprake is van aangepaste voeding (Thomas, 2000). *Niveau D*

Aanbeveling 5.17 Goede overeenstemming met andere disciplines

Het is van groot belang bij een gecompliceerd voedingsprobleem dat de verpleegkundige overlegt met gespecialiseerde disciplines zoals diëtisten en/of logopedisten en andere betrokken disciplines (SIGN 2004, Finestone 2003), waarbij de gespecialiseerde disciplines niet later dan één werkdag na verwijzing bij de patiënt langskomen (Perry 2003). *Niveau B*

5.6.2 Interventies gericht op het toedienen van extra voeding

Twee studies hebben het toedienen van extra voeding bij patiënten met een beroerte onderzocht. Een van deze studies toonde aan dat patiënten (N = 42) die ziekenhuisvoeding met extra voedingssupplementen krijgen, een betere voedingstoestand hadden en lagere mortaliteit 3 maanden na de interventie in vergelijking met de controlegroep (Gariballa e.a. 1998b). In een meer recent onderzoek, de FOOD trial (2005), leidde het toedienen van extra voeding bij patiënten met een beroerte (N = 4023) tot minder risico op overlijden. Uit een grote Cochrane-review bleek het positieve effecten van het toedienen van extra voeding bij volwassenen patiënten in het ziekenhuis (N = 4790) (2,3%; 95%-BI 1,9-2,7; 34 trials). Er was minder mortaliteit in de interventiegroep dan in de controlegroep maar geen verschil met betrekking tot het risico op complicaties (Milne e.a. 2005). Dit geeft aan dat het toedienen van extra voedingssupplementen bij volwassen patiënten in het ziekenhuis leidt tot een kleine maar consistente toename in gewicht. Waarschijnlijk is er ook een positief effect op de mortaliteit. Meer onderzoek is nodig om duidelijke uitspraken te kunnen doen. Ten slotte wordt het toedienen van extra voeding aanbevolen in verschillende richtlijnen voor ouderen, o.a. van het National Institute for Health and Clinical Excellence (NHS Clinical Guideline 32, 2006; Thomas 2000) die geëxtrapoleerd kunnen worden naar patiënten met een beroerte.

Conclusie

De onderzoeken naar het toedienen van extra voeding bij patiënten met een beroerte hebben positieve effecten aangetoond. Ook was de conclusie van een systematische review naar onderzoeken bij volwassen ziekenhuispatiënten dat het toedienen van extra voedingssupplementen leidt tot een consistente toename in gewicht en minder mortaliteit *(tabel B.5.7)* (Milne e.a. 2005). *Niveau B*

Aanbeveling 5.18 Het toedienen van extra voeding

Verpleegkundigen kunnen patiënten die ondervoed zijn of risico hebben op ondervoeding het volgende aanbieden:

• extra maaltijden, extra porties, snacks tussendoor;
• eiwitrijke, calorierijke tussendoortjes en drankjes die gemakkelijk te consumeren zijn;
• extra vitamines.

Het is belangrijk om goed bij te houden en te registreren wat de patiënt het lekkerst vindt (Gariballa e.a. 1998b, FOOD Trial Collaboration 2005, NHS Clinical Guideline 32, 2006; Thomas 2000). *Niveau B*

5.7 Ervaringen van patiënten met het eten na een beroerte

Twee onderzoeken richten zich op de ervaringen van patiënten met het eten na een beroerte. Patiënten voelen zich als verlaten vanwege het gebrek aan steun van verpleegkundigen. Ook moeten zij zichzelf trainen in het eten (Carlsson e.a. 2004). Patiënten zijn er bang voor om door anderen beoordeeld te worden op hun veranderde gedrag tijdens het eten. Het komt vaak voor dat er speeksel of eten uit de mond lekt en zij vinden het moeilijk om hulp te vragen en hiermee om te gaan. Uit onderzoek bleek dat veel patiënten het eten te zwaar vinden (vlees en aardappelen) en de voorkeur geven aan lichter eten (yoghurt, fruit of soep) (Jacobsen e.a. 2000).

Conclusie

Het is belangrijk dat verpleegkundigen de gewoonten en verlangens met betrekking tot eten evalueren en de omgeving aanpassen aan deze behoeften (Carlsson e.a. 2004). *Niveau C*

De meeste patiënten met een beroerte ervaren problemen met eten *(tabel B.5.8)* (Jacobsson e.a. 2000). *Niveau C*

Aanbeveling 5.19 Ervaring van patiënten

Het is zeer belangrijk dat verpleegkundigen aan de volgende aspecten denken:

- praten met de patiënt/mantelzorgers over eetgewoonten: wat vindt de patiënt lekker, hoeveel en hoe vaak eet hij dagelijks;
- erop letten of de patiënt uit een andere cultuur afkomstig is waar andere eetgewoonten gebruikelijk zijn;
- de reactie van de patiënt volgen als gepraat wordt over dieet/lievelingseten en gewoonten;
- de wensen van de patiënt met betrekking tot voeding indien mogelijk honoreren;
- goed letten op de ervaringen van patiënten met betrekking tot het eten, zoals angst, spanningen en schaamte bij het eten (Carlsson e.a. 2004, Jacobsen e.a. 1997, 2000). *Niveau C*

Literatuur

ASPEN (2002) Guidelines for the use of parenteral and enteral nutrition in adult and pediatric patients. J Parenter Enteral Nutr 26(1 Suppl):1SA-138SA.

Axelsson, K., Asplund, K., Norberg, A., Alafuzoff, I. (1988) Nutritional status in patients with acute stroke. Acta Med Scand. 224, 217-224.

Axelsson, K., Asplund, K., Norberg, A., Eriksson, S. (1989) Eating problems and nutritional status during hospital stay of patients with severe stroke. J Am Diet Assoc, 89(8), 1092-6.

British Asscociation for Parenteral and Enteral Nutrition and Malnutrition Advisory Group 2008: www.bapen.org.uk/pdfs/must/must_full.pdf

Brynningsen, P.K., Damsgaard, E.M., Husted, S.E. (2007) Improved nutritional status in elderly patients 6 months after stroke. J Nutr Health Aging, 11(1):75-9.

Burden, S.T., Bodey, S., Bradburn, Y.J., Murdoch, S., Thomson, A.L., Sim, J.M., Sowerbutts, A.M. (2001) Validation of a nutrition screeningtool: testing the reliability and validity. J Hum Nutr Dietet, 14, 269-275.

Carlsson, E., Ehrenberg, A., Ehnfors, M. (2004) Stroke and eating difficulties: Long-term experiences. J Clin Nurs 13, 825-834.

Choi-Kwon, S., Yang, Y.H., Kim, E.K., Jeon, M.Y., Kim, J.S. (1998) Nutritional status in acute stroke: undernutrition versus overnutrition in different stroke subtypes. Acta Neurol Scand, 98, 187-192.

Christensson, L., Unosson, M., Ek, A.C. (2002) Evaluation of nutritional assessment techniques in elderly people newly admitted to multiple care. Europ J Clin Nutr, 56(9), 810-818.

Davalos, A., Ricard, W., Gonzalez-Huix, F., Soler, S., Marrugat, J., Molins, A., Suner, R., Genis, D. (1996) Effekts of Malnutrition After Acute Stroke on Clinical Outcome. Stroke, 27, 1028-1032.

Davis, J., Wong, A., Schluter, P., Henderson, R., Sullivan, J., Read S. (2004) Impact of Premorbid Undernutrition on Outcome in Stroke Patients. Stroke 35: 1930-1934.

Dennis, M., Lewis, S., Canswick, G., Forbes, J. (2006) Food: a multicentre randomised trial evaluating feeding policies in patients admitted to hospital with a recent stroke Health Technol Assess, 10(2).

Evers, A. Kruizenga, K. (2007) Project 'Vroege herkenning en behandeling van ondervoeding in Nederlandseziekenhuizen'.[www.snellerbeter.nl/programmasb1/ondervoeding].

Finestone, H.M., Greene-Finestone, L.S., Wilson, E.S. en Teasel, R.W. (1995) Malnutrition in stroke patients on the rehabilitation service and follow-up: prevalence and predictors. Arch Phys Med Rehabil 76(4), 310-6.

Finestone, H.M., Greene-Finestone, L.S, Wilson, E.S., Teasell, R.W. (1996) Prolonged length of stay and reduced functional rate in malnutritioned stroke rehabilitation patients. Arch. Phys. Med Rehabil 77, 340-345.

Finestone, H.M., Greene-Finestone, L.S. (2003) Diagnoses of dysphagia and it´s nutritional management for stroke-patients. Rehabilitation Medicine (2) 169 (10).

FOOD Trial Collaboration (2003) Poor nutritional status on admission predicts poor outcomes after stroke: observational data from the FOOD Trial. Stroke, 34(6), 1450-1456.

FOOD Trial Collaboration (2005) Routine oral nutritional supplementation for stroke patients in hospital (FOOD): a multicentre randomised controlled trial. Lancet. 4;365(9461), 755-63.

Gariballa, S., Parker, S., Taub, N., Castleden, M. (1998a) Nutritional status of hospitalized acute stroke patients. Br J Nutrition, 79, 481-487.

Gariballa, S.E., Parker, S.G., Castleden, C.M. (1998b) A randomized controlled trial of nutritional support after stroke. Age Ageing, 27, suppl. 1, 66.

Gariballa, S.E., Parker, S.G., Taub, N., Castleden, C.M. (1998c) Influence of nutritional status on clinical outcomes after acute stroke. Am J Clin Nutr, 68(2):275-81.

Gariballa, S.E. (2000) Nutritional factors in stroke. Br J Nutrition, 84, 5-17.

Gariballa, S. (2004). Nutrition and older people: special considerations relating to nutrition and ageing. Clin Med;4(5), 411-4. ´

Green, S.M., Watson, R. (2006) Nutritional screening and assessment tools for older adults: literature review. J Adv Nurs, 54(4):477-90.

Guigoz, Y., Vellas, B., Gerry, P.J. (1994). Mini Nutritional Assessment: A practical assessment tool for grading the nutritional state in elderly patients. Facts and research in Gerontology, Suppl. 2, 15-59.

Guigos, Y. (2006) The Mini Nutritional Assessment (MNA) review of the literature: What does it tell us? J Nutr Health Aging. 10(6):466-85;

Halfens, R.J.G., Janssen, M.A.P., Meijer, J.M.M. (2006) Rapportage resultaten Landelijke Prevalentiemeting Zorgproblemen 2006. Universiteit van Maastricht, Zorgwetenschappen, sectie Verplegingswetenschappen.

Jacobsson, C., Axelsson, K., Wenngren, B.I., Norberg, A. (1996) Eating despite severe difficulties: assessment of poststroke eating. J Clin Nurs 5(1):23-31.

Jacobsson, C., Axelsson, K., Norberg, A., Asplund, K., Wenngren, B.I. (1997) Outcomes of individualized interventions in patients with severe eating difficulties. Clin Nurs Res. 6(1):25-44.

Jacobson, C., Axelsson, K., Österlind, P., Norberg, A. (2000) How people with stroke and healthy older people experience the eating process. J Clin Nurs, 9, 255-264.

Kondrup, J., Allison, S.P., Elia, M., Vellas, B., Plauth, M. (2003) Educational and Clinical Practice Committee, European Society of Parenteral and Enteral Nutrition (ESPEN). ESPEN guidelines for nutrition screening 2002. Clin Nutr. 22(4):415-21.

Kumlien, S., Axelson, K. (2002) Stroke patients in nursing homes: eating, feeding, nutrition and related care. J Clin Nurs, 11, 498-509.

Kruizenga, H.M., Van Tulder, M.W., Seidell, J.C., Thijs, A., Ader, H.J., Van Bokhorst-van der Schueren, M.A. (2005) Effectiveness and cost-effectiveness of early screening and treatment of malnourished patients. Am J Clin Nutr 82(5):1082-9.

Kyle, U.G., Schneider, S.M., Pirlich, M., Lochs, H., Hebuterne X., Pichard, C. (2005) Does nutritional risk, as assessed by Nutritional Risk Index, increase during hospital stay? A multinational population-based study. Clin Nutr. 24(4):516-24.

Kyle, U.G., Kossovsky, M.P., Karsegard, V.L., Pichard, C. Comparison of tools for nutritional assessment and screening at hospital admission: a population study. Clin Nutr. 2006 25(3):409-17. Epub 2005 Dec 13.

Lugger, K.E. (1994). Dysphagia in the elderly stroke patient. J Neurosci Nurs 26(2), 78-84.

Martineau, J., Bauer, J.D., Isenring, E., Cohen, S. (2005) Malnutrition determined by the patient generated subjective global assessment is associated with poor outcomes in acute stroke patients. Clinical Nutrition 24(6):1073-7.

McLaren, S.M.G. (1996) Nutrition risks after a stroke Nursing times 92(42):65-70.

McLaren, S.M.G., Dickerson, J.W.T. (2000) Measurement of eating disability in an acute stroke population. Clinical effectiveness in Nursing 4: 109-120.

Milne, A.C., Potter, J., Avenell, A. (2005) Protein and energy supplementation in elderly people at risk from malnutrition. Cochrane Database Syst Rev. 18;(2):CD003288.

National Institute for Health and Clinical Excellence NHS, Nutrition Support in adults Clinical Guideline 32 2006, developed by the National Collaborating Centre for Acute Care.

National Clinical Guidelines for Stroke Second edition, prepared by the Intercollegiate Stroke working party june 2004, Royal College of Physicians. http://www.rcplondon.ac.uk, http://www.nice.org.uk/nicemedia/pdf/CG68FullGuideline.pdf

Omran, M.L., Morley, J.E. (2000). Assessment of protein Energy Malnutrition in Older persons, Part I: History, Examination, Body Composition and Screening tools. Nutrition, 16, 50-63.

Perry, L. en McLaren S. (2003) Nutritional support in acute stroke: the impact of evidence based guidelines. Clinical nutrition 22(3): 283-293.

Perry, L., Mclaren S. (2004) An exploration of nutrition and eating disabilities in relation to quality of life at 6 months post-stroke. Health and Social care in the community, Blackwell Publishing Ltd, 12(4): 288-297.

Poels, B.J., Brinkman-Zijlker, H.G., Dijkstra, P.U., Postema, K. (2006) Malnutrition, eating difficulties and feeding dependence in a stroke rehabilitation centre. Disabil Rehabil 30;28(10):637-43.

Scottish Intercollegiate Guideline Network, Management of patients with stroke: Identification and management of dysphagia. No. 78 A national clinical guideline, september 2004, http://www.sign.org.

Soini, H., Routasalo, P., Lagström, H. (2004) Characteristics of the Mini-Nutritional Assessment in elderly home-care patients. Eur J Clin Nutr. 58(1):64-70.

Sullivan, D.H., Martin, W.E., Flaxman, N., Hagen, J.E. (1993) Oral health problems and involuntary weight loss in a population of frail elderly. J Am Geriatic Soc, 41, 725-731.

Stechmiller, J.K. (2003) Early Nutritional Screening of older adults: review of nutritional support. J Infus Nurs 26(3): 170-177 Stroke Canadian Optimization of Rehabilitaton through Evidence – SCORE Evidence Based Recommendations for the Upper and Lower Extremities and Risk Assessment Post Stroke 2005. http://www.ebrsr.com.

Thomas, D.R., Ashmen, W., Morley, J.E., Evans, W.J. (2000). Nutritional management in long time care: Development of a clinical guideline. J Geront, 55A(12), 725-734.

Thórsdóttir, I., Jonsson, P.V., Asgeirsdóttir, A.E., Hjaltadóttir, I., Bjornsson S. en Ramel, A. (2005) Fast and simple screening for nutritional status in hospitalized, elderly people. J Hum Nutr Dietet, 18, 53-60.

Unosson, M., Ek, A.C., Bjurulf, P., von Schenck, H., Larsson, J. (1994) Feeding dependence and nutritional status after acute stroke. Stroke, 25, 366-371.

Vellas, B., Guigoz, Y., Philip, J., Garry, Nourhashemi, F., Bennahum, D., Lauque S., Albarede, J-L. (1999) The Mini Nutritional Assessment (MNA) and its Use in Grading the Nutritional state of elderly patients. Nutrition 15(2), 116-122.

Vellas, B., Villars, H., Abellan, G., Rolland Y., Guigoz Y., Morley, J.E., Chumlea W., Salva, Rubenstein, L.Z., Garry, P. e.a. (2006) Overview of the MNA: Its history and challenges. J Nutr Health Aging, 10(6):456-63.

Westergren, A., Karlsson S., Andersson, P., Ohlsson, O., Hallberg, I.R. (2001) Eating difficulties, need for assisted eating, nutritional status and presure ulcers in patients admitted for stroke rehabilitation. J Clin Nurs, 10(2), 257-269

Westergren, A., Unosson, M., Ohlsson, O., Lorefalt, B., Hallberg, I.R. (2002) Eating difficulties, assisted eating and nutritional status in elderly (>65 years) patients in hospital rehabilitation. Int J Nurs Stud 39(3), 341-351.

Yoo S.H., Kim, J.S., Kwon S.U., Yun S.C., Koh, J.Y., Kang, D.W. (2008) Undernutrition as a predictor of poor clinical outcomes in acute ischemic stroke patients. Arch Neurol, 65(1)39-43.

6 Slikstoornissen na een beroerte

Katrín Björgvinsdóttir, Marieke Schuurmans en Thóra B. Hafsteinsdóttir

6.1 Inleiding

Door een beroerte kan het slikvermogen voor lange of korte tijd verminderen of geheel uitvallen. Slikstoornissen (dysfagie) betreffen alle problemen die kunnen voorkomen bij de gang van voedsel van de mond naar de maag zonder dat het in de luchtwegen terechtkomt. Slikstoornissen kunnen zich voordoen op verschillende momenten tijdens het slikproces (Adams e.a. 2003). De incidentie van slikstoornissen na een beroerte varieert tussen de 30% en 81% (Martino e.a. 2005). Ongeveer 55% van patiënten met slikproblemen krijgt het slikvermogen terug: 27% na de eerste week, 17% tijdens de eerste maand en 11% zes maanden na de beroerte (Smithard e.a. 1997). Slikproblemen kunnen leiden tot verslikking, minder drinken en eten, wat kan resulteren in serieuze complicaties zoals longontsteking en ondervoeding (Perry e.a. 2001, Martino e.a. 2005). Mortaliteit bij patiënten met een beroerte en slikstoornissen ligt tussen de 27% en 37% (*tabel B.6.1*) (Smithard e.a. 1997, Katzan e.a. 2007).

Conclusie
De incidentie van slikproblemen na een beroerte is hoog en ook al krijgt een groot deel van de patiënten hun slikvermogen terug, veel patiënten blijven slikproblemen houden in de latere fasen na de beroerte (Richtlijn Beroerte CBO 2000, Revalidatie na een Beroerte 2001, Perry e.a. 2001, Martino e.a. 2005, SIGN 2004).
Het is van groot belang om iedere patiënt te screenen op slikproblemen, gezien de hoge incidentie van slikproblemen en het risico op complicaties (*tabel B.6.1*) (Perry e.a. 2001, Martino e.a. 2005, SIGN 2004). *Niveau A*

Aanbeveling 6.1 Inzicht in slikproblemen na een beroerte
Het is zeer relevant voor verpleegkundigen om inzicht te hebben in de slikproblemen bij patiënten na een beroerte, gezien de hoge incidentie van slikproblemen in de verschillende fasen na de beroerte (Richtlijn Beroerte CBO 2000, Revalidatie na een Beroerte 2001, Perry e.a. 2001, Martino e.a. 2005, SIGN 2004).

6.2   Het normale slikproces

Het normale slikpatroon van gezonde mensen is een complex en snel proces, dat wordt aangestuurd door vijf hersenzenuwen en vijfentwintig gezichtsspieren (Lugger 1994, Wojner e.a. 2000). Als er zich geen problemen voordoen vindt het slikken onbewust plaats. Normaal gesproken duurt dit 5 à 20 seconden (Lugger, 1994; Wojner e.a. 2000).

De orale fase. In de mond wordt de voedselbolus gevormd, die door de tong naar het harde verhemelte wordt geduwd. Zodra de tong het voedsel helemaal achter in de mond heeft geduwd komen de keelspieren in actie om het voedsel en het speeksel dat volgt te verwerken. Het strotklepje sluit de luchtpijp af om te voorkomen dat er voedsel in de luchtweg komt. Het zachte verhemelte wordt omhooggedrukt om de neusholte af te sluiten en langzaam duwt de tong het voedsel verder in de keel (Lugger 1994, Wojner e.a. 2000, Daniels e.a. 2001).

De faryngeale fase van het slikproces begint met het omhoog drukken van het zachte verhemelte (zodat het voedsel niet in de neus terechtkomt) zodat het voedsel bij het achterste deel van de tong terechtkomt en de slikreflex in werking treedt, waardoor het voedsel achter in de keelholte wordt gebracht. De stembanden sluiten zich en het strottenhoofd beweegt omhoog, waardoor het strottenklepje over de luchtpijp komt te hangen en ervoor zorgt dat er tijdens het slikken geen voedsel in de luchtpijp terechtkomt. De keelspieren duwen de voedselbolus door de keel. Vervolgens bewegen de tong en de luchtpijp omhoog en het proces herhaalt zich (Wojner e.a. 2000, Daniels 2001).

In de oesofageale fase komt de voedselbolus in het bovenste deel van de slokdarm terecht en wordt door peristaltische bewegingen naar de maag getransporteerd. Nu de mond en keel leeg zijn, ontspannen de tong en de spieren in de hals, het strottenhoofd daalt en de stembanden openen zich. Indien een patiënt problemen in de slokdarm heeft, dan kan het voedsel zich verzamelen voor de slokdarm en een toenemende druk op de borst tot gevolg hebben. Als de samentrekking van keelspieren en strottenklepje niet slaagt, kan het voedsel zich ophopen voor de slokdarmopening en in de luchtwegen terechtkomen als zij opengaan. Uitval kan voorkomen in de slokdarm (n. vagus), met als gevolg dat de druk toeneemt in de slokdarm waardoor ademhalingsproblemen kunnen optreden (Lugger 1994, Daniels e.a. 2001, Wojner 2000).

6.3   Diagnostiek van slikstoornissen na een beroerte

6.3.1   Slikscreening na een beroerte

Slikscreening van patiënten met een beroerte heeft tot doel symptomen en indicatoren van slikproblemen snel in kaart te brengen (*tabel 6.1*) (Westergren e.a. 2006, Perry e.a. 2001, Finestone e.a. 2003; NICE guideline 32, 2006).

Verschillende onderzoeken hebben aangetoond dat verpleegkundigen de kenmerken en symptomen van slikproblemen vroegtijdig observeren en zorgvuldig screenen (Davies 2001, Odderson e.a. 1995). Verpleegkundigen bleken heel goed de slikproblemen

Tabel 6.1   Symptomen van slikproblemen

Duidelijke symptomen	Minder duidelijke symptomen
Moeite, pijn bij kauwen of slikken	Verandering in ademhalingspatroon
Spugen / opgeven van etensbrokken	Onverwachte temperatuurverhogingen
Moeite met het controleren van eten / vocht in de mond	Probleem met stemvorming
	Een 'borrelende' stem
Lekken	Last van maagzuur
Hese stem	Verandering in eetgedrag, bijvoorbeeld heel
Hoesten bij (voor / na) het eten / drinken	langzaam / heel snel eten (of te veel in de mond
Zich verslikken bij het eten	stoppen)
Opgeblazen gevoel	Vaak de keel schrapen
Opgeven	Herhaalde longinfecties
Verstopt gevoel	Chronische infecties in luchtwegen
Ongewenst gewichtsverlies – bijv. bij mensen met dementie	Atypische borstpijn

Bronnen: Finestone e.a. 2003, NICE 2006

te screenen en te herkennen waarna effectieve voorzorgsmaatregelen en behandeling gestart konden worden, en de meer complexe problemen werden verwezen naar de logopedist (Davies e.a. 2001). Tevens waren verpleegkundigen goed in staat om slik-problemen te screenen. De vroegtijdige screening (< 24 uur) leidde tot vermindering van versliklongontsteking. De auteurs benadrukken het belang dat verpleegkundigen vaardig zijn in het screenen van de verschillende fasen van het slikken (Oddersson e.a. 1995), waardoor de specialistische kennis en tijd van de logopedist beter ingezet kun-nen worden voor de behandeling van patiënten met moeilijk te verklaren of te behande-len spraak- of slikproblemen (Wojner e.a. 2000, Davies 2001). Bij het diagnosticeren van slikproblemen gaat het meestal om een snelle screening van symptomen die wijzen op slikproblemen en een aanvullend onderzoek, uitgevoerd door logopedisten *(tabel B.6.2)*.

Conclusie

Er zijn aanwijzingen dat verpleegkundigen in staat zijn om de symptomen van slikpro-blemen te herkennen, slikproblemen te screenen en goede voorzorgsmaatregelen te nemen indien zij hierin training krijgen (Oddersson e.a. 1995, Davies 2001). *Niveau C* Verschillende screeningsmethoden zijn beschreven om slikstoornissen te identifice-ren. Belangrijke aspecten van al deze methoden zijn klinische parameters die belang-rijke indicatoren zijn voor slikstoornissen (Perry e.a. 2001). Het is van groot belang dat het slikvermogen van de patiënt binnen 24 uur na opname op de afdeling gescreend wordt door een verpleegkundige of een logopedist *(tabel B.6.2)*.

Aanbeveling 6.2 Slikscreening

Iedere patiënt met een beroerte moet gescreend worden op slikproblemen binnen 24 uur na opname of voordat hem eten wordt aangeboden. Verpleegkundigen moeten daarbij goed letten op de symptomen van slikproblemen (Richtlijn Beroerte CBO 2000, Revalidatie na een Beroerte 2001, Perry e.a. 2001, Martino e.a. 2005, SIGN 2004). *Niveau A*

Aanbeveling 6.3 Slikscreening

De slikscreeningsmethode zou het volgende moeten inhouden:
- observatie van het bewustzijn van de patiënt;
- observatie van de houding: kan de patiënt rechtop zitten?

Indien de patiënt goed kan samenwerken en goed rechtop kan zitten zou een screening daarnaast het volgende moeten bevatten:
- observatie van orale hygiëne;
- observatie of de patiënt controle heeft over speeksel (Perry e.a. 2001).

Aanbeveling 6.4 Slikscreening – hoe vaak?

Screening van het slikvermogen van de patiënt moet minstens één keer per dienst tijdens de eerste week na opname plaatsvinden daar de toestand van de patiënt van het ene op het andere moment kan verslechteren waardoor het slikvermogen van de patiënt kan veranderen.

Als er tijdens de eerste screening sprake blijkt te zijn van slikstoornissen, moet de logopedist geconsulteerd worden om een diagnostisch onderzoek uit te voeren.

Het diagnostisch onderzoek door de logopedist moet binnen één dag na de verwijzing plaatsvinden (afhankelijk van instelling) (Smithard e.a. 1996, Davies 2001, Perry 2001a). *Niveau B*

Aanbeveling 6.5 Slikscreening van patiënten met volledig bewustzijn

De verpleegkundige kan de volgende aspecten observeren voordat de patiënt de watersliktest (zie *paragraaf 6.3.3*) ondergaat.

Toestand van mond en gezicht:
- Kan de patiënt de lippen en tong normaal bewegen?
- Is de kracht van de tong normaal, ligt de tong in het midden?
- Maakt de patiënt zijn lippen nat met zijn tong en kan hij met zijn tong over zijn lippen bewegen?
- Heeft de patiënt controle over het speeksel of komt er vocht tussen zijn lippen door?
- Gaat het zachte verhemelte aan beide kanten gelijktijdig omhoog en bevindt de uvula zich in het midden?
- Is de conditie / toestand van het slijmvlies in de mond en de speekseltoevoer normaal?
- Kan de patiënt het speeksel doorslikken als hij dat wil of als dat gevraagd wordt (op verzoek)?

Toestand keel en luchtpijp:
- Kan de patiënt zijn stem goed gebruiken (stembanden)?
- Heeft de patiënt een normale of zwakke hoestreflex?

- Beweegt de patiënt de gezichtsspieren normaal en is het gezicht symmetrisch?

Mentale toestand en bewustzijn van de patiënt:
- Begrijpt de patiënt wat hem gezegd wordt, kan hij instructies opvolgen en oogcontact houden?
- Kan de patiënt zich normaal uiten? Heeft de patiënt kenmerken van dysartrie (problemen met articulatie / uitspraak) of afasie (problemen met begrijpen van en zich uitdrukken in taal)?
- Hoe zijn het bewustzijnsniveau, de mentale toestand, het kortetermijngeheugen en is de patiënt in staat zijn omgeving te begrijpen?

Fysiologische parameters:
- Ademhaling (regelmaat / frequentie), saturatie van bloed en mogelijk bijgeluiden ademhaling.
- Bloeddruk, pols, ademhaling, (regelmaat / frequentie). *Niveau D*

Aanbeveling 6.6 Slikscreening van patiënten met verminderd bewustzijn
Als de patiënt niet goed bij bewustzijn is tijdens de opname, wordt de screening van het slikvermogen met een screeningsinstrument uitgesteld totdat de patiënt weer volledig bij bewustzijn is.
Meting en registratie van het bewustzijnsniveau van de patiënt vinden op zijn minst eenmaal per uur of naar behoefte plaats.
Een bewusteloze patiënt moet via een infuus suikervrij (afhankelijk van de bloedsuikers van de patiënt) vocht toegediend krijgen, volgens voorschrift van de arts en de voedingsdeskundige.
Een bewusteloze patiënt mag nooit plat in bed liggen en heeft een bol kussen (30°) onder het hoofd (Hinds e.a. 1998, Perry 2001a). *Niveau D*

6.3.2 Risico op aspiratie en longontsteking

Hoesten is een signaal dat materie door de luchtweg gaat, maar het niet-hoesten betekent niet dat er veilig geslikt wordt. Ongeveer 68% van patiënten die bij een videofluoroscopie aspireren, hoest niet (Perry e.a. 2001). Aspiratie (verslikken) komt vaak voor bij patiënten met een beroerte en verhoogt het risico op longontsteking (Kidd e.a. 1995, Holas e.a. 1994, Martino e.a. 2005, Terré e.a. 2006). Een vertraagde of afwezige slikreflex bleek een belangrijke voorspeller voor longontsteking 6 maanden na de beroerte (Mann e.a. 1999). Voorspellers voor aspiratie zijn: een borrelende of hese stem, zwakke hoest en verlaagd bewustzijn (Smithard e.a. 1998). Een sterke relatie werd gevonden tussen zwakke hoest en verlaagd bewustzijn en aspiratie (Smithard e.a. 1998). Verlaagd bewustzijn op zich was een significante voorspeller voor aspiratie (p = 0,0001) (Smithard e.a. 1998). Ten slotte is aangetoond dat 'abnormale hoest' en het 'hoesten bij het slikken', samen aspiratie voorspellen met 78% nauwkeurigheid (Daniels e.a. 1998). Tevens bleek het risico op longontsteking veel hoger bij patiënten met aspiratie (relatief risico (RR) 11,56) dan bij patiënten met dysfagie (Martino e.a. 2005).

De watersliktest (*paragraaf 6.3.3*) wordt vaak gebruikt om het risico op aspiratie te identificeren (*figuur 6.2*). Deze test heeft een sensitiviteit van 70% en een specificiteit van 66% voor het voorspellen van aspiratie (Perry e.a. 2001, SIGN 2004).

Patiënten met slikproblemen bleken acht keer meer risico te hebben op longontsteking (p = 0,01) (DePippo e.a. 1994), met een incidentie variërend tussen de 2% en 32% (Smithard e.a. 1996, Kidd e.a. 1995, DePippo e.a. 1993, 1994, Mann e.a. 1999, Perry e.a. 2001, Doggett e.a. 2001, Martino e.a. 2005). Zes maanden na de beroerte bleek 20% longontsteking te hebben (Mann e.a. 1999). Een vertraagde of afwezige slikreflex is een belangrijke voorspeller voor longontsteking 6 maanden na de beroerte (Mann e.a. 1999).

Conclusie

Veel patiënten met een beroerte aspirereren en dat kan leiden tot longontsteking. Belangrijke voorspellers voor aspiratie zijn: zwakke hoest en verlaagd bewustzijn (Smithard e.a. 1998), 'patiënt probeert te hoesten' en het 'hoesten bij het slikken' (Daniels e.a. 1998), verlaagd bewustzijn (Smithard e.a. 1998, Daniels e.a. 1998, Perry e.a. 2001, Martino e.a. 2005). *Niveau A*

De incidentie van longontsteking bij patiënten met beroerte is hoog. Een sterke relatie tussen slikproblemen en het ontstaan van longontsteking tot zes maanden na de beroerte is aangetoond. Daarom is het van groot belang om patiënten met een beroerte te blijven observeren en screenen op slikproblemen en symptomen van longontsteking – ook op de lange termijn (Smithard e.a. 1996, DePippo e.a. 1993, DePippo e.a. 1994, Mann e.a. 1999, Perry e.a. 2001, Doggett e.a. 2001, Martino e.a. 2005) (*tabel B.6.2*). *Niveau A*

Aanbeveling 6.7 Risico op aspireren en longontsteking – watersliktest

Het is aan te bevelen dat verpleegkundigen patiënten met een beroerte screenen op aanwezigheid van slikproblemen met een watersliktest gezien de relatie tussen slikproblemen en aspiratie en longontsteking. Daarbij is het belangrijk om goed op de voorspellers voor aspiratie te letten:

• zwakke hoest;
• patiënt probeert te hoesten en/of patiënt hoest bij het slikken;
• borrelende of hese stem;
• verlaagd bewustzijn.

(Perry e.a. 2001, Martino e.a. 2005, Smithard e.a. 1996, DePippo e.a. 1993, DePippo e.a. 1994, Mann e.a. 1999, Perry e.a. 2001, Doggett e.a. 2001, Martino e.a. 2005) (figuur 6.2). *Niveau A*

6.3.3   Screeningsinstrumenten voor slikstoornissen

Watersliktesten

Verschillende watersliktesten zijn beschreven die verpleegkundigen kunnen gebruiken bij patiënten met slikstoornissen. Onder andere zijn de volgende in de literatuur beschreven: de Standardised Swallowing Assessment (SSA) (Ellul e.a. 1997, Perry 2001a, 2001b); de Burke Dysphagia Screening Test (BDST) (DePippo e.a. 1994) (50 ml watersliktest); de Bedside Swallowing Assessment (Smithard e.a. 1996, 1997, 1998), de Timed test (Hinds e.a. 1998); Royal Adelaide Prognostic Index for Dysphagic Stroke (RAPIDS) (Broadley e.a. 2006). Zes onderzoeken vergeleken de klinimetrische eigenschappen van de watersliktesten om aspiratie te detecteren (Chong e.a. 2003, Lim e.a. 2001, Mari e.a. 1997, McCullough e.a. 2001, Smithard e.a. 1998). De sensitiviteit en specificiteit van de watersliktesten in deze onderzoeken varieerden respectievelijk van 27% tot 86% en 50% tot 88%. Hierbij zijn verschillende hoeveelheden water gebruikt, variërend van 50 ml (10 ml/lepel) (Lim e.a. 2001, Chong e.a. 2003) tot 60 ml (5 ml/lepel, gegeven in de loop van 2 minuten). De meeste watersliktesten aan bed zijn veilig en bruikbaar voor verpleegkundigen *(tabel B.6.2) (figuren 6.1 en 6.2)*.

De Standardised Swallowing Assessment (SSA) is een eenvoudig screeningsinstrument, goed getest, bruikbaar voor verpleegkundigen en garandeert een nauwkeurige screening van het slikvermogen van de patiënt (Ellul e.a. 1997, Davies 2001, Perry 2001).

De SSA-slikscreening houdt drie stappen in, namelijk: een standaard assessment (bewustzijn, zodanige beheersing van de houding dat de patiënt goed rechtop kan zitten, het hoesten, kwaliteit van de stem, en het vermogen om speeksel te slikken), het slokjes nemen van water van een lepel en indien dat lukt, het drinken uit een glas. Specifieke klinische symptomen worden door de verpleegkundige geobserveerd, zoals de kwaliteit van de stem, hoesten, mogelijke problemen bij de ademhaling door de zuurstofverzadiging in het bloed te controleren, veranderingen in de stem, vermogen van de patiënt om te hoesten en kuchen om de luchtwegen te klaren. De verpleegkundige registreert dit en maakt een beoordeling of het veilig is om te slikken. Een patiënt die niet hoest, kan echter net zo goed water in de luchtwegen hebben gekregen zonder dat hij het gemerkt heeft, terwijl hij daardoor op een ander moment duidelijk wel zou moeten hoesten. Geen hoest is daarmee geen garantie voor een geslaagde slikpoging. Verpleegkundigen moeten om die reden dan ook goed in de gaten houden of er mogelijk water in de luchtwegen terechtkomt, door de stethoscoop op en naast het strottenhoofd te houden terwijl de patiënt aan het slikken is (Ellul e.a. 1997, Davies 2001, Perry 2001).

Het is van belang de bewegingen van de luchtpijp gedurende de watersliktest te volgen. De verpleegkundige kan dan de bewegingen van de slikorganen voelen en volgen door de wijsvinger tegen de tongwortel te houden, de middelvinger op tongbot, en de ringvinger op schildklierbrug en de pink op het kraakbeen van de schildklier. Zo is het mogelijk om te voelen of de tong, de keel en de luchtpijp normaal bewegen (Davies 2001). Heeft de patiënt geen moeilijkheden met slikken, dan krijgt hij een glas water te drinken en als dat zonder problemen lukt, krijgt de patiënt onverdund drinken en

Figuur 6.1 Slikscreening door verpleegkundigen (Standardised Swallowing Screen

---

Checklist voor verpleegkundigen bij het signaleren van mogelijke slikproblemen bij patiënten die een beroerte hebben gehad. De screening moet binnen 24 uur na opname van de patiënt op de afdeling plaatsvinden.

1 Is de patiënt bij bewustzijn? Is hij goed wakker?	Ja ☐	Nee ☐
2 Kan de patiënt rechtop zitten en kan hij zijn hoofd rechtop houden?	Ja ☐	Nee ☐

Indien bovenstaande vragen met NEE zijn beantwoord de slikscreening niet voortzetten. De screening van het slikvermogen van de patiënt moet iedere dag worden herhaald.

3 Lukt het de patiënt om te hoesten als hem daarom wordt gevraagd?	Ja ☐	Nee ☐
4 Heeft de patiënt controle over zijn speeksel?	Ja ☐	Nee ☐
5 Kan de patiënt zijn tong over zijn lippen laten glijden?	Ja ☐	Nee ☐
6 Kan de patiënt zonder moeite ademhalen? (Blijft zuurstofspanning op peil?)	Ja ☐	Nee ☐

Als de vragen 3 – 6 met JA zijn beantwoord, is het veilig om door te gaan met de slikscreening, maar als een van de antwoorden NEE luidt, dan moet de slikscreening niet voortgezet worden en moet de verpleegkundige of logopedist geraadpleegd worden.

7 Heeft de patiënt een hese of natte (rochelende, borrelige) stem?	Ja ☐	Nee ☐

Bij JA moet de screening niet worden voortgezet en bij NEE moet de logopedist geraadpleegd worden. Bij enige twijfel over de toestand van de patiënt moet contact worden opgenomen met de logopedist of de neuroloog.

Datum

Slikscreening afgenomen door:

Slikproblemen aanwezig	Ja ☐	Nee ☐
Logopedist geraadpleegd	Ja ☐	Nee ☐

Bron: Davies 2001, Perry 2001

gewoon voedsel. Als de toestand van de patiënt verslechtert, moet de watersliktest herhaald worden, daar het slikvermogen van de patiënt plotseling kan veranderen en verslechteren in het eerste etmaal. Als de patiënt het moeilijk vindt om water door te slikken, moet de verpleegkundige het slikvermogen testen met verdikt water en fijngemaakt voedsel (*tabel B.6.2*).

Conclusie

Het is aangetoond dat de watersliktest (de Standardized Swallowing Assessment/SSA) een goed getest en eenvoudig screeningsinstrument is, dat bruikbaar is voor verpleegkundigen voor het testen van slikstoornissen van patiënten met een beroerte (*tabel B.6.2*) (Chong e.a. 2003, Lim e.a. 2001, Mari e.a. 1997, McCullough e.a. 2001, Smithard e.a. 1998, Westergren e.a. 2006, Ramsey e.a. 2003, Perry e.a. 2001, Ellul e.a. 1993, 1996, 1997, Davies 2001, Perry 2001a en b) *(tabel B.6.2). Niveau A*

Aanbeveling 6.8 Screeningsinstrument voor slikproblemen

Het is belangrijk om met alle betrokken disciplines te overleggen over het gebruik van screeningsinstrumenten. Wanneer het gebruikelijk is dat een bepaalde screening gedaan wordt door de logopedist, moet de verpleegkundige daarvan op de hoogte zijn en de gegevens kunnen interpreteren. Het eventuele gebruik van de hieronder genoemde testen door verpleegkundigen gebeurt in overleg met de logopedisten en andere disciplines. De keuze voor een test kan verschillen afhankelijk van de instelling.

De watersliktest (Standardized Swallowing Assessment/SSA) is een gestandaardiseerd, goed getest en eenvoudig screeningsinstrument, ontwikkeld door verpleegkundigen, die verpleegkundigen kunnen gebruiken voor een nauwkeurige indicatie van het slikvermogen van de patiënt (Chong e.a. 2003, Lim e.a. 2001, Mari e.a. 1997, McCullough e.a. 2001, Smithard e.a. 1998, Westergren e.a. 2006, Ramsey e.a. 2003, Perry e.a. 2001, Ellul e.a. 1997, Davies 2001, Perry 2001a en b) *(figuren 6.1 en 6.2)*. *Niveau A*

Watersliktest in combinatie met pulsoxymetrie

Pulsoxymetrie is een screeningsinstrument, waarbij de zuurstofverzadiging in het bloed wordt gemeten tijdens het slikken. Deze methode in combinatie met een sliktest is vergeleken met andere methoden; de resultaten ervan lopen echter uiteen. Drie onderzoeken toonden aan dat door deze gecombineerde methode de kans op het ontdekken van aspiratie wordt verhoogd (hoogste sensitiviteit 73-100%, specificiteit 62-76%) (Smith 2000, Lim 2001, Chong 2003), terwijl een recent onderzoek concludeerde dat het combineren van pulsoxymetrie met een sliktest geen betrouwbare methode is (Ramsey e.a. 2006) *(tabel B.6.2)*.

Conclusie

Er zijn aanwijzingen dat het combineren van pulsoxymetrie met een sliktest de kans op het ontdekken van aspiratie bij patiënten met een beroerte verhoogt (Smith 2000, Lim 2001, Chong 2003, Ramsey e.a. 2006). *Niveau B*

Aanbeveling 6.9 Pulsoxymetrie en slikscreening

Verpleegkundigen kunnen een watersliktest in combinatie met pulsoxymetrie gebruiken om aspiratie bij patiënten te ontdekken, met name in de acute fase na een beroerte (Smith 2000, Lim 2001, Chong 2003, Ramsey e.a. 2006). *Niveau B*

6.3.4 Aanvullend onderzoek – assessment

Klinisch onderzoek van het slikvermogen heeft als doel verstoringen in het slikvermogen van de patiënt in kaart te brengen om aspiratiepneumonie (versliklongontsteking), ondervoeding, uitdroging en andere mogelijke gevolgen van slikstoornissen te kunnen voorkomen. Een dergelijk uitgebreider onderzoek kan een combinatie zijn van verschillende methodes (Perry e.a. 2001). Een studie beschreef een klinische anamnese van het slikvermogen die zich richtte op de gezondheidsgeschiedenis van de patiënt, orale motoriek, stem, taalpraxis en een sliktest. De sensitiviteit en specificiteit van de verschillende onderdelen van dit instrument varieerden (sensitiviteit: 41-78% en specificiteit: 57-72%) (Logemann e.a. 1999). Een tweede vergelijkbaar instrument, dat ook geschikt is voor verpleegkundigen had voldoende sensitiviteit (50-78%) en specificiteit (63-82%) (McCullough e.a. 2001).

Slikscreening

Deze screening is uitsluitend bedoeld voor patiënten die volledig bij bewustzijn zijn en rechtop zitten. Problemen die zich voordoen gaarne aangeven/vermelden.

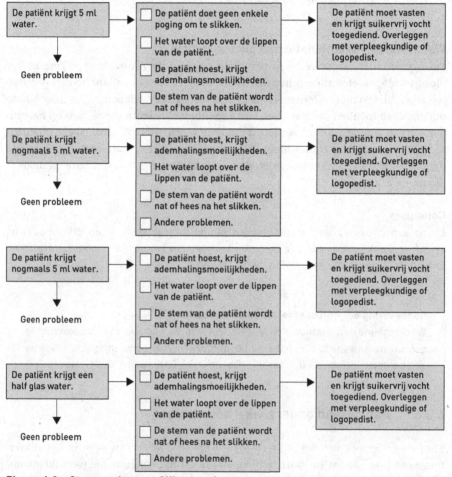

Figuur 6.2   Stroomschema – Slikscreening

6.3.5 Instrumentele testen

Videofluoroscopie – slikfilm

Een slikfilm is een röntgenonderzoek dat gebruikmaakt van contrastvloeistof (Modified Barium Swallow) om de slikstoornissen nauwkeurig te identificeren. Met een slikfilm wordt een analyse gemaakt van het hele slikproces, wat bijvoorbeeld van groot belang kan zijn bij een verdenking van aspiratiepneumonie (DePippo e.a. 1992; Smithard e.a. 1996; Miller e.a. 1999, Perry e.a. 2001, Martino e.a. 2005). Op een slikfilm is te zien: a) of de contrastvloeistof goed en op natuurlijke wijze door het spijsverteringskanaal gaat en hoe snel dat gaat; b) welke van de verschillende standen van het hoofd het beste zijn voor een veilige manier van slikken. Vervolgens kan worden bepaald in welke mate het eten en drinken verdikt en fijngemaakt moeten worden (Davies, 1999; Miller e.a. 1999). De incidentie van slikstoornissen werd beter vastgesteld door slikfilm (incidentie: 64%-78%), dan door middel van klinische screening aan het bed (incidentie: 51-55%) (Martino e.a. 2005). Er zijn echter ook beperkingen aan deze onderzoeksmethode. Zo kan een slikfilm geen weergave geven van het nuttigen van een gewone maaltijd. Een slikfilm kan bovendien alleen gebruikt worden bij patiënten die rechtop kunnen zitten tijdens het maken van het filmpje (Lugger 1994, Smithard e.a. 1996, Massey 2002, Perry e.a. 2001). Daar komt nog bij dat het niet goed is om radioactieve contrastvloeistof vaak te gebruiken omdat sommige patiënten daar allergisch voor zijn. Contrastvloeistof kan verder zowel beschadigingen als ernstige infecties veroorzaken mocht het terechtkomen in de longen van de patiënt (Smithard e.a. 1996, 1998; Perry 2001a, Ramsey e.a. 2003) (tabel B.6.2).

Video-endoscopie – Fibre Optic Endoscopic Evaluations of Swallow (FEES)

Video-endoscopie is een onderzoek waarbij een flexibele neusendoscoop wordt gebruikt (van neus naar farynx). Verschillende studies hebben het gebruik van video-endoscopie onderzocht en het blijkt een goedkoop, betrouwbaar en bruikbaar alternatief te zijn ten opzichte van de slikfilm (Aviv 2000, Langmore e.a. 1991, Smithard 1996, Daniels e.a. 1997, 1998). Door middel van video-endoscopie is het mogelijk om het slikproces, aspiraties of restanten van voedsel in de keel, goed te identificeren. Sensitiviteit en specificiteit voor het slikken (100% en 75%) en identificeren van aspiratie (88% en 92%) (Aviv 2000, Langmore e.a. 1991) zijn goed. Video-endoscopie wordt in het algemeen gezien als de gouden standaard voor het diagnosticeren van slikproblemen (tabel B.6.2) (Perry 2001, Martino e.a. 2005, Doggett e.a. 2001).

Conclusie

Met behulp van een *slikfilm (videofluoroscopie)* kan het gehele voedseltraject in beeld worden gebracht (Logeman 1998).

Video-endoscopie (FEES) geeft een beeld van het slikken voorafgaand aan en na de faryngeale fase, maar laat de bewegingen die tijdens de faryngeale fase plaatsvinden en de orale fase niet zien. Videofluoroscopie laat deze aspecten wel zien, maar brengt de beweging van de stembanden en arytneoïden en sommige delen van de luchtwegingang niet in beeld. Afhankelijk van het doel kan voor een of voor beide methoden worden gekozen (Perry e.a. 2001, Martino e.a. 2005, Doggett e.a. 2001).

6.4   Interventies voor patiënten met slikstoornissen

6.4.1   Lichaamshouding aanpassen

De meeste patiënten met slikstoornissen moeten leren om hun hoofd en lichaam te gebruiken bij de revalidatie van het slikken (Davies 1999).

Voor de maaltijd moet een patiënt in een positie van 90° zitten met het hoofd in de zogenaamde 'rechte' positie (neutrale positie), het hoofd gaat recht naar voren. Het is van belang dat de patiënt in een prettige houding zit, dat hij zich op zijn gemak voelt tijdens de maaltijd en dat de omgeving rustig is.

Patiënten die uit hun bed komen, moeten in een comfortabele stoel kunnen zitten en zowel hun lichaam als hoofd een klein beetje naar voren buigen.

Tijdens de maaltijd moet de patiënt kleine hapjes krijgen. Het is belangrijk de patiënt te helpen om zich te concentreren op het legen van de mond tussen de happen door en erop toe te zien dat hij de tijd neemt tussen de verschillende happen. Het is van belang om zo min mogelijk met de patiënt te praten tijdens de maaltijd om zijn concentratie te vergroten ten behoeve van het resultaat en de kwaliteit van het slikken. Het is echter wel belangrijk om de patiënt instructies te geven terwijl hij slikt, hem eraan te herinneren om zijn mond te sluiten, goed te kauwen en de juiste methode te gebruiken bij het slikken. Een patiënt met slikstoornissen mag nooit alleen gelaten worden tijdens de maaltijd.

Als de maaltijd voorbij is moeten alle etensresten uit de mond verwijderd worden. Om aspiratiepneumonie en mogelijke teruggave van het eten te voorkomen, is het noodzakelijk dat de patiënt na de maaltijd nog een halfuur rechtop blijft zitten (Davies 1999).

Conclusie

De werkgroep is van mening dat het belangrijk is voor verpleegkundigen om bij patiënten met slikproblemen goed te letten op de houding van de patiënt voor en tijdens de maaltijd, bijvoorbeeld of de patiënt rechtop kan zitten (Davies e.a. 1999). *Niveau D*

Aanbeveling 6.10 Aanpassingen van de houding
Verpleegkundigen moeten goed letten op de houding van de patiënt voor en tijdens de maaltijd, bijvoorbeeld of de patiënt rechtop kan zitten (zie bovengenoemde tips) (Davies e.a. 1999). *Niveau D*

6.5   Behandeling van slikstoornissen

Het doel van de behandeling van slikstoornissen is het verminderen van risico op overlijden en morbiditeit gerelateerd aan longontsteking en het verbeteren van de voedingstoestand en het herstel van het normale eetpatroon (Singh e.a. 2006).

6.5.1 Sliktherapie

De evidentie voor de *sliktherapie* is niet eenduidig (Bath e.a. 2007). In het onderzoek van Chue e.a. (1997) bleek intensieve sliktherapie het risico op aspiratie te verminderen en het herstel van het slikken te versnellen (Chue e.a. 1997). Positieve effecten zijn aange-toond van een sliktrainingsprogramma in combinatie met verschillende·interventies: a) directe therapie met compensatiestrategieën, voedsel aanpassen, het aanpassen van de omgeving, het positioneren, mendelsohn-manoeuvre, supraglottische slik en b) in-directe therapie, slikmanoeuvres en het toepassen van warmtestimuli. Deze therapie werd gegeven 30 minuten per dag gedurende 6 dagen in een periode van 8 weken (Lin e.a. 2003). Ten slotte was het toepassen van standaard (hoge intensiteit/lage intensi-teit) sliktherapie gerelateerd aan een lagere mortaliteit, het opgenomen worden in een verpleeghuis en afhankelijkheid. Ook was er een significante vermindering van complicaties, longontsteking, overlijden of opgenomen worden in een verpleeghuis. Tevens was bij de groep die standaard sliktherapie kreeg de slikfunctie na 6 maanden significant sneller hersteld. In de groep die hoogintensieve sliktherapie kreeg, waren er na 6 maanden significant meer patiënten die normaal konden eten (p = 0,04) en was het slikken weer hersteld (p = 0,02) (Carnaby e.a. 2006) (zie *kader Belangrijke begrippen met betrekking tot sliktherapie*).

Belangrijke begrippen met betrekking tot sliktherapie

Compensatie: Houdingsaanpassing, aanpassing voedingsconsistentie, verhoogde sensorische input.

Slikmanoeuvres:

Krachtige slik: stevig met de tong en keel knijpen gedurende het slikken; hiermee wordt de retractie van de tongbasis verbeterd en neemt de hoeveelheid residu in de vallecula af.

Supraglottische slik: adem inhouden vóór en tijdens het slikken en meteen na het slikken kuchen om residu te verwijderen: op deze manier zijn de stembanden gesloten tijdens het slikken.

Supersupraglottische slik: inademen vóór het slikken en vervolgens tijdens het slikken de adem stevig vasthouden en persen: na het slikken meteen kuchen om residu te verwijderen: hiermee worden de voorwaartse beweging van de arytenoïden en retractie van de tongbasis verbeterd.

Mendelsohn-manoeuvre: tijdens het slikken de larynx gedurende enkele seconden vasthouden in de hoogste positie: hiermee wordt de voorwaartse en opwaartse beweging van de larynx verbeterd en wordt de duur van de opening van de bovenste slokdarmsfincter verlengd.

Causale therapie: vergroten van bewegingsmogelijkheden en trainen van aangedane spiergroepen.

Conclusie

Meerdere onderzoeken hebben effecten aangetoond van sliktrainingsprogramma's in combinatie met verschillende interventies relevant voor verpleegkundigen.

Zo wordt een combinatie beschreven van directe therapie met compensatiestrategie-en waarbij voedsel, de omgeving en de positie van de patiënt werden aangepast en de mendelsohn-manoeuvre en supraglottische slik werden toegepast. Vervolgens werd dit vergeleken met een trainingsprogramma dat bestond uit indirecte therapie, slik-manoeuvres en thermale stimulatie (Lin e.a. 2003).

Een ander trainingsprogramma bestond uit indirecte therapie, slikmanoeuvres en thermale stimulatie (Lin e.a. 2003).

Standaard sliktherapie met een lage intensiteit bestaat uit slikcompensatiestrategie-en in combinatie met aanpassing van de omgeving en houding van de patiënt (het goed rechtop zitten); advies voor veilig slikken en het verlagen van de snelheid van eten en het aanpassen van voedselconsistentie in goede samenwerking met logopedis-ten en diëtisten. Deze therapie werd driemaal per week gegeven gedurende 1 maand (Carnaby e.a. 2006).

Standaard sliktherapie met een hoge intensiteit bestaat uit slikoefeningen (krachtige slik, supraglottische slik) en voedselaanpassingen onder begeleiding van de logope-dist. Deze therapie werd iedere dag gedurende één maand gegeven (Carnaby e.a. 2006, Bath e.a. 2007, Lin e.a. 2003, Carnaby e.a. 2006, Chue e.a. 1997) *(tabel B.6.3). Niveau B*

Aanbeveling 6.11 Sliktherapie

Verpleegkundigen kunnen verschillende slikinterventies toepassen bij patiënten met een beroerte, zoals:

- *Het aanpassen van voeding, omgeving en de positie/houding van de patiënt*, uiteraard in goede samenwerking met andere disciplines zoals logopedisten en diëtisten (Bath e.a. 2007, Lin e.a. 2003, Carnaby e.a. 2006, Chue e.a. 1997). *Niveau B*
- *Een combinatie van directe therapie met compensatiestrategieën*: aanpassen van voedsel en de omgeving, het positioneren, mendelsohn-manoeuvre, supraglottisch slikken, en indirecte therapie, zoals slikmanoeuvres en warmtestimulatie (Lin e.a. 2003).
- *De standaard sliktherapie met een hoge intensiteit* zou gegeven kunnen wor-den door de verpleegkundige onder begeleiding van de logopedist. Het betreft dan slikoefeningen (krachtige slik, supraglottische slik) en voedselaanpassin-gen. Deze therapie kunnen verpleegkundigen integreren in de dagelijkse ADL-activiteiten.
- *De standaard sliktherapie met een lage intensiteit* zou gegeven kunnen wor-den door de *logopedist* afhankelijk van de setting, bijvoorbeeld een MC/stroke-unit. Het gaat dan om slikcompensatiestrategieën in combinatie met aanpassing van de omgeving en houding van de patiënt (het goed rechtop zitten; advies voor veilig slikken (verlagen van snelheid van eten) en het aan-

passen van de voedselconsistentie (Carnaby e.a. 2006). In een andere setting waar de logopedist minder voorhanden is, kan de verpleegkundige deze taak wel uitvoeren mits er goede afspraken met de logopedist zijn gemaakt en volgens werkinstructie of protocol wordt gehandeld (Bath e.a. 2007, Lin e.a. 2003, Carnaby e.a. 2006, Chue e.a. 1997). *Niveau B*

6.5.2   Voedselconsistentie aanpassen

Patiënten die uitval hebben op mond- en keelniveau, verslikken zich vaak bij het drinken van dunne vloeistoffen en hebben verdikt drinken nodig om te kunnen slikken. Voor deze patiënten is het ook mogelijk om drankjes te verdikken met verdikkingsmiddelen of gelatiniseerde drankjes te gebruiken, waarbij gelatine is toegevoegd aan drank. Soms moet het eten fijngemaakt worden zodat zij meer controle hebben over de snelheid en daarmee het slagen van het slikproces. Door het drinken te verdikken en het eten fijn te maken is het mogelijk het slikproces te vertragen (Logemann 1995, Davies 2002). Patiënten die het voedsel aanvankelijk intraveneus of via een sonde kregen en later overgingen op gewoon voedsel, kregen significant meer vocht binnen dan de patiënten, die alleen verdikte vloeibare voeding kregen (p < 0,0001) (Finestone e.a. 2001).

Conclusie

Er zijn aanwijzingen dat patiënten met een beroerte en slikproblemen die verdikte vloeibare voeding krijgen, niet voldoende vocht binnenkrijgen en dat het beter is om deze patiënten in eerste instantie intraveneuze therapie te geven, dan voedsel via een nasogastrische sonde toe te dienen voordat zij op orale voeding overgaan *(tabel B.6.4)* (Finestone e.a. 2001). *Niveau C*

Aanbeveling 6.12 Verdikte vloeibare voeding

Het is aan te bevelen om patiënten met een beroerte en slikproblemen dik vloeibaar voedsel te geven. Indien de patiënt dik vloeibaar voedsel krijgt, is het van belang er goed op te letten dat hij voldoende vocht binnen krijgt (Finestone e.a. 2001). *Niveau C*

Pureer bij patiënten met kauw- of slokdarmproblemen vast voedsel zodat zij minder hoeven te kauwen en het voedsel de keelholte en slokdarm gemakkelijker passeert.

Geef patiënten met slikproblemen vloeistoffen met een verdikkingsmiddel zodat deze niet in de luchtwegen en longen terechtkomen.

Als het niet lukt het slikken op gang te krijgen, zuur het voedsel dan wat aan met bijvoorbeeld citroensap: zuur bevordert de slikreflex.

Zorg er bij patiënten met trage speekselvorming voor dat het eten er goed uitziet en lekker ruikt: dit stimuleert de speekselproductie.

Deze adviezen zijn beschreven in de literatuur en worden toegepast door verpleegkundigen, diëtisten en logopedisten. Helaas is er geen onderzoek verricht naar deze afzonderlijke interventies, maar wel naar slikprogramma's waarvan deze interventies deel uitmaken (Lin e.a. 2003).

Aanbeveling 6.13 Aanpassen van consistentie van de voeding
Sommige patiënten hebben verdikt vloeibaar voedsel nodig en anderen hebben fijngemaakt voedsel en verdikt drinken nodig. Overleg hiervoor moet plaatsvinden met logopedisten en diëtisten.
Het is van belang dat verpleegkundigen letten op hoe dik het drinken en/of hoe fijn het eten moet zijn zodat de patiënt het zo goed mogelijk kan doorslikken. Overleg hierover met logopedisten en diëtisten is aangewezen. Indien de patiënt dik vloeibaar voedsel krijgt, is het belangrijk om erop te letten dat de patiënt voldoende vocht binnenkrijgt.
Het is belangrijk de medewerking van de patiënt zeker te stellen door hem en zijn naaste familie op de hoogte te stellen van de intentie en het doel van de behandeling (Davies 1999, Terrado e.a. 2001, Westergren e.a. 2001, Lin e.a. 2003). *Niveau D*

6.5.3   Revalidatie van slikvermogen

Er zijn meerdere revalidatiemethoden voor het behandelen van slikproblemen in de literatuur beschreven, zoals spiertraining en dynamische spiertraining, die niet relevant zijn voor de verpleegkundige zorg. Significante positieve effecten zijn aangetoond van tongoefeningen op het herstel van het slikken bij patiënten met een beroerte (N = 10). De oefeningen hielden onder andere het samendrukken van een luchtbal tussen tong en het gehemelte in. Bij alle deelnemers in het onderzoek is het slikproces verbeterd en heeft het oefenen met een luchtbal geleid tot minder hoesten en meer voedselinname (Robbins e.a. 2007).

6.5.4   Belang van de multidisciplinaire samenwerking

In het onderzoek van Lucas en Rodgers (1998) zijn de effecten van een goed functionerend slikteam met structureel slikprotocol en standaardlogopedie aangetoond, waarbij slikproblemen beter werden geïdentificeerd, er een betere registratie van voeding was en minder behoefte aan longfysiotherapie bij patiënten.

Conclusie
Het is aannemelijk dat een goed functionerend multidisciplinair slikteam effectief is voor de behandeling en zorg van patiënten met een beroerte (Lucas e.a. 1998, Perry e.a. 2001). *Niveau B*

Aanbeveling 6.14 Belang van de multidisciplinaire samenwerking
Het is aan te bevelen om een multidisciplinair slikteam samen te stellen met belangrijke professionals die betrokken zijn bij de zorg van patiënten met een beroerte (Lucas e.a. 1998, Perry e.a. 2001). *Niveau B*

Literatuur

Aviv, J.E. (2000) Prospective, randomized outcome study of endoscopy versus modified barium swallow in patients with dysphagia. Laryngoscope, 110(4):563-74.

Bath, P.M.W., Bath-Hextall, F.J., Smithard, D.G. (2007) Interventions for dysphagia in acute stroke The Cochrane Collaboration, The Cochrane Library 2007 Issue 1.

Broadley, S., Cheek, A., Salonikis, S., Whitham, E., Chong, V., Cardone, D., Alexander, B., Taylor, J., Thompson, P. (2006) Predicting prolonged dysphagia in acute stroke: the Royal Adelaide Prognostic Index for Dysphagic Stroke (RAPIDS). Dysphagia. 2005 Fall;20(4):303-10.

Carnaby, G., Hankey, G.J., Pizzi, J (2006) Behavioural intervention for dysphagia in acute stroke: a randomised controlled trial. Lancet Neurol. 5(1):31-7.

Chong, M.S., Lieu, P.K., Sitoh, Y.Y., Meng, Y.Y., Leow, L.P. (2003) Bedside clinical methods useful as screening test for aspiration in elderly patients with recent and previous strokes. Ann Acad Med, Singapore, 32(6):790-4.

Daniels, S.K., Brailey, K., Priestly, D.H., Herrington, L.R., Wiesberg, L.A. en Foundas, A.L. (1998) Aspiration in patients with stroke, Arch Phys Med Rehab, 79(1), blz.14-19.

Daniels, S.K., Foundas, A.L. (2001) Swallowing physiology of sequential straw drinking. Dysphagia. Summer;16(3):176-82.

Davies, S. (1999) Dysphagia in acute strokes. Nurs Standard 13(30):49-54.

Davies, S., Taylor, H., MacDonald, A. en Barer, D. (2001) An inter-disciplinary approach to swallowing problems in acute stroke, Int J Lang Communic Dis, 36 (supp):357-363.

DePippo, K.L., Holas, M.A. en Reding, M.J. (1992) Validation of the 3-oz water swallow test for aspiration following stroke. Arch Neurol, 49:1259-1261.

DePippo, K.L., Holas, M.A., Reding, M.J. en Mandel, F.S. (1993) The Burke screening test for dysphagia: validation of its use in patients with stroke, Stroke, 24(S52):173.

DePippo, K.L., Holas, M.A., Reding, M.J., Mandel, F.S. en Lesser, M.L. (1994a) Dysphagia therapy following stroke: a controlled trial. Neurology, 44:1655-1660.

DePippo, K.L., Holas, M.A. en Reding, M.J. (1994b) The burke screening test: validation of its use in patients with stroke, Arch Phys Med Rehab, 75(12):1284-1286.

Doggett, D.L., Tappe, K.A., Mitchell, M.D., Chapell, R., Coates, V. en Turkelson, C.M. (2001) Prevention of pneumonia in elderly stroke patients by systematic diagnosis and treatment of dysphagia: an evidence-based comprehensive analysis of the literature, Dysphagia, 16:279-295.

Ellul, J. en Barer, D. (1993) Detection and management of dysphagia in patients with acute stroke. Age Ageing, 22(S2), blz.17.

Ellul, J. en Barer, D. (1996) Interobserver reliability of a standardised bedside swallowing assessment (SSA), Cerebrovasc Dis, 6(S2), blz.152-153.

Ellul, J., Barer, D. en Fall, S. (1997) Improving detection and management of swallowing problems in acute stroke; a multicentre study, Cerebrovasc Dis, 7(S4), blz.18.

Finestone, H.M., Foley, N.C., Woodbury, M.G., Greene-Finestone, L. (2001) Quantifying fluid intake in dysphagic stroke patients: a preliminary comparison of oral and nonoral strategies. Arch Phys Med Rehabil 82(12):1744-6.

Finestone, H.M., Greene-Finestone, L.S. (2003) Rehabilitation medicine: 2. Diagnosis of dysphagia and its nutritional management for stroke patients. CMAJ, 11;169(10):1041-4.

Gottlieb, D., Kipnis, M., Sister, E., Vardi, Y. en Brill, S. (1996) Validation of the 50ml/3 drinking test for evaluation of post-stroke dysphagia, Disabil Rehabil, 18(10):529-532.

Hinds, N.P. en Wiles, C.M. (1998) Assessment of swallowing and referral to speech and language therapist in acute stroke, Q.J. Med, 91:829-835.

Holas, M.A., DePippo, K.L., Reding, M.J. (1994) Aspriation and relative risk of medical complications following stroke. Arch Neurol 51(10):1051-3.

Katzan, I.L., Dawson, N.V.,Thomas, C.L., Votruba, M.E., Cebul, R.D. (2007) The cost of pneumonia after acute stroke. Neurology 68;1938-1943.

Kidd, D., Lawson, J., Nesbitt, R., MacMahon, J. (1995) The natural history and clinical consequences of aspiration in acute stroke. Q.J.M. 88(6):409-13

Langmore, S.E., Schatz, K., Olson, N. Endoscopic and videofluoroscopic evaluations of swallowing and aspiration (1991) Ann Otol Rhinol Laryngol 100(8):678-81.

Lim, S.H.B., Lieu, P.K., Phua, S.Y., Seshadri, R., Venketasubramanian, N., Lee, S.H., Choo, P.W.J. (2001) Accuracy of bedside clinical methods compared with fiberoptic endoscopic examination of swallowing (FEES) in determining the risk of aspiration in acute stroke patients. Dysphagia 16(1):1-6.

Lin, L.C., Wang, S.C., Wang, T.G., Chen, M.Y., Wu, S.C. (2003) Efficacy of swallowing training for residents following stroke. J Adv Nurs 44(5):469-78.

Logemann, J.A. (1995) Dysphagia: evaluation and treatment. Folia Phoniatrica et Logopaedica 47(3):140-64.

Logemann, J.A., Veis, S., Colangelo, L. (1999) A screening proceddure for oropharyngeal dysphagia. Dysphagia 14(1), 44-51.

Lucas, C. en Rodgers, H. (1998) Variation in the management of dysphagia after stroke; does it make a difference? Int J Lang Communic Dis, 33(supplement):284-289.

Lugger, K.E. (1994) Dysphagia in the elderly stroke patient, J Neurosci Nurs, 26(2):78-84.

Mann, G., Hankey, G.J., Cameron, D. (1999) Swallowing function after stroke: prognosis and prognostic factors at 6 months. Stroke, 30(4):744-8.

Mari, F., Matei, M., Ceravolo, M.G., Pisani, A., Montesi, A., Provinciali, L. (1997) Predictive value of clinical indices in detecting aspiration in patients with neurological disorders. J Neurol Neurosurg Psychiatr. 63(4):456-60.

Martino, R., Foley, N., Bhogal, S., Diamant, N., Speechley, M., Teasell, R. (2005) Dysphagia after stroke: incidence, diagnosis, and pulmonary complications. Stroke. 36(12):2756-63.

Massey, R. en Jedlicka, D. (2002) The Massey Bedside Swallowing Screen, J Neurosci Nurs, 34(5):252-260.

McCullough, G.H., Wertz, R.T., Rosenbek, J.C. (2001) Sensitivity and speccificity of clinical bedside examination signs for detecting aspiration in adults subsequent to stroke. J Commun Dis, 34(1-2), 55-72.

Miller, R.M. en Chang, M.W. (1999) Advances in the management of dysphagia caused by stroke, Phys Med Rehabil Clin North Am, 10(4):925-941.

McHale, J.M., Phipps, M.A., Horwath, K. en Schemlz, J. (1998) Expert nursing knowledge in the care of patients at risk of impaired swallowing, Image: J Nurs Scholarship, 30(2):137-141.

National Clinical Guidelines for Stroke Second edition, prepared by the Intercollegiate Stroke working party june 2004, Royal College of Physicians. www.rcplondon.ac.uk.

Odderson, I.R., Keaton, J.C. en McKenna, B.S. (1995) Swallow management in patients on an acute stroke pathway: quality is cost effective, Arch Phys Med Rehab, 76:1130-1133.

Perry, L. (2001a) Screening swallowing function of patients with acute stroke, deel een: identification, implementation and initial evaluation of a screening tool for use by nurses, J Clin Nurs, 10(4):463-473.

Perry, L. (2001b) Screening swallowing function of patients with acute stroke, deel twee: detailed evaluation of the tool used by nurses, J Clin Nurs, 10(4):474-481.

Perry, L. en Love, C.P. (2001) Screening for dysphagia and aspiration in acute stroke: a systematic review, Dysphagia. 2001;16(1):7-18.

Ramsey, D.J., Smithard, D.G. en Kalra. L. (2003) Early assessments of dysphagia and aspiration risk in acute stroke patients, Stroke, 34(5):1252-1257.

Ramsey, D.J., Smithard, D.G., Kalra, L. (2006) Can pulse oximetry or a bedside swallowing assessment be used to detect aspiration after stroke? Stroke 37(12):2984-8.

Robbins, J., Kays, S.A., Gangnon, R.E., Hind, J.A., Hewitt, A.L., Gentry, L.R., Taylor, A.J. (2007) The effects of lingual exercise in stroke patients with dysphagia. Arch Phys Med Rehabil 88(2):150-8.

Schindler, J.S., Kelly, J.H. (2002) Swallowing disorders in the elderly. Laryngoscope, 112(4):589-602.

Scottish Intercollegiate Guideline Network, Management of patients with stroke: Identification and management of dysphagia. No. 78. A national clinical guideline, september 2004, www.sign.org. National Institute for Health and Clinical Excellence NHS (NICE), Nutrition Support in adults Clinical Guideline 32, 2006, developed by the National Collaborating Centre for Acute Care.

Singh, S., Hamdy, S. (2006) Dysphagia in stroke patients. Postgrad Med J. 82(968):383-91.

Smith, H.A., Lee, S.H., O'Neill, P.A., Connolly, M.J. (2000) The combination of bedside swallowing assessment and oxygen saturation monitoring of swallowing in acute stroke: a safe and humane screening tool. Age Ageing, 29(6):495-9.

Smithard, D.G., O'Neill, P.A., Park, C.L, Morris, J., Wyatt, R., England, R.E. en Martin D.F. (1996) Dysphagia and swallowing difficulties among patients with stroke, Complications and outcome after acute stroke; does dysphagia matter? Stroke, 27(7):200-1211.

Smithard, D.G., O'Neill, P.A., England, R.E., Park, C.L., Wyatt, R., Martin, D.F. en Morris, J. (1997) The natural history of dysphagia following a stroke. Dysphagia 12(4):188-93.

Smithard, D.G., Dias, R. (1997) Subjective swallowing difficulties following stroke: a questionnaire survey. Clin Rehabil 11(4):350-2.

Smithard, D.G., O'Neill, P.A., Martin, D.F., England, R. (1997) Aspiration following stroke: is it related to the side of the stroke? Clin Rehabil 11(1):73-6.

Smithard, D.G., O'Neill, P.A., Park, C., England, R., Renwick, D.H. e.a. (1998) Can bedside assessment reliably exclude aspiration following acute stroke? Age Ageing;27:99-106.

Wade, D.T. en Hewer, R.L. (1987) Motor loss and swallowing difficulty after stroke: frequency, recovery, and prognosis, Acta Neurol Scand, 76:50-54.

Werkgroep Herziening Consensus Beroerte 2000, Kwaliteitsinstituut voor de Gezondheidszorg CBO, Nederlandse Hartstichting. www.cbo.nl, www.hartstichting.nl.

Werkgroep Nederlandse Hartstichting 2001, Revalidatie na een beroerte, richtlijnen en aanbevelingen voor zorgverleners. www.hartstichting.nl

Westergren, A., Hallberg, I.R. en Ohlson, O. (1999) Nursing assessment of dysphagia among patients with stroke, Scand J Caring Sci, 13:274-282.

Westergen, A., Ohlsson, O. en Hallberg, I. (2001) Eating difficulties, complications and nursing interventions during a period of three months after a stroke, J Adv Nurs, 35(3):416-426.

Westergen, A. (2006) Detection of swallowing difficulties after stroke: a systematic review. International Nurses Review, International Council of Nurses, 53:143-159.

Wojner, A. (1996) Optimizing ischemic stroke outcomes: an interdisciplinary approach to poststroke rehabilitation in acute care. Critical Care Nursing Quarterly, 19(2):47-61.

Wojner, A. en Alexandrov, A. (2000) Predictors of tube feeding in acute stroke patients with dysphagia, AACN Clinical Issues, 11(4):531-540.

7   Dehydratie na een beroerte

Dórothea Bergs, Marieke Schuurmans en Thóra B. Hafsteinsdóttir

7.1   Inleiding

Dehydratie is een veelvoorkomend probleem bij ouderen (Ritz 2001, Kayser-Jones e.a. 1999) met een prevalentie variërend van 52% tot 90% bij verpleeghuisbewoners (Chidester e.a. 1997). Onderzoek heeft aangetoond dat patiënten met een beroerte met slikstoornissen te weinig vocht binnenkrijgen (O'Neill e.a. 1992, Watkins e.a. 1997, Whelan 2001). Mogelijke consequenties van dehydratie zijn constipatie, acute verwarring en delier, medicatievergiftiging, urineweg- en longinfecties, orthostatische hypotensie wat vaak leidt tot vallen, verstoring in elektrolytenstatus, hypernatriëmie, verlengde tijd voor wondgenezing en het ontstaan van diepe veneuze trombose (Mentes e.a. 2003, Bennett 2004, Kelly e.a. 2004). Een tekort aan vocht wordt een risicofactor genoemd voor mogelijke verstoringen in de bloedcirculatie (Yun e.a. 2005). Ten slotte is dehydratie gerelateerd aan hogere mortaliteit bij patiënten in het ziekenhuis (Bhalla e.a. 2000).

Bij een verstoring van de vochtbalans gaat het niet uitsluitend om vochttekort/dehydratie of vochtverlies, maar overhydratie, vochtretentie en verstoring van de zouthuishouding vallen ook onder deze definitie. Verstoring van de vochtbalans is een enorm onderbelicht probleem bij ouderen en verschillende patiëntengroepen, waaronder patiënten met een beroerte (Mentes 2006). Er bestaat geen algemeen aanvaard criterium wanneer er sprake is van dehydratie. Een definitie die vaak wordt aangehouden, luidt: verlies van lichaamsgewicht met meer dan 3% in een paar dagen tijd of geen verlies van lichaamsgewicht omdat het vocht is toegenomen in het lichaam, van extracellulair tot intracellulair of in het lichaamsweefsel (Hodgkinson e.a. 2003).

Prevalentie van dehydratie

De prevalentie van dehydratie ligt tussen 20-30% bij ouderen in het ziekenhuis (Olde Rikkert 1998) en 52-90% bij ouderen in het verpleeghuis (Cidester e.a. 1997). De grote variatie in de prevalentie komt voort uit het verschil in de gebruikte meetmethoden. Slechts vier onderzoeken richten zich op dehydratie bij patiënten met een beroerte (Bhalla e.a. 2000, Finestone e.a. 2001, Kelly e.a. 2004, Wheelan e.a. 2001), maar de prevalentie van dehydratie bij deze groep patiënten is niet in kaart gebracht.

Tabel 7.1 Belangrijke factoren voor het vaststellen van dehydratie

Geschiedenis	Klinische metingen	Uitscheiding	Observeren	Onderzoeken
• Inname voedsel en vocht • Uitscheiding • Tekenen van vochtverlies/ retentie • Tekenen van verstoring van de zouthuishouding • Ziekte • Medicijnen of andere behandeling	• Dagelijkse gewichtsbepaling • Fysiologische parameters • Inname (vocht, bloed, intraveneuze voeding, medicijnen + spoelwater voor inname medicijnen)	• Urine • Braken • Verhoging • Zweet • Vocht in drain en slang • Wond en fistel	• Huid en slijmvlies • Turgor • Zenuw- en spierirritatie • Teken van Chvostek (druk op aangezichtszenuw, indien positief dan ontstaat er kramp) • Toename van spasme mondmusculatuur bij tikken op aangezichtszenuw • Teken van Trousseau (spierkramp voeten) • Screening van aderstelsel	• Bloed/serum elektrolyten, • Ht (hematocriet) en Hb (hemaglobine) • Urinezuurgraad • Normaal lichaamsgewicht

7.2   Diagnose van dehydratie

De diagnose van dehydratie wordt gesteld op basis van anamnese en lichamelijk onderzoek. De criteria hiervoor zijn niet eenduidig. De diagnose van dehydratie begint met het verzamelen van gegevens over symptomen en risicofactoren van dehydratie en laboratoriumonderzoek (*tabellen 7.1 en 7.2*).

7.2.1   Anamnese

Fysiologische parameters

Bij dehydratie veranderen er veel fysiologische parameters, die kunnen leiden tot een scala van klachten en verschijnselen, zoals: dorst, droge lippen, droge huid en verminderde huidturgor, ingevallen gezicht en oogkassen, vermoeidheid/lethargie, obstipatie, spiertrekkingen, gewichtsverlies, verminderde urineproductie, verlaagde bloeddruk en/of orthostatische hypotensie, neuropsychiatrische verschijnselen (apathie, delier, verwardheid), insulten, bewustzijnsdaling tot coma (Gross e.a. 1992, Mentes e.a. 2003, Ferry e.a. 2005). Veel van deze verschijnselen kunnen ook duiden op andere ziektebeelden. Voor het vaststellen van dehydratie kunnen verpleegkundigen de factoren beschreven door Iggulden (1999) observeren en in de gaten houden (*tabel 7.1*).

Risicofactoren

In verschillende studies zijn risicofactoren beschreven voor dehydratie bij ouderen in het ziekenhuis en verpleeghuisbewoners (*tabel 7.2*) (Gross e.a. 1992, Ferry 2005). Voor verpleeghuisbewoners zijn dat: vrouw zijn, leeftijd > 85 jaar, > 4 chronische aandoe-

Tabel 7.2 Risicofactoren voor dehydratie

Risicofactoren	Symptomen	Verband
Fysiologische parameters	Snelle pols	++
	Orthostatische hypotensie	+/-
Lichaamsgewicht	Snel gewichtsverlies	+++
Mondslijmvlies	Droog, bleek; verminderde speekselproductie	+++
Tong	Droog	+++
Ogen	Ingevallen	++
Vochtgehalte oksel	Verminderd	+
Communicatie	Moeite om zich te uiten	++
Delirium/verwarring	Ontstaat bij spoedsituatie	++
Controle over bovenste ledematen	Spierslapte	+++
Onderste ledematen	Oedeem	+

+ = zwak verband met dehydratie; ++ = enig verband (p < 0,01); +++ = sterk verband (p < 0,001)

Tabel 7.3 Classificatieschaal voor dehydratie

0	Bij onderzoek blijkt de vochtbalans van de patiënt binnen de normale grenzen; fysiologische parameters en uitslagen van onderzoeken zijn binnen het referentiekader.
+1	Het vermoeden bestaat dat de patiënt een lichte vorm van vochttekort heeft; de bloeddruk en onderzoeksuitkomsten zijn gemiddeld, natrium is iets verhoogd (< 145 mmol/l).
+2	De patiënt heeft een matig tekort aan vocht; veel klinische kenmerken zijn zichtbaar en van veel waarden zijn de uitslagen van labonderzoek afwijkend.
+3	De patiënt heeft duidelijk een tekort aan vocht; de kenmerken zijn duidelijk en de waarden van het laboratoriumonderzoek zijn erg afwijkend. BUN: serumcreatinine = 20/1 (normaal > 25/1). Na is verhoogd (> 145 mmol/l).

ningen, > 4 verschillende geneesmiddelen en hulp nodig hebben bij het lopen (Mentes e.a. 2003). Verpleegkundigen kunnen gebruikmaken van de classificatieschaal voor het observeren en signaleren van verstoring van de vochtbalans (Gross e.a. 1992) (*tabel 7.3*).

Conclusie

Er zijn verschillende risicofactoren voor dehydratie bij ouderen beschreven die verpleegkundigen kunnen observeren om verstoring in vochtbalans en dehydratie te voorkomen bij patiënten met een beroerte (Gross e.a. 1992, Iggulden 1999, Mentes e.a. 2003). *Niveau A*

De volgende risicofactoren voor dehydratie die zijn aangetoond bij ouderen in het ziekenhuis zijn: snel gewichtsverlies, snelle pols, orthostatische hypotensie, droge tong, verminderde speekselproductie, ingevallen ogen, communicatieproblemen, slechte armfunctie (Gross e.a. 1992). *Niveau A*

Risicofactoren voor dehydratie bij verpleeghuisbewonenden zijn: vrouw zijn, leeftijd > 85 jaar, > 4 chronische aandoeningen, > 4 verschillende geneesmiddelen en hulp nodig hebben bij het lopen (Mentes e.a. 2003). *Niveau A*

Aanbeveling 7.1 Risicofactoren voor dehydratie
Het is zeer relevant voor verpleegkundigen om inzicht te hebben in de risicofactoren voor dehydratie teneinde deze te observeren bij patiënten met een beroerte, met name in het ziekenhuis: snel gewichtsverlies, snelle pols, orthostatische hypotensie, droge tong, verminderde speekselproductie, ingevallen ogen, communicatieproblemen, slikproblemen en slechte armfunctie (Gross e.a. 1992, Iggulden 1999, Mentes e.a. 2003). *Niveau (A)*

Aanbeveling 7.2 Risicofactoren voor dehydratie
Het is zeer relevant voor verpleegkundigen om de volgende risicofactoren te observeren bij patiënten met een beroerte in het *verpleeghuis*: een vrouw zijn, leeftijd van > 85 jaar, > 4 chronische aandoeningen, > 4 geneesmiddelen en hulp nodig hebben bij het lopen (Mentes e.a. 2003). *Niveau A* (Extrapolatie evidentie onderzoek bij ouderen.)

7.2.2   Screening

Verschillende overzichtsartikelen beschrijven aspecten die belangrijk zijn voor het screenen van de vochtstatus van patiënten met een beroerte (Iggulden 1999, Olde Rikkert e.a. 1998b, Mentes e.a. 2003). In eerste instantie zou iedere patiënt gescreend moeten worden om een globale eerste indruk te krijgen van de vochtstatus. Bij de screening is het belangrijk om vochtinname en -uitscheiding te registreren. Een dagelijkse gewichtsbepaling is belangrijk daar het verlies van 1 kg overeenkomt met het verlies van 1 liter vocht. Het gewicht moet iedere dag op hetzelfde tijdstip bepaald worden en altijd op dezelfde weegschaal (Iggulden 1999). Als er aanwijzingen zijn voor dehydratie, dan is een uitgebreidere anamnese nodig (Olde Rikkert e.a. 1998b, Mentes 2001).

Conclusie
De werkgroep is van mening dat screening op dehydratie zo vroeg mogelijk moet gebeuren en regelmatig herhaald moet worden, gezien de grote gevolgen van dehydratie bij patiënten met een beroerte. *Niveau A*
De werkgroep is van mening dat verpleegkundigen bij de screening bij opname informatie moeten verzamelen over de mogelijke risicofactoren zoals gewichtsverlies, of de patiënt voor zichzelf kan zorgen en of hij last heeft gehad van abnormaal vochtverlies (Iggulden 1999, Olde Rikkert e.a. 1998b, Mentes e.a. 2001, Score Guideline 2005). *Niveau A*

Aanbeveling 7.3 Het belang van vroegtijdig screenen

Het is zeer zinvol om systematisch vroegtijdig te screenen op dehydratie vanwege de grote gevolgen van dehydratie bij patiënten en ouderen en het belang van eventueel ingrijpen (Iggulden 1999, Olde Rikkert e.a. 1998b, Mentes e.a. 2002, Score Guideline 2005). *Niveau A*

Aanbeveling 7.4 Belangrijke informatie bij het screenen

Is de patiënt onlangs afgevallen? Als de patiënt ≥ 1 kg per week is afgevallen, dan geldt de screening als positief. Een uitgebreidere anamnese en eventueel medische behandeling zijn gewenst (Iggulden 1999).

Kan de patiënt voor zichzelf zorgen en/of is hij bedlegerig?

Heeft de patiënt de laatste tijd last gehad van vochtverlies door braken, diarree, verhoogde lichaamstemperatuur, zeer snelle ademhaling (tachypnoe) of van veel urineverlies (polyurie)? (Olde Rikkert e.a. 1998b).

Een belangrijke voorwaarde is dat de betreffende persoon is gewogen op een weegschaal die precieze uitkomsten aangeeft. Ook moeten er duidelijke risicofactoren voorhanden zijn die wijzen op verstoring van de vochtbalans.

Een positieve screening. Heeft de patiënt > 1 kg aan gewicht verloren gedurende de afgelopen week, dan is er een verhoogd risico op dehydratie, met name wanneer er ook sprake is van andere risicofactoren. In die gevallen:

- houdt de verpleegkundige de vochtbalans van de patiënt bij (vochtinname en -uitscheiding);
- brengt de verpleegkundige de arts die de patiënt behandelt op de hoogte, zodat de vochttoestand van de patiënt mogelijk nader onderzocht wordt;
- weegt de verpleegkundige de patiënt dagelijks en registreert het gewicht in het behandelplan;
- geeft de verpleegkundige in het behandelplan aan dat de patiënt vaker drinken aangeboden moet krijgen.

Een negatieve screening. Is de patiënt niet meer dan een 1 kg per week afgevallen en is er ook niet eerder sprake geweest van ongewoon gewichtsverlies en spelen er geen risicofactoren, dan moet de patiënt één keer in de week gewogen worden (Mentes 2001, Iggulden 1999). *Niveau D*

Als de screening van de vochttoestand op onbalans wijst, moet de verpleegkundige meteen de behandelende arts op de hoogte stellen en behandeling inzetten ter verbetering van de vochtinname van de patiënt. Vervolgens moet er een uitgebreidere anamnese plaatsvinden om na te gaan of er sprake is van een (ernstige) verstoring van de vochtbalans.

Aanbeveling 7.5 Aandachtspunten uitgebreidere anamnese
- Acute verwarring (de patiënt heeft geen idee van plaats en tijd)
- Ingevallen gezicht en oogkassen
- Lage bloeddruk/orthostatische hypothensie
- Snelle pols
- Krachtvermindering arm
- Verminderde urineafscheiding of < 500 ml/24 uur
- Dorst
- Droge lippen, tong, mond
- Droge huid en verminderde huidturgor
- Verminderde eetlust
- Slikstoornissen. Heeft patiënt problemen met het drinken van dun vocht, verslikt hij zich?
- Verminderde mobiliteit. Heeft patiënt moeilijkheden met het optillen van een glas?
- Angst om urine te verliezen. Verliest de patiënt urine? Heeft de patiënt moeite met plassen?
- Verminderd bewustzijn
- Verminderde zelfredzaamheid
- Obstipatie
- Verhoogde lichaamstemperatuur
- Kleur van de urine (hoe donkerder de urine, hoe groter kans op dehydratie)
- Neemt de patiënt zijn medicijnen op de juiste wijze in of helemaal niet?

Aanwezigheid van andere ziektebeelden:
- Suikerziekte: een beroerte kan volgen op een verstoring van het bloedsuiker wat van invloed is op de vochthuishouding van de patiënt.
- Trombose: zijn er symptomen van trombose in de benen? Is de kuitomtrek van beide benen gelijk, zijn de benen ook koud, klaagt de patiënt over pijn? (Kelly e.a. 2004)
- Hartaandoeningen: het kan nodig zijn de vochtinname te beperken (Olde Rikkert e.a. 1997, Olde Rikkert 1998, Philips e.a. 1993, Gross e.a. 1992, Iggulden 1999). *Niveau C*

7.2.3 Laboratoriumonderzoek

Als de gedetailleerde evaluatie op een verstoring van de vochtbalans wijst, is het noodzakelijk laboratoriumonderzoek uit te voeren en kunnen er verschillende afwijkingen gevonden worden als gevolg van dehydratie of als uiting van de oorzaak ervan (*tabel 7.4*).

Tabel 7.4 Onderzoekswaarden met betrekking tot verstoring van de vochtbalans

Onderzoek	Dreigende dehydratie	Dehydratie	Overhydratie
BUN (Bloed, Ureum, Nitrogen) / creatinine	20-24	> 25	< 10
Hematocrietwaarde	Man 42-52% van referentiewaarde* Vrouw 35-47% van referentiewaarde*	> referentiewaarde* < referentiewaarde*	< referentiewaarde* > referentiewaarde*
Osmolaliteit in serum	280-300 mmol/kg	> 300 mmol/kg	< 240 mmol/kg
Serumnatrium	135-145 meq/l	> 150 meq/l	binnen refw. -< dan refw.
Osmolaliteit in urine	700-1050 mosmol/kg	> 1050 mosmol/kg	< 100 mosmol/kg
Normaal soortelijk gewicht urine	1,020-1,029	> 1,029	< 1,010
Kleur urine	donkergeel	groenbruin	kleurloos
Hoeveelheid urine	800-1200 ml/dag	< 800 ml/dag	fluctueert

*Referentiewaarde hematocriet = 0,39-0,50 l/l

7.3 Behandeling van dehydratie

Het doel van de behandeling van dehydratie is het voorkomen van dehydratie en/of verbeteren van de vochttoestand bij patiënten met een beroerte. Relevante aanbevelingen met betrekking tot risicofactoren en screening zijn aangegeven in paragraaf 7.2.

7.3.1 Interventies voor dehydratie

Slechts één onderzoek werd gevonden waarbij de effecten van een interventie voor dehydratie, in de vorm van het toedienen van intraveneuze therapie bij patiënten met een beroerte werd gemeten (Bhalla e.a. 2000). In twee andere onderzoeken zijn interventies beschreven die relevant zijn voor verpleegkundigen die voor patiënten met een beroerte zorgen in het ziekenhuis of in het verpleeghuis (Mentes e.a. 2003, Simmons e.a. 2001). Er zijn slechts twee onderzoeken die de effecten van het subcutaan toedienen van vocht meten (Slesak e.a. 2003, Weinberg e.a. 1995) en de effecten van sondevoeding bij patiënten met een beroerte (FOOD Trial Collaboration 2005). Omdat weinig literatuur werd gevonden over patiënten met een beroerte, is er ook literatuur over ouderen of algemene patiënten geraadpleegd. Ten slotte worden er in deze paragraaf adviezen en tips aan verpleegkundigen besproken die beschreven zijn in de literatuur (Mentes 2006, Kayser Jones 2006, Bennet e.a. 2000, Ferry e.a. 2005) *(tabel B.7.2).*

7.3.2 Interventies en aspecten met betrekking tot verpleegkundige zorg

Geen enkele studie onderzoekt verpleegkundige interventies met betrekking tot dehydratie en vochtbalans bij patiënten met een beroerte. Een paar overzichts- en onderzoeksartikelen bespreken verschillende aandachtspunten en adviezen die belang-

Tabel 7.5 Belangrijke aspecten bij het screenen en in kaart brengen van de vochthuishouding

Minimum Data Set (MDS)

Kenmerken van dehydratie, algemene indruk van patiënt

Te lage vochtinname

Gewicht fluctueert ca $\geq$ 1 kg per week (1,5 kg op sommige dagen)

Slikproblemen wegens droog mondslijmvlies

Herhaaldelijk/regelmatig urineweginfecties

Verhoogde lichaamstemperatuur

Bloedingen

Voeding buiten het spijsverteringskanaal of met sonde

Diarree

Behandeling met antidiuretica

Verminderde belangstelling voor eten, weigert te eten, is depressief of er is sprake van verminderd bewustzijn (niet georiënteerd in tijd en/of plaats)

Recentelijke verandering in medicatie van de patiënt (Suhayda e.a. 2002)

Okseltranspiratie

Het is mogelijk om patiënten met dehydratie in 50% van de gevallen te diagnosticeren op basis van transpiratie in de oksel (Hodgkinson e.a. 2003)

Klinische metingen

Ademhaling: wordt opvallend en sneller bij dehydratie (Iggulden 1999).

Lengte en gewicht (veranderingen in het gewicht laatste dagen): Body Mass Index.

Volledig lichamelijk onderzoek:

Bloeddruk en pols. De pols wordt zwakker en sneller bij tekort aan vocht. De bloeddruk fluctueert, daalt als patiënt opstaat.

Toename lichaamstemperatuur. De lichaamstemperatuur kan toenemen bij tekort aan vocht. Aangetoond is dat de temperatuur gemeten in de mond boven 37,8 °C en 38,3 °C in de endeldarm (die geen verband houdt met ziekte) een aanwijzing is voor een dreigende verstoring van de vochtbalans (Weinberg e.a. 1995).

Inname vocht en uitscheiding. Hoeveel heeft de patiënt de afgelopen 24 uur gedronken, hoeveel heeft hij uitgescheiden, is de vochtbalans in balans? (Iggulden 1999).

Soortelijk gewicht urine. Het normale soortelijk gewicht van urine is 1,012-1,025 gram vergeleken met water dat een soortelijk gewicht heeft van 1,000 gram. Het soortelijk gewicht neemt toe bij tekort aan vocht en de urine wordt dikker.

Kleur van de urine. Gebruik van een kleurenkaart met 8 kleurstalen, van lichtgeel (1) tot groenbruin (8) (Wakefield e.a. 2002, Mentes e.a. 2002). Als de vochtbalans goed is, dan is de kleur tussen 1 en 3; van 4 tot 6 behoeft de vochtstatus aandacht; en bij 7 tot 8 is er een tekort aan vocht. Dit is een goedkope methode voor de regulering van de vochtbalans en bijzonder efficiënt om vochtveranderingen per individu te kunnen volgen, zeker als er weinig veranderingen zijn op het gebied van voedselgewoonten, medicijnen en aandoeningen (Wakefield e.a. 2002).

Vochtigheidsgraad huid - huidturgor, waarbij bekeken wordt hoe snel de huid op de rug van de hand weer straktrekt nadat eraan getrokken is.

Vochtigheidsgraad mondslijmvlies (droge mond, tong, lippen). Wanneer het slijmvlies in de mond droger en gevoelig wordt, kan dat wijzen op tekort aan vocht.

Dagelijks wegen. De patiënt dagelijks op dezelfde weegschaal wegen als er sprake is van een verstoring van de vochtbalans, wekelijks om de vochttoestand te controleren.

>>

>> *Dorstgevoel.* Dorstgevoel geeft over het algemeen aan dat de lichaamscellen vocht nodig hebben. Bij oudere patiënten is vaak sprake van een afgenomen dorstprikkel. Er is echter in de regel veelal sprake van een verminderd dorstgevoel.

Vochtophoping (oedeem). Er is sprake van oedeem als vocht zich ophoopt in het intercellulaire weefsel van het lichaam, vooral in de onderste ledematen. Dit vocht wordt dan niet benut voor de stofwisseling van het lichaam. Een verstoring van de vochtbalans, een tekort aan vocht kan zo ontstaan wegens grote vochtophoping. Het is van belang te beseffen dat oedeem ook kan wijzen op tekort aan vocht zeker daar eerder de relatie gelegd wordt met overhydratie/vochtophoping (Gross e.a. 1992).

Algemene indruk van patiënt. Bij een verstoring van de vochtbalans / tekort aan vocht zijn de ogen ingevallen en trekt de huid strak over het gezicht.

Gezwollen halsaders. De patiënt ligt in semi-Fowler houding en de tijd wordt gemeten dat de halsaders er over doen om weer op te zwellen nadat zij zijn 'leeggemaakt' door er met een hand over te strijken. Als de aders er langer dan 1-2 seconden over doen om te vol te lopen is er groot risico op een dreigend tekort aan vocht (dehydratie). Halsaders zwellen op bij hyperhydratie en dat is vooral zichtbaar als de patiënt gaat liggen (Gross e.a. 1992).

Gezwollen aders in de handen. Bij een tekort aan vocht zijn de aders in de handen samengetrokken en doen er lang over zich te vullen (Iggulden 1999).

Gezwollen (blauwe) aders in de voeten. Meting van de snelheid van het zwellen van de aders in de voeten nadat met de vingers op de aders van de voet is gedrukt. De volgende standaard wordt gebruikt: 0 = de aders zwellen meteen op (aderzwelling) < 1 seconde; 1 = mogelijk om de gang van het bloed door de aders goed te volgen < 3 seconden (aderzwelling); 2 = het bloed gaat langzaam terug, de ader heeft 3 seconden nodig om op te zwellen; 3 = de ader was duidelijk zichtbaar bij het begin en niet duidelijk zichtbaar na het legen (Rosher e.a. 2004).

Bio-elektrische impedantieanalyse (BIA). Meet de hoeveelheid vocht in het lichaamsweefsel, vetweefsel en spierweefsel en kan zo de hoeveelheid extracellulair vocht (ECF) en de totale hoeveelheid lichaamswater bepalen. Stroom wordt slecht geleid door bot en vet en veel beter door alle andere lichaamsweefsels. De elektrische weerstand vormt daarmee de basis om de vetvrije massa te berekenen. Vervolgens wordt hiervan het percentage lichaamsvet afgeleid.

Gebaseerd op elektrische geleiding van een wisselstroom door het lichaam, meet de weerstand bij een vastgestelde frequentie (50 kHz) in het lichaamsweefsel. Bekend staat dat het gemakkelijk en wenselijk is wanneer de patiënt niet heeft gegeten en gedronken gedurende op zijn minst drie uren. Bij vrouwen moet er altijd op hetzelfde moment van de maand gemeten worden. Dit meetinstrument meet de totale hoeveelheid lichaamswater (deel vocht, spieren en vet) (Ritz 2001).

Multifrequentie bio-elektrische impedantieanalyse (MF-BIA). Meetinstrument dat de hoeveelheid lichaamswater meet (extracellulair water en de totale hoeveelheid lichaamswater) door het meerdere malen sturen van gelijkstroom op verschillende hogere frequenties. Het meetinstrument is eenvoudig in gebruik, goedkoop, kost weinig tijd en is gemakkelijk te gebruiken bij oudere patiënten (Olde Rikkert e.a. 1997) *(tabel B.7.1).*

---

rijk zijn bij het voorkomen van dehydratie bij patiënten (Kayser-Jones 2006, Ferry e.a. 2005, Simmons e.a. 2001, Mentes e.a. 2003, Weinberg 1995/American Medical Association Annual Meeting recommendations 1995). Omdat het hier niet om onderzoeken gaat, worden deze adviezen en tips direct aangegeven in de hiernavolgende aanbevelingen met de relevante literatuur. Wel zijn er enkele onderzoeken verricht naar het toedienen van verdikte vloeistoffen bij patiënten met een beroerte; daaruit bleek dat deze patiënten risico lopen op dehydratie (Finestone e.a. 2001, Whelan 2001). In een onderzoek zijn twee groepen patiënten met een beroerte en slikproblemen vergeleken, waarbij in groep 1 de patiënten eerst sondevoeding en intraveneuze voeding kregen en later gewone voeding, en in groep 2 de patiënten alleen verdikte vloeistoffen kregen. Uit dit onderzoek bleken de patiënten in groep 1 significant meer vocht binnen te krijgen dan de patiënten in groep 2 (p < 0,0001). De auteurs concluderen dat patiënten die verdikte vloeistoffen krijgen niet voldoende vocht binnenkregen en dat de patiënten die intraveneuze en sondevoeding krijgen ruim voldoende voeding en vocht binnenkregen (Finestone e.a. 2001).

Conclusie

Er zijn aanwijzingen dat patiënten met een beroerte die ook slikproblemen hebben en verdikte vloeistoffen krijgen, kans lopen op een tekort aan vocht (Finestone e.a. 2001, Whelan 2001) *(tabel B.7.3)*. *Niveau B*

Aanbeveling 7.6 Het toedienen van verdikte vloeistoffen

Het is zeer zinvol voor verpleegkundigen om er goed op te letten dat, indien patiënten met beroerte en slikproblemen verdikte vloeistoffen krijgen, zij genoeg vocht binnenkrijgen en eventueel intraveneuze of sondevoeding zouden moeten krijgen (Finestone e.a. 2001, Whelan 2001). *Niveau B*

Een van de belangrijke aandachtspunten voor verpleegkundigen is het berekenen van de 24-uursvochtstatus van de patiënt *(kader Berekening 24-uursvochtstatus)*. In de literatuur is er geen gouden standaard met betrekking tot het bepalen van de vochtbehoefte van patiënten.

Berekening 24-uursvochtstatus

Voor iedere patiënt afzonderlijk moet de individuele vochtbehoefte bepaald worden. Bij het berekenen van de vochtbehoefte is het mogelijk om de volgende norm te hanteren:

100 ml voor de eerste 10 kg (gewicht patiënt), 50 ml voor de volgende 10 kg en 15 ml voor iedere kilo die volgt. Zo heeft een man van 70 kg 2250 ml nodig (Suhayda e.a. 2002).

Andere standaards zijn:

1600 ml/m² lichaamsoppervlak per dag (Gaspar 1999);

30 ml/kg lichaamsgewicht maar nooit minder dan 1500 ml/dag (Gaspar 1999);

1 ml/kg aan vocht voor volwassen patiënten (Ferry e.a. 2005).

Gescreend moet worden of de patiënt zelf kan drinken of vocht in kan nemen via de mond, en of hij wensen en behoeften heeft met betrekking tot de drinkvoorziening of het aanbod.

Aanbeveling 7.7 Algemene zorg bij verstoring van de vochtbalans

Voor alle onderstaande aspecten geldt dat verpleegkundigen en patiënten samen het doel van de vochtbehandeling bepalen.

- Identificeer en corrigeer oorzaken van dehydratie die mogelijk te veranderen zijn, zoals overgeven en diarree.
- Meet inname van vocht en uitscheiding.

- Zorg ervoor dat drinken onder handbereik is en bied meerdere malen per dag drinken aan.
- Gebruik glazen en kopjes die niet te groot of te zwaar zijn voor de patiënt om vast te houden.
- Geef kleine porties drinken en geef het vaker – verpleegkundigen kunnen dit aanbieden elke keer dat zij de kamer binnenlopen.
- Stimuleer de patiënt om minstens 1 glas water (150 ml) te drinken bij elke maaltijd, tussen de maaltijden en voor het slapen gaan (tot 1500 ml/dag).
- Stimuleer patiënten om op zijn minst 1500 ml per dag te drinken, behalve als de patiënt vochtinname moet beperken op medisch advies.
- Bied drinken aan op vaste tijdstippen van de dag.
- Bied drinken aan iedere keer dat er medicijnen gegeven worden, bijvoorbeeld 1 glas (150 ml).
- Bied de patiënt diens favoriete drank aan.
- Bied verschillende soorten dranken aan, zoals water, bouillon, een sportdrank, koolhydraatdranken of gesuikerde dranken, maar ook allerlei soorten vruchtendranken.
- Bied waterijsjes aan en/of sinaasappelsap of appelsap en zorg dat deze binnen handbereik zijn.
- Bij warm weer: wees extra alert op vochtafname en mogelijke verdroging.
- Geef informatie aan patiënten, mantelzorgers en collega´s over het belang van voldoende vochtinname.
- Geef aan collega-verpleegkundigen, verzorgenden en voedingsassistenten feedback over het geven van vocht aan patiënten, met name indien zij patiënten assisteren die zelf niet in staat zijn om zelfstandig te drinken.
- Houd voortdurend toezicht op patiënten die het risico lopen op een verstoring van de vochtbalans/dehydratie.

(Kayser-Jones 2006, Ferry e.a. 2005, Simmons e.a. 2001, Mentes e.a. 2003, Weinberg 1995/American Medical Association Annual Meeting Recommendations 1995). *Niveau D/GPP*

7.3.3 Interventie: extra drankjes en favoriete drankjes aanbieden

Twee onderzoeken hebben het toedienen van extra drankjes onderzocht. Eén onderzoek was gericht op verpleeghuisbewoners. De interventiegroep kreeg extra drankjes waarbij de volgende gouden standaard werd gebruikt: doel voor vochtinname 100 ml/ kg voor de eerste 10 kg (gewicht patiënt), 50 ml/kg voor de volgende 10 kg en 15 ml/kg voor de resterende kg. De interventie bestond verder uit het structureel aanbieden van drankjes als volgt: a) standaard 180 ml bij medicatie; b) het aanbieden van drank elke ochtend en avond (*fluid rounds*); c) 'happy hour' en theetijd 2 keer per week in de middag. De resultaten hebben geen significante effecten van de interventie aangetoond, (Mentes e.a. 2003). Een vergelijkend onderzoek uitgevoerd bij oudere verpleeghuisbewoners (N = 63) richtte zich op het meten van de effecten van verschillende interventies die zijn gegeven in 3 fasen en de uitkomsten zijn vergeleken met patiënten in een controlegroep. De interventie werd gegeven gedurende 32 weken. In fase 1 – gedurende 16 weken – werden patiënten eenmaal per dag aangespoord om te drinken tussen maaltijden. In fase 2 – gedurende 8 weken – werden de deelnemers 8 keer per dag aangespoord om extra te drinken. In fase 3 – gedurende 8 weken werden deelnemers 8 keer per dag aangespoord om te drinken en kregen zij ook favoriete drankjes aangeboden (Simmons e.a. 2001). Uit het onderzoek bleek dat de meeste deelnemers (78%) tussen de maaltijden dronken als reactie op de aansporing (fase 1 en 2). Een groep van deelnemers (21%), ging pas meer drinken toen zij favoriete dranken aangeboden kregen (fase 3). De interventiegroep had significant minder symptomen van dehydratie dan de controlegroep (Simmons e.a. 2001). Dit onderzoek laat zien dat het structureel aansporen van patiënten om te drinken en een favoriete drank aanbieden een effectieve interventie is om vochtinname te stimuleren bij patiënten.

Conclusie

Het is aannemelijk dat het structureel aanbieden van extra drankjes, waarbij patiënten extra worden aangespoord om goed te drinken (minimaal 8 keer per dag) en waarbij een favoriete drank wordt aangeboden, een effectieve interventie is om patiënten meer te laten drinken (meer vochtinname te stimuleren) (Simons e.a. 2001). *Niveau B*
Er zijn aanwijzingen dat het structureel aanbieden van extra dranken, aan de hand van de gouden standaard (doel voor vochtinname): 100 ml/kg voor de eerste 10 kg (gewicht patiënt), 50 ml/kg voor de volgende 10 kg en 15 ml/kg voor de resterende kg, patiënten kan helpen meer te drinken *(tabel B.7.4)* (Mentes e.a. 2003). *Niveau C*

Aanbeveling 7.8 Extra drankjes en favoriete drankjes aanbieden
Het is zeer zinvol voor verpleegkundigen om patiënten met een beroerte structureel extra drankjes aan te bieden en hen aan te sporen (minimaal 8 keer per dag) om goed te drinken en daarbij een favoriete drank aan te bieden (Simmons e.a. 2001). *Niveau C*

Aanbeveling 7.9 Extra drankjes en favoriete drankjes aanbieden
Het is zeer zinvol voor verpleegkundigen om patiënten structureel drankjes aan te bieden (waarbij de gouden standaard wordt gebruikt: doel voor vochtinname 100 ml/kg voor de eerste 10 kg (gewicht patiënt), 50 ml/kg voor de volgende 10 kg (gewicht) en 15 ml/kg voor de resterende kg). Daarnaast moeten op andere momenten drankjes worden aangeboden: standaard 180 ml vocht bij medicatie; extra rondjes elke ochtend en avond; extra 'borreltijd' en/of theetijd 2 keer per week in de middag. Dit kan patiënten ondersteunen bij het drinken (Mentes e.a. 2003). *Niveau C*

Tabel 7.6   Standaard infuusvloeistoffen

Soort	Kenmerken	Gebruik	Risico's
Zoutwater- en glucoseoplossingen (kristalloïde oplossingen)	a Elektrolytoplossingen, zoals NaCl 0,9%, ringeracetaat, ringerlactaat b Glucoseoplossing, met elektrolyten zoals glucose 5% en glucose 5% met Na^+ 40 en K^+ 20	a Gebruikt voor vochttoediening en herstel van vochtverlies. b Gebruikt als onderhoudsvochtbehandeling en/of voeding gedurende korte periode.	Er moet gelet worden op de osmolaliteit van het vocht, of het hypotoon, hypertoon of isotoon is. Oudere patiënten lopen het risico om vocht vast te houden (oedeem); er moet goed op gelet worden dat de patiënt niet kortademig wordt.
Zetmeeloplossingen (colloïdoplossingen)	Hydroxyethylzetmeelinfusies (Voluven®) en dextraninfusies (Macrodex®, Rheomacrodex®)	Om het vochtgehalte in het aderstelsel op niveau te houden en de bloeddruk te verhogen.	Zetmeeloplossingen kunnen overvulling van het hart en het bloedsomloopsysteem (circulatory overload) veroorzaken omdat het vocht snel uit het intercellulair water wordt geperst in het aderstelsel.
Voedingsinfuusoplossingen	Oplossingen of mengsel van suiker/glucose, aminozuren, vet en vitamines	Ondervoeding/verstoring van vochthuishouding wanneer de patiënt geen voeding via het spijsverteringskanaal tot zich kan nemen. Verstoring in de opname van voedsel van spijsverteringskanaal.	Er moet gelet worden op de osmolaliteit van het vocht, of het hypotoon, hypertoon of isotoon is. Oudere patiënten lopen het risico om vocht vast te houden (oedeem), er moet goed op gelet worden dat de patiënt niet kortademig wordt

Bron: Cook 2003; Hacke e.a. 2000

7.3.4   Intraveneuze vochttoediening

Onderzoek heeft aangetoond dat het intraveneus toedienen van vocht bij patiënten effectief is bij het voorkomen van dehydratie (Ronning e.a. 1998, Sulter e.a. 1999, Bhalla e.a. 2001). In twee onderzoeken waarbij intraveneus vocht was toegediend, bleek de bloeddruk niet significant gedaald in vergelijking met patiënten die alleen iets te drinken kregen (Rönning e.a. 1998, Sulter e.a. 1999). In het onderzoek van Bhalla e.a. bleken patiënten die intraveneus vocht kregen, geen snelle verlaging in osmolaliteit te hebben in vergelijking met patiënten die alleen vocht kregen als drank. De auteurs concluderen dat patiënten met een verhoogde plasma-osmolaliteit bij opname een slechtere overlevingskans na drie maanden hebben (Bhalla e.a. 2000).

Doel van intraveneuze vochttoediening

Het doel van intraveneuze vochttoediening is in de eerste plaats om een verstoring van de zouthuishouding te bestrijden; ter compensatie van het vochtverlies van intracellulair water, intercellulair water of extracellulair water in het lichaam of om het zuur-base-evenwicht van het lichaam te verbeteren. De osmolaliteit van het vocht behoeft aandacht, dat betekent of het hypotoon, hypertoon of isotoon is, omdat vocht met een hele hoge osmolaliteit (> 400 mosm/l) niet via infuus wordt gegeven omdat hypotone vloeistoffen tot irritaties kunnen leiden.

Standaard infuusoplossingen worden onderverdeeld in zoutwateroplossingen, glucoseoplossingen, albumine- of zetmeeloplossingen, voedingsoplossingen of combinaties/mengsels van deze oplossingen om toe te dienen in een continu infuus (Hacke e.a. European Guideline Stroke 2000).

Deze oplossingen zijn onder te verdelen in drie hoofdgroepen (tabel B.7.5).

Conclusie

Het toedienen van intraveneuze hydratie bij patiënten die kans hebben op dehydratie is een veilige en effectieve therapie om dehydratie bij patiënten met een beroerte te voorkomen of te behandelen (Ronning e.a. 1998, Sulter e.a. 1999, Bhalla e.a. 2000). *Niveau B*

Aanbeveling 7.10 Intraveneuze vochttoediening

Indien de patiënt risico loopt op dehydratie is het veilig en effectief om intraveneus vocht te geven aan de patiënt (Ronning e.a. 1998, Sulter e.a. 1999, Bhalla e.a. 2000)

Vocht met een hoge osmolaliteit (> 400 mosm/L) moet *niet* via infuus gegeven worden omdat het irritaties kan geven.

Het geven van isotoon vocht (RA 5%, NaCL 0,9%) gedurende de eerste 24 uur na een beroerte doet de bloeddoorstroming in de hersenen toenemen en verkleint de kans op dehydratie.

In geval van langdurige uitdroging, moet gekozen worden voor vocht met een lagere osmolaliteit (hypotoon) (< 250 Osm/L).

Bij intraveneuze vochtinname is het belangrijk om voortdurend toezicht te houden (Ronning e.a. 1998, Sulter e.a. 1999, Cook 2003, Hacke e.a. 2000, Bhalla e.a. 2000, Bhalla 2001). *Niveau D*

7.3.5   Subcutane vochttoediening

Twee reviews hebben aangetoond dat het subcutaan toedienen van vocht ofwel hypodermoclysis een veilige en effectieve behandeling is bij dehydratie (Rochon e.a. 1997, Slesak e.a. 2003, Turner e.a. 2004). In een onderzoek zijn uitkomsten van patiënten (N = 96) die intraveneuze vochttoediening kregen vergeleken met patiënten die subcutane vochttoediening kregen ter behandeling van dehydratie. Uit dit onderzoek bleek dat vochttoediening onder de huid in de buikstreek een even goede methode is als intraveneuze vochttoediening. Bij beide groepen kwamen complicaties voor, waarbij er geen verschil tussen de groepen was (Slesak e.a. 2003). Het subcutaan toedienen van vocht verdient de voorkeur bij specifieke patiëntengroepen met risico op dehydratie, bijvoorbeeld bij patiënten met delier of bij wie het moeilijk is om een infuus aan te leggen (Turner e.a. 2004).

Conclusie

Hypodermoclysis of vochttoediening subcutaan is een veilige en effectieve behandeling voor patiënten die risico lopen op dehydratie *(tabel B.7.4)* (Rochon e.a. 1997, Slesak e.a. 2003, Turner e.a. 2004). *Niveau B*

Aanbeveling 7.11 Subcutane vochttoediening – hypodermoclysis

Het is zeer relevant voor verpleegkundigen (in goede overeenstemming met behandelend arts en andere disciplines) om hypodermoclysis of subcutane vochttoediening toe te passen bij patiënten die risico lopen op dehydratie (Rochon e.a. 1997, Slesak e.a. 2003, Turner en Cassano 2004). *Niveau B*

Het is belangrijk dat verpleegkundigen het volgende afwegen bij de keuze voor subcutane vochttoediening:

- Als de aders van de patiënt gespaard moeten worden of als hij verward is, gaat de voorkeur uit naar subcutane vochttoediening (Slesak e.a. 2003).
- Gekozen moet worden voor een plek in de buikstreek of achter op de dij om vocht toe te dienen (Weinberg e.a. 1995).
- Het is mogelijk om de totale hoeveelheid à 1500 ml/24 uur subcutaan te geven in een infuus en de totale hoeveelheid à 3000 ml/24 uur in twee infusen tegelijk (Iggulden 1999, Weinberg 1995/American Medical Association Annual Meeting Recommendations 1995).

7.3.6   Sondevoeding

Het toedienen van sondevoeding wordt vaak gedaan bij patiënten met een beroerte die slikproblemen hebben om risico op dehydratie te voorkomen. Verschillende onderzoeken hebben effecten van sondevoeding gemeten op de voedingstoestand van patiënten met een beroerte. De effecten van het toedienen van voeding via Pegasonde (*percutaneuous endoscopic gastrostomy*), ook wel pegsonde of voedingskatheter genoemd, zijn vergeleken met nasogastrische sonde. De Pegasonde bleek effectiever in het verbeteren van de voedingstoestand en het gewicht van de patiënten (Bath e.a. 2007). Echter, dit waren kleine onderzoeken en is meer onderzoek nodig. In de Food Trial bleken patiënten die vroegtijdig sondevoeding kregen minder risico te hebben op overlijden (FOOD Trial Collaboration 2005). Op basis hiervan is er geen eenduidig effect van het toedienen van voeding via verschillende voedingssondes.

Conclusie

De evidentie voor het toedienen van voeding met een sonde, namelijk Pegasonde of met nasogastrische sonde, is niet eenduidig. Beide methoden kunnen toegepast worden in goed overleg met andere disciplines.

Tabel 7.7   Classificatieschaal verstoring van de vochtbalans

---

0 =   Bij onderzoek blijkt de vochtbalans van de patiënt binnen de normale grenzen; fysiologische parameters en uitslagen van onderzoeken zijn binnen het referentiekader.

+1 =   Het vermoeden bestaat dat de patiënt een lichte vorm van vochttekort heeft; de bloeddruk en onderzoeksuitkomsten zijn gemiddeld, natrium < 145.

+2 =   De patiënt heeft een tekort aan vocht op laag niveau; veel klinische kenmerken zijn zichtbaar en de uitslagen van labonderzoek zijn afwijkend wat veel waarden betreft.

+3 =   De patiënt heeft duidelijk een tekort aan vocht; de kenmerken zijn duidelijk en de waarden van het labonderzoek zijn erg afwijkend. BUN: creatinine = 20/1 (normaal > 25/1).

Na > 145 mEq/L, osmolaliteit > 300 of BUN (bloed ureum nitrogeen) is verhoogd.

Bron: Gross e.a. 1991

Aanbeveling 7.12 Sondevoeding

Als de patiënt niet veilig kan slikken en/of gedurende langere tijd geen voeding kan slikken of langdurig te weinig eet, wordt soms besloten om voeding te geven via een nasogastrische sonde.

Indien het gaat om slikproblemen, geeft de logopedist advies over sondevoeding. Wanneer een patiënt langdurig niet voldoende eet, geeft de diëtist advies over sondevoeding.

Wanneer een neusmaagsonde slecht wordt verdragen en/of indien geen vooruitgang is in het slikvermogen, dan wordt soms voeding gegeven via een Peg-sonde, waarbij de voedingssonde via de buikwand wordt geplaatst en vocht/voeding toegediend, continu of in porties met een spuit (Bath e.a. 2007, FOOD Trial Collaboration 2005). *Niveau C*

Literatuur

Bath, P.M.W., Bath-Hextall, F.J., Smithard, D.G. (2007) Interventions for dysphagia in acute stroke The Cochrane Collaboration, The Cochrane Library Issue 1. www.thecochranelibrary.com

Bennet, J.A. (2000) Deydration: Hazards and benefits. Geriatric Nursing, 21(2):84-87.

Bhalla, A., Sankaralingam, S., Dundas, R., Swaminathan, R., Wolfe, C.D., Rudd, A.G. (2000). Influence of raised plasma osmolality on clinical outcome after acute stroke. Stroke, 31(9):2043.

Bhalla, A., Wolfe, C.D.A., Rud d, A.G. (2001). Management of acute physiological parameters after stroke. Q J Medicine 94(3):167-172.

Chidester, J.C., Spangler, A.A. (1997) Fluid intake in the institutionalized elderly. J Am Diet Assoc 97(1):23-8; quiz 29-30. Erratum in: J Am Diet Assoc 1997 97(6):584.

Cook, L. (2003). IV fluid resusciation. J Infus Nurs, vol. 26(5):296-303.

Donnelly, M. (1999). The Benefits of hypodermoclysis. Nursing Standard 13(52):44-45.

Eaton, D., Bannister, P., Mulley, G.P. en Conolly, M.J. (1994). Axillary sweating in clinical assessment of dehydration in ill elderly patients. BMJ 308(6939):1271.

Finestone, H.M., Foley, N.C., Woodbury, G. en Greene-Finestone, L. (2001). Quantifying fluid intake in dysphagic stroke patients: a preliminary comparison of oral and nonoral strategies. Arch Phys Med Rehabil 82(12):1744-6.

Ferry, M., Manz, F., Armstrong, L., Sawka, M., Ritz, P., Rosenberg, I. (2005). Strategies for ensuring good hydration in the elderly. Nutrition Reviews 63(6):22-29.

FOOD Trial Collaboration (2005). Effect on timing and method of enteral tube feeding for dysphagic stroke patients (FOOD): a multicentre randomised controlled trial. The Lancet, 364:764-772.

Gaspar, P.M. (1999). Water intake of nursing home residents. J Gerontol Nurs, 25(4):23-27.

Gross, C.R., Lindquist, R.D., Woolley, A.C., Granieri, R., Allard, K. en Webster, B. (1992). Clinical indicators of dehydration severity in elderly patients. J Emerg Med 10(3):267-74.

Hacke,W., Kaste, M., Skyhoj Olsen, T., Orgogozo, J.-M. en Bogousslavsky, J. (2000). European Stroke Initiative (EUSI) recommendations for stroke management: the European stroke initiative writing committee. Eur J Neurol 7(6):607-623.

Hodgkinson, B., Evans, D. en Wood, J. (2003). Maintaining oral hydration in older adults: A systematic review. Int J Nurs Pract 9(3):19-28.

Iggulden, H. (1999). Dehydration and electrolyte disturbance. Nursing Standard 13(19):48-54.

Kayser-Jones, J., Porter, C., Barbaccia, J.C. en Shaw, H. (1999). Factors contributing to dehydration in nursing homes: Inadequate staffing and lack of professional supervision, J Am Ger Soc 47(10):1187-1194.

Kayser-Jones, J. (2006) Preventable causes of dehydration: Nursing home residents are especially vulnerable. Am J Nurs 106(6):45-49.

Kelly, J., Hunt, B.J., Lewis, R.R., Swaminathan, R., Moody, A., Seed, P.T., Rudd, A. (2004) Dehydration and venous thromboembolism after acute stroke. QJM 97(5):293-6.

Mentes, J., Culp, K. (2003). Reducing Hydration-Linked Events in Nursing Home Residents. Clinical Nursing Research 12(3):210-225.

Mentes, J.C. (2000). Hydration management protocol. J Gerontol Nurs, 26(10):6-15.

Mentes, J. (2006) Oral hydration in older adults: greater awareness is needed in preventing, recognizing, and treating dehydration. Am J Nurs 106(6):40-9; quiz 50.

Olde Rikkert, M.G., Deurenberg, P., Jansen, R.W., van 't Hof, M.A., Hoefnagels, W.H. (1997). Validation of multi-frequency bioelectrical impedance analysis in detecting changes in fluid balance of geriatric patients. J Gerontol Series A-Biological Sciences & Medical Sciences, 52(3):137-41.

Olde Rikkert, M.G.M., Van 't Hof, M.A., Baadenhuysen, H., Hoefnagels, W.H.L. (1998a). Individuality and responsiveness of biochemical indices of dehydration in hospitalized elderly patients, Age Ageing, 27(3):311-319.

Olde Rikkert, M.G.M. (1998b). Age Related changes in body fluid compartments and the assessment of dehydration in old age. Facts, Research and Interventions in Geriatrics Serie, 9-33.

http://gateway.ut.ovid.com/gw1/ovidweb.cgi?S=IDNJHKIDCHOFEL00D&Search+Link=%22Phillips+PA%22.au.Phillips, P.A., Johnston, C.I. en Gray, L. (1993). Disturbed fluid and electrolyte homoeostasis following dehydration in elderly people. Age & Ageing. 22(1):26-33.

Yun, A.J., Lee, P.Y. en Bazar, K.A. (2005). Can thromboembolism be the result, rather than the inciting cause, of acute vascular events such as stroke, pulmonary embolism, mesenteric ischemia, and venous thrombosis?: a maladaptation of the prehistoric trauma response. Medical Hypotheses, 64(4):706-716.

Rhodes, K.M. (1995). Can the measurement of intraocular pressure be useful in assessing dehyderation and rehydration? J Am Geriatr Soc, 43(5):589-590.

Ritz, P. (2001). Bioelectrical Impedance Analysis Estimation of Water Compartments in Elderly Diseased Patients. J Gerontol Series A: Biological Sciences and Medical Sciences, 56:344-348.

Ritz, P. (2001) Investigators of the Source Study and the Human Nutrition Research. Chronic Cellular Dehydration in the aged patient. J Geront, Series A, Biological Sciences and Medical Sciences 56A:349-52.

Rochon, P.A., Gill, S.S., Litner, J., Fischbach, M., Goodison, A.J., Gordon, M. (1997) A systematic review of the evidence for hypodermoclysis to treat dehydration in older people. J Geront, Series A, Biological Sciences and Medical Sciences 52(3):M169-76. Review.

Ronning, O.M., Guldvolg, B. (1998) Stroke unit versus medical wards, II. Neuological deficits and activities of daily living: a quasi-randomized controlled trial Stroke 29(586-590).

Rosher, R.B. en Robinson, S.B. (2004). Use of foot veins to monitor hydration in the elderly. J Am Geriatr Soc 52(2):322-324.

Simmons, S.F., Osterweil, D., Schnelle, J.F. (2001) Improving food intake in nursing home residents with feeding assistance: a staffing analysis. J Geront, Series A, Biological Sciences and Medical Sciences 56(12):M790-4.

Slesak, G., Schürle, J.W., Kinzel, E., Jakop, J. en Dietz, K. (2003). Comparison of subcutaneous and intravenous rehydration in geriatric patients: A randomized trial. J Am Geriatr Soc, 51:155-160.

Stroke Unit Trialists Collaboration (1997) How do stroke units improve patient outcomes? A collaborative systematic review of the randomized trials. Stroke Unit Trialists Collaboration. Stroke 28(11):2139-44.

Stroke Canadian Optimization of Rehabilitaton through Evidence – SCORE Evidence Based Recommendations for the Upper and Lower Extremities and Risk Assessment Post Stroke 2005. www.ebrsr. com.

Suhayda, R. en Walton, J.C. (2002). Preventing and managing dehydration. Medical Surgical Nursing 11(6):267-278.

Sulter, G., De Keyser, J. (1999) From stroke unit care to stroke care unit J Neurol Sci 162:1-5.

Turner, T., Cassano, A.M. (2004) Subcutaneous dextrose for rehydration of elderly patients: an evidence based review. BMC. Geriatrics 4:1-6.

Wakefield, B., Mentes, J., Diggelmann, L., Culp, K. (2002). Monitoring hydration status in elderly veterans. West J Nurs Res 24;(2):132-142.

Watkins, C., Lightbody, C., Theofanidis, D., Sharma, A.K. (1997) Hydration where do we go from here? Clin Effect Nurs 1:76-78.

Weinberg, A.D., Minaker, K.L, the Council on Scientific Affairs, American Medical Association (1995). Dehydration. Evaluation and management in older adults. JAMA;274(19):1552-1556.

Weinberg, Levensque, Beal, Cunningham, Minaker (1994). Dehydration and electrolyte disturbance. Nurs Standard 13(19):48-54.

Whelan, K. (2001). Inadequate fluid intakes in dyspagic acute stroke. Clin Nutr, 20(5):423-428.

8   Cognitieve stoornissen na een beroerte

Marijke Rensink, Marieke Schuurmans en Thóra B. Hafsteinsdóttir

8.1   Inleiding

Cognitie is een verzamelwoord voor het totaal aan mentale processen en activiteiten in de hersenen die nodig zijn om te kunnen voelen en op te merken, te herinneren, te denken en te begrijpen en adequaat te kunnen reageren en te handelen (Ashcraft 2006). Cognitieve stoornissen hebben een negatief effect op de uiteindelijke functionele uitkomst na een beroerte en vergroten de kans op het ontwikkelen van een dementie (Henon 2006). Cognitieve en motorische mechanismen zijn geen onafhankelijke elementen, maar onafscheidelijke delen van hetzelfde functionele systeem (Mulder 2001). Vooral in de vroege fase van het herleren van vaardigheden spelen cognitieve factoren een cruciale rol. Het is daarom zeer relevant om inzicht te hebben in de cognitieve veranderingen na een beroerte (Hochstenbach 1999, Patel 2002, Stephens 2005). Juist voor verpleegkundigen die zich bezighouden met de dagelijkse zorg is het belangrijk oog te hebben voor zowel de fysieke als de cognitieve factoren *(tabel B.8.1 en B.8.2).*

8.2   De belangrijkste cognitieve stoornissen na een beroerte

Cognitieve stoornissen worden onderscheiden in stoornissen die één domein betreffen en globale vasculaire cognitieve stoornissen.

8.2.1   Domeinstoornissen

De domeinstoornissen zijn onder te verdelen in onderstaande categorieën.

Apraxie
Apraxie is een stoornis in het handelen, zonder dat er sprake is van en verlamming of een sensibiliteitsstoornis. Bij een motorische apraxie kan een patiënt de handeling wel automatisch uitvoeren maar als een handeling wordt opgedragen – bijvoorbeeld leg uw arm over uw hoofd – of gevraagd wordt een handeling na te doen, kan de patiënt het niet. Bij een ideationele apraxie is de uitvoering van een handeling gestoord:

een patiënt weet niet meer hoe de volgorde is bij het uitvoeren van een complexe taak, zoals bijvoorbeeld thee zetten.

In de praktijk kan het voor een hulpverlener heel frustrerend zijn als een patiënt in de ogen van de verpleegkundige iets niet wil, terwijl even later de gevraagde handeling spontaan wel wordt uitgevoerd. In de acute fase heeft ongeveer 30% van de patiënten een vorm van apraxie (Donkervoort 2000). Het komt vaker voor bij patiënten met een laesie in de linker hemisfeer *(tabel B.8.1 en B.8.2)*.

- *Kledingapraxie*   Problemen met aankleden die niet verklaard kunnen worden door de verlamming of sensibiliteitsstoornissen, worden kledingapraxie genoemd. Hoewel het woord duidt op een stoornis in de uitvoering van de handeling, is de oorzaak eerder gelegen in problemen met ruimtelijke oriëntatie van het lichaam en het lichaamsschema.

Afasie

Bij afasie gaat het om een stoornis in het begrip, verwerking en produceren van taal, zowel schriftelijk als mondeling. Soms gaat afasie gepaard met lees- en rekenstoornissen (alexie en agrafie). Zie verder hoofdstuk 9 over communicatie.

Agnosie

Agnosie betreft stoornissen in de herkenning van objecten en gezichten.

Neglect

Het negeren van een deel van de ruimte of het eigen lichaam wordt neglect genoemd. Het meest kenmerkende van neglect is het niet reageren op prikkels en niet kunnen richten van de aandacht op een bepaald deel van de ruimte. Het komt vaker voor bij laesies in de rechter hersenhelft. Neglect komt veel voor in de acute fase, bij 23% van de patiënten na een beroerte (Appelros 2003a). De meest ernstige vorm is het ontbreken van ziekte-inzicht, een stoornis die in de acute fase na de beroerte veel voorkomt (Hochstenbach 1999, Nys 2005b, c).

8.2.2   Globale vasculaire cognitieve stoornissen

De volgende stoornissen kunnen zich voordoen.

- *Attentie*   Attentie is in de eerste plaats arousal, het alert zijn en daarnaast de selectieve aandacht gericht op een bepaald doel. Attentiestoornissen kunnen voorkomen zonder dat er sprake is van neglect (Ashcraft 2006).
- *Executieve/uitvoerende functies*   De term is een paraplubegrip voor verschillende cognitieve processen: het switchen van de ene taak naar de andere, flexibiliteit, initiatief nemen, planning en probleem oplossen, het vloeiend en effectief kunnen uitvoeren van een handeling, zichzelf kunnen corrigeren en op tijd kunnen stoppen met een handeling. De denksnelheid kan vertraagd zijn en patiënten kunnen moeite hebben met abstract redeneren. Deze functies zijn vooral gelokaliseerd in de frontaalkwab van waaruit vele cognitieve functies aangestuurd worden (Ashcraft 2006). De stoornissen kunnen heel subtiel zijn en vallen daardoor minder op. De incidentie van

stoornissen in de uitvoerende functies bij patiënten met een beroerte varieert van 32% (Nys e.a. 2005b, c) tot 50% (Zinn 2007). De uitvoerende functiestoornissen kunnen de enige cognitieve stoornissen zijn (Stephens 2004, Liu-Ambrose 2007).

- *Ziekte-inzicht* Patiënten met ernstige stoornissen zoals een hemiplegie zijn zich soms niet bewust zijn van de handicap en ontkennen zelfs dat hen iets mankeert ondanks het feit dat de stoornissen overduidelijk zijn. Deze ontkenning komt vaker voor bij laesies in de rechter hemisfeer (Vuilleumier 2004). In de acute fase varieert de incidentie tussen 10% en 33% (Baier 2005, Hartman Maeir 2001, Appelros 2002). Er zijn verschillende gradaties in het gebrek aan ziekte-inzicht: op de vraag naar de reden van het liggen in het ziekenhuis zeggen sommige patiënten spontaan dat er niets aan de hand is, maar als hun verteld wordt dat er sprake is van een beroerte, wordt dit niet ontkend. Een kleine 10% van de patiënten blijft bij doorvragen ontkennen dat ze een verlamming hebben (Hartman Maeir 2001, Baier 2005). Als tegen een patiënt wordt gezegd dat zijn arm niet beweegt, terwijl die patiënt beweert geen verlamming te hebben maar bijvoorbeeld wel last van hoofdpijn, kan dit leiden tot bizarre antwoorden, zoals: 'Ja die heeft vandaag geen zin.' Appelros gebruikt een gradatie van 0-3, waarbij 0 normaal is. Drie is de ernstigste vorm; ook bij doorvragen blijft de patiënt ontkennen (Appelros 2002).
- *Visuele perceptie en constructievaardigheden* Stoornissen in visueel ruimtelijk inzicht blijken uit het niet kunnen natekenen van een kubus, moeite met het aanwijzen van links en rechts of de richting van een lijn kunnen aangeven.
- *Emotionele en gedragsstoornissen* Stoornissen in het gedrag kunnen zich uiten in angst, een gebrek aan motivatie, concentratie, flexibiliteit en onvermogen om zich spontaan te gedragen. Een patiënt kan totaal in de war raken bij onverwachte situaties. Soms gebeurt het omgekeerde en is een patiënt juist impulsief. Patiënten met een laesie in de rechter hersenhelft zijn hyperemotioneel, lusteloos en sterk op zichzelf gericht (Carlsson 2003). Stemmingsstoornissen kunnen wijzen op een depressie (zie hoofdstuk 10).
- *Geheugenproblemen* Uit onderzoek van Nys (2005b) bleek dat van patiënten met een beroerte 21% problemen had met het uitvoeren van een verbale geheugentest. Patiënten kunnen moeite hebben met het onthouden van een instructie. Oriëntatieproblemen kunnen leiden tot het vergeten van bepaalde routines of het zich niet houden aan afspraken. Voor de patiënt zelf kan het vergeten leiden tot grote onzekerheid. Geheugenproblemen uiten zich op verschillende terreinen, afhankelijk van de plaats van de laesie. Een laesie in de linker hemisfeer leidt tot verbale geheugenproblemen terwijl een laesie in de rechter hemisfeer meer het visuele geheugen treft *(tabel B.8.1 en B.8.2)*.

8.3 Relatie tussen cognitieve stoornissen en de plaats van de laesie

Het is duidelijk dat laesies in de hersenschors vaak gepaard zullen gaan met cognitieve stoornissen. Bij lacunaire infarcten in de subcorticale gebieden zijn in principe de hogere functies gespaard, maar doordat de circuits tussen de subcorticale gebieden en de hersenschors verbroken zijn, kunnen toch cognitieve stoornissen optreden (Fure 2006).

8.4 Subjectieve beleving

Patiënten met een milde beroerte waarbij testen weinig afwijken van normale scores, ervaren toch de gevolgen van de beroerte in het dagelijks leven en klagen over geheugenstoornissen (55%), concentratieproblemen (48%), verlies aan motivatie (41%), vermoeidheid (72%) en emotionele labiliteit (38%) (Carlsson 2003). Deze subjectieve ervaringen blijken afhankelijk te zijn van de plaats van de beroerte. Bij een laesie in de linker hemisfeer ervaren patiënten geheugenstoornissen en voelen zich mentaal trager. Patiënten met een laesie rechts zijn hyperemotioneel, lusteloos en meer op zichzelf gericht (Visser-Keizer 2002).

8.5 Prevalentie van cognitieve stoornissen en dementie na een beroerte

De prevalentie van cognitieve stoornissen varieert in de literatuur van 22% (Tang 2006) tot 63% (Hoffmann 2001). De prevalentie van dementie als gevolg van een beroerte varieert van 6% (Madureira 2001) tot 32% (Posjivaara 1998). De variatie in prevalentie wordt mogelijk veroorzaakt door de gehanteerde criteria voor de diagnose dementie. De diagnose dementie wordt meestal gesteld volgens de DSM-IV-criteria, maar deze zijn te veel gebaseerd op de ziekte van Alzheimer, waar geheugenstoornissen het centrale symptoom zijn, terwijl bij een vasculaire dementie andere cognitieve functies primair zijn aangedaan (Henon 2006).

8.6 Prognose en herstel van cognitieve stoornissen

Is er herstel van cognitieve stoornissen?
Welke factoren beïnvloeden het achteruitgaan van cognitie na een beroerte?
Cognitieve stoornissen kunnen verbeteren, ook nog op de langere termijn (tabel 8.1) (Ballard 2003, Rasquin 2004, Nys 2005b) mits er geen nieuwe neurodegeneratieve veranderingen ontstaan of nieuwe kleine, stille infarcten (Ballard 2003). Een lage cognitieve status voor de beroerte is een belangrijke voorspeller voor het ontstaan van dementie (Barba 2000, Del Ser 2005, Srikanth 2006). Bij hoogopgeleiden is de kans op dementie kleiner (Pohjasvaara 1998, Sachdev 2004, Tang 2006).

Conclusie
Bij patiënten na een beroerte die voornamelijk de subcorticale structuren heeft getroffen, moet men alert zijn op cognitieve stoornissen. Bij de helft van de patiënten komen cognitieve stoornissen voor (Appelros 2005, Fure 2006).

Tabel 8.1   Overzicht factoren die achteruitgang en het ontstaan van dementie significant beïnvloeden

- hogere leeftijd (Barba 2000, Del Ser 2005, Inzitari 1998, Lin 2003, Lowery 2002, Madureira 2001, Nys 2005, Patel 2002, Pohjasvaara 1998, Rasquin 2004, Srikanth 2006);
- cognitieniveau vóór de beroerte (Barba 2000, Del Ser 2005, Nys 2005, Pohjasvaara 1998);
- cognitie bij opname (Appelros 2005, Lin 2003, Rasquin 2004, Srikanth 2006);
- niveau van educatie (Lin 2003, Madureira 2001, Pohjasvaara 1998, Tang 2006, Sachdev 2004);
- vrouw zijn (Madureira 2001, Rasquin 2004, Tang 2006);
- depressieve stemming (Srikanth 2006);
- neurologische status (Barba 2000, Inzitari 1998, Lin 2003, Tang 2006, Srikanth 2006);
- een tweede CVA (Appelros 2005, Sachdev 2004, Srikanth 2006);
- plaats van de laesie (links) (Desmond 1996, Nys 2005, Patel 2002, Patel 2003, Pohjasvaara 1998);
- diabetes mellitus (Desmond 1996, Nys 2005);
- atriumfibrilleren (Barba 2000, Inzitari 1998, Tang 2006) ;

Er zijn aanwijzingen dat cognitiestoornissen kunnen verbeteren, ook nog op langere termijn (Ballard 2003, Rasquin 2004, Nys 2005b). *Niveau C*

Er zijn aanwijzingen dat nieuwe laesies door neurodegeneratieve veranderingen (Ballard 2003) of vasculaire veranderingen in de vorm van stille infarcten, zuurstoftekort of een tweede beroerte een negatief effect hebben op het herstel (Vermeer 2003, Srikanth 2006). *Niveau C*

Er zijn aanwijzingen dat de cognitieve status voor de beroerte en een lage score bij de basismeting, belangrijke voorspellers zijn voor het ontstaan van dementie (Barba 2000, Del Ser 2005, Srikanth 2006). *Niveau C*

Er zijn aanwijzingen dat een hoog opleidingsniveau een beschermende werking heeft voor het ontstaan van dementie *(tabel B.8.2)* (Pohjasvaara 1998, Sachdev 2004, Tang 2006). *Niveau C*

8.7   De invloed van cognitieve stoornissen op het revalidatieproces

Wat is de invloed van cognitieve stoornissen op het revalidatieproces?

Cognitieve stoornissen hebben een negatieve invloed op het functionele herstel. Bij patiënten met cognitieve stoornissen is de kans op permanente opname in een verzorgingsinstelling groter (Patel 2002, Pasquini 2007). In een studie werden patiënten (N = 205) drie jaar gevolgd. Bij 21% was er sprake van een achteruitgang in mobiliteit, waarbij de mini-mental state examination (MMSE) score ≤ 23 bij de basismeting significant een voorspeller bleek voor achteruitgang van de mobiliteit (vandePort 2006). Neglect en het ontbreken van ziektebesef in de acute fase blijken een negatieve invloed te hebben op het functionele niveau een jaar na de beroerte (Appelros 2003a). Stoornissen in het abstract redeneren, problemen met uitvoerende functies en stoornissen op het gebied van attentie en perceptie hebben een negatieve invloed op het uiteindelijke functionele herstel van onder andere zelfverzorging (Nys 2005c). In een aantal onderzoeken wordt een relatie gevonden tussen de score op de MMSE en de score op functionele meetinstrumenten. Een lage MMSE-score is geassocieerd met problemen met complexe taken (Ozdemir 2001, Appelros 2005). Welke patiënten geen baat zullen hebben bij een revalidatieprogramma is moeilijk in te schatten (Heruti 2002). Ook bij patiënten met een lagere cognitiescore is er sprake van een absolute functionele verbetering. In een onderzoek waarin het aankleden geoefend werd (N = 17) lukt het bij vijf patiënten niet om zichzelf weer te leren aankleden. Deze patiënten hadden ernstige cognitieve stoornissen en waren niet in staat om compensatiestrategieën aan te leren (Walker 2004).

Revalidatieprogramma's zijn niet altijd geschikt voor patiënten met cognitieproblemen, maar patiënten met cognitieve stoornissen kunnen wel verbeteren op zelfverzorgingstaken (Zinn 2004). Sommige revalidatie-interventies vereisen cognitieve vaardigheden zoals het onthouden en repeteren van opdrachten (Heruti 2002). Vaak wordt er bij het opstellen van een revalidatieprogramma geen rekening gehouden met het niveau van cognitief functioneren (Tang 2005, Walker 2004). Inzicht in de cognitieve problemen kan leiden tot een beter begrip waarom een patiënt moeite heeft met het uitvoeren van een bepaalde taak (Stephens 2005). Maar of een beter begrip ook leidt tot een betere functionele uitkomst is niet duidelijk. In een onderzoek werd de helft van de patiënten met cognitieve stoornissen uitgebreid gescreend en werden de resultaten doorgegeven aan de behandelaars. Op de functionele uitkomst had dit geen significant effect *(tabel B.8.3)* (McKinney 2002).

Conclusie

Er zijn aanwijzingen dat inzicht in de cognitieve problemen kan leiden tot een beter begrip waarom een patiënt moeite heeft met het uitvoeren van een bepaalde taak (Stephens 2005). *Niveau C*

Het is aannemelijk dat patiënten met cognitieve stoornissen weliswaar op een lager niveau functioneren, maar dat er wel een absolute verbetering kan optreden (Heruti 2002, Zinn 2004). *Niveau C*

Revalidatieprogramma's zouden meer moeten aansluiten bij het cognitieve niveau van de patiënt *(tabel B.8.3)* (Heruti 2002, Zinn 2004). *Niveau C*

8.8   Cognitieve stoornissen en depressie

Is er een relatie tussen depressie en cognitiestoornissen?
In een onderzoek naar depressie en cognitieve stoornissen bij patiënten met een beroerte (N = 106) werd drie maanden na de beroerte een depressie aangetoond bij 53% en na 12 maanden nog bij 42%. Geheugenstoornissen, geen problemen kunnen oplossen en attentiestoornissen kwamen het meest voor bij depressieve patiënten. Afasie vergroot het risico op een depressie: van de 34% afatische patiënten ontwikkelde 30% een depressie. In de follow-up na 12 maanden nam de depressie in deze groep toe (Kauhanen 1999, 2000).

Cognitieve en depressieve stoornissen beïnvloeden de uiteindelijke functionele uitkomst. Elk punt achteruitgang op de MMSE en elke punt achteruitgang op de Becks Depression Inventory tussen 3 en 15 maanden na de beroerte verhoogt het risico op afhankelijkheid in ADL (Pohjasvaara 2002b). Cognitieve stoornissen veroorzaakt door een depressie zijn omkeerbaar: bij ernstig depressieve patiënten bij wie de stemming verbeterde na 3-6 maanden (met medicatie) trad een significante verbetering van de cognitieve functies op. Bij patiënten met minder ernstige depressieve symptomen die positief op medicatie reageerden, verbeterden de cognitieve stoornissen niet (Kimura 2000). Nys vond een significante relatie tussen de ernst van de depressie en cognitieve stoornissen (N = 126): bij patiënten met matige tot ernstige depressie (12%) kwamen driemaal vaker cognitieve stoornissen voor dan bij patiënten met een milde depressie (40%). Op de lange termijn (follow-up tussen 6 en 10 maanden) zijn cognitieve stoornissen onafhankelijke voorspellers voor een depressie (Nys 2005d, 2006) (zie hoofdstuk 10 over depressie).

Conclusie

Er zijn aanwijzingen dat een depressie bijdraagt aan het optreden van cognitieve stoornissen. Bij patiënten met een ernstige depressie zijn de cognitieve stoornissen ernstiger dan bij patiënten met een milde depressie (Nys 2005d). *Niveau C*
Er zijn aanwijzingen dat cognitieve stoornissen bij de basismeting een voorspeller zijn voor de aanwezigheid van een depressie na zes maanden (Nys 2006). *Niveau C*
Het is aannemelijk dat verbetering van de depressie eveneens een verbetering geeft van de cognitieve stoornissen (Kimura 2000). *Niveau B*

8.9 Het belang van screening

Wanneer kan het beste gescreend worden?
Vroege neuropsychologische screening is relevant omdat cognitieve stoornissen voorspellers zijn voor de functionele uitkomst (van Zandvoort e.a. 2005). Dit wordt ook ondersteund door het onderzoek van Edwards e.a. (2006) waar systematische screening (N = 53) werd vergeleken met standaardgegevens uit de anamnese. Bij een formele screening blijken veel meer stoornissen ontdekt te worden: 53% van de patiënten had drie of meer niet ontdekte stoornissen. Vaak wordt pas gescreend na 3 maanden vanuit de idee dat de stoornissen na een periode van herstel gestabiliseerd zullen zijn, maar dit is eigenlijk te laat.

8.10 Meetinstrumenten

Welk meetinstrument is een geschikt instrument voor de verpleegkundige?

De mini-mental state examination

De mini-mental state examination (MMSE) is een algemeen gebruikt screeningsinstrument om cognitie te testen (Folstein 1975). Hoewel de MMSE oorspronkelijk werd ontwikkeld om dementie te screenen, wordt de test veel gebruikt bij patiënten na een beroerte. Het totaal aantal te behalen punten is 30. De literatuur wijst niet uit bij welke score er sprake is van cognitieve stoornissen; er worden verschillende afkappunten gebruikt. De MMSE is in hoofdzaak gericht op geheugenstoornissen. De meeste vragen moeten verbaal beantwoord worden, waardoor de test bij patiënten met een afasie niet valide is (Heruti 2002). De MMSE is niet sensitief op het aspect van abstract redeneren, uitvoerende functies en visuele perceptie en constructie (Heruti 2002, Nys 2005a). Veranderingen zijn moeilijk te interpreteren omdat er sprake is van een plafondeffect (Carlsson 2003). Ook het opleidingsniveau speelt een rol (Lin 2003). In een studie werd onderzocht of de geheugenproblemen die de patiënt zelf ervaart, correleren met de MMSE-score: er bleek nauwelijks een correlatie (kappa 0,21). De patiënt kan geheugenproblemen ervaren die niet gescoord worden met de MMSE (Appelros 2005).

De Montreal Cognitive Assessment

De Montreal Cognitive Assessment (MoCa) is een instrument dat een aantal items heeft op het terrein van uitvoerende functies en abstract redeneren. In totaal zijn er 12 items waarbij een score van 30 punten te behalen is. In een onderzoek bij patiënten met milde cognitieve stoornissen (N = 94), patiënten met milde symptomen van de ziekte van Alzheimer (N = 93) en gezonde ouderen (N = 90), werd de sensitiviteit van de MMSE (bij een afkappunt van 26) en de MoCa vergeleken. De sensitiviteit van de MMSE was 18% en van de MoCa 90% bij de milde cognitieve stoornissen en de specificiteit was excellent voor zowel de MMSE als de Moca (100% en 87% respectievelijk) (Nasreddine 2005). De test is in het Nederlands vertaald en af te nemen in 12 minuten (www.mocatest.org).

De Cambridge Cognitive Examination

De Cambridge Cognitive Examination (CAMCOG), bestaat uit 67 items met een maximale score van 107. Het instrument dekt een groot aantal domeinen die niet in de MMSE zitten (rekenen, abstract denken, perceptie) en kan ook een milde cognitieve stoornis aantonen. De CAMCOG is gevalideerd bij patiënten met een beroerte en vereist geen speciale training (Leeds 2001). In de gereviseerde versie (CAMCOG-R) zijn een aantal items op het gebied van de uitvoerende functies opgenomen.

Checklijst voor Cognitieve en Emotionele problemen na een beroerte (CLCE-24)

Een Nederlandstalige checklist is ontwikkeld in Maastricht: Checklijst voor Cognitieve en Emotionele problemen na een beroerte (CLCE-24), vanuit de behoefte aan een ondersteuning bij het herkennen van cognitieve en emotionele problemen na een beroerte. De test werd positief beoordeeld door patiënt, familie en interviewer. De gemiddelde afnameduur was 11,1 minuten (5-35 minuten) (Rasquin e.a. 2006, van Heugten 2007).

Aanvullende testen naar uitvoerende functies

De *Trailmaking test (TMT)* is een test met pen en papier. In de TMT-A moeten cijfers van 1-25 die willekeurig zijn verdeeld over het papier met elkaar verboden worden. In de TMT-B moeten cijfers en letters aan elkaar gekoppeld worden: de 1-A, 2-B enz. (Andrews 2001). De *Stroop-test* bestaat uit 3 onderdelen: het lezen van woorden voor kleuren in zwart gedrukt in 45 seconden, de kleur noemen van een geprint woord in verschillende kleuren in 45 seconden en het noemen van de kleur van een woord dat gedrukt is in een andere kleur in 45 seconden. De test is gestandaardiseerd voor verschillende leeftijdsgroepen (Liu-Ambrose 2007).

Aanvullende test naar neglect en het ontbreken van ziekte-inzicht

Voor het vaststellen van ziektebesef kan een eenvoudige vragenlijst gebruikt worden: Weet u waarom u hier ligt? Wat mankeert u? Er moet worden doorgevraagd als de patiënt hierop geen juist antwoord geeft. Om tekenen van ruimtelijk neglect vast te stellen, kan een aantal eenvoudige tekentests gebruikt worden, zoals het doorstrepen van lijnen (doorstreeptest) en de Baking Tray Test, waarbij de patiënt 16 blokjes even-wichtig moet verdelen over een blad, alsof het koekjes zijn op een bakblik. Voor het vaststellen van persoonlijk neglect worden aan de patiënt drie voorwerpen getoond (kam, scheerapparaat of poederdoos en een bril) en er wordt gevraagd: laat me zien hoe u het gebruikt (Appelros 2003b).

Conclusie

Het is aan te bevelen zo vroeg mogelijk (na de acute fase) te screenen op cognitieve stoornissen (Nys 2005a). *Niveau D*

Het is aangetoond dat de MMSE niet sensitief is voor het opsporen van cognitieve stoornissen na een beroerte (Nys 2005a, Srikanth 2006, Fure 2006). *Niveau A*

Het is aannemelijk dat de Montreal Cognitive Assesment met aanvullende items naar uitvoerende functies, sensitief is voor het opsporen van milde cognitieve stoornissen (Nasreddine 2005). *Niveau D*

8.11 Interventies

Wat zijn de therapeutische mogelijkheden?

Voor het beantwoorden van deze vraag wordt gebruikgemaakt van de conclusies en aanbevelingen in de verschillende systematische reviews (Cicerone e.a. 2000, 2005, Teasell 2006, Majid e.a. 2005) en richtlijnen op het gebied van cognitieve revalidatie (de European Federation Neurological Society; Guidelines on cognitive rehabilitation; Cappa e.a. 2005). Interventies kunnen algemeen van aard zijn of specifiek gericht op een domeinstoornis. In dit hoofdstuk worden algemene interventies besproken. On-derzoeken naar het effect van medicatie op het geheugen en op andere cognitieve functies vallen buiten de doelstelling van deze richtlijn.

8.11.1 Taakgericht trainen

Bij patiënten met cognitieve stoornissen kunnen bij het taakgericht oefenen aspecten van de cognitieve gedragstherapie gebruikt worden, met name gericht op het probleem oplossen en het aanleren van strategieën. De *Probleemoplossende, taakgerichte therapie* (Problem-oriented willed movement therapy, POWM) kan beschouwd worden als een cognitieve, probleemoplossende behandeling met als doel patiënten vaardigheden te leren, aangepast aan de cognitieve en bewegingsproblemen. De patiënten krijgen instructie (mondeling of in de vorm van het voordoen van een handeling) uitgaande van de taak en niet vanuit de beweging. In een gerandomiseerd onderzoek (N = 47) werd de helft behandeld volgens principes van neurologische oefenmethodes en de helft met POWM. De POWM-groep verbeterde meer op functionele testen (Tang 2005).

8.11.2 Interventies voor het trainen van de aandacht

Attentietraining is toepasbaar bij patiënten met stoornissen in het vasthouden van de aandacht en het richten van de aandacht. De interventies voor neglect die betrekking hebben op het richten van de aandacht kunnen ook gebruikt worden voor attentietraining in het algemeen. Toepasbaar voor de verpleegkundige is het richten van de aandacht met behulp van scannen, het afzoeken van de omgeving of de aandacht richten op gekleurde, interessante voorwerpen (Cicerone 2000, 2005, Cappa 2005). Het scannen met behulp van visualisatie blijkt effectief. De *lighthouse (vuurtoren) therapie* laat patiënten zich voorstellen een vuurtoren te zijn die met zijn lichtbundel, al draaiende, de omgeving verkent (Niemeier 1998, 2001). De Task Force on Cognitive Rehabilitation beveelt attentietraining aan (Cappa e.a. 2005).

8.11.3 Interventies voor geheugenstoornissen

De geheugenproblemen na een beroerte zijn alledaagse problemen met het onthouden. Interventies hebben als doel met een bepaalde strategie de geheugenproblemen te compenseren: hulpmiddelen zoals een dagboek en individuele training in compensatiestrategieën, zoals het herhalen en visualisatie. Deze strategieën zijn geen van alle gebaseerd op significante onderzoeksresultaten (Cappa e.a. 2005, Majid 2004, Cicerone 2000, 2005).

In de verpleegkundige praktijk zijn er drie typen interventies mogelijk: het erin stampen van bepaalde feiten en veel herhalen; strategietraining met geheugensteuntjes: het visualiseren van een taak of het gebruikmaken van externe hulpmiddelen en ten slotte het aanleren van specifieke handelingen met een bepaalde strategie, waarbij alleen die handeling geoefend wordt, bijvoorbeeld aankleden met een bepaalde volgorde (Cuesta 2003).

8.11.4 Interventies om uitvoerende functies en het probleemop- lossend vermogen te trainen

Het onderzoek van Tang (2005) naar het effect van de probleemgeoriënteerde bena- dering is veelbelovend. De geraadpleegde reviews concluderen dat er te weinig onder- zoeken zijn verricht bij patiënten met een beroerte naar het effect van het trainen van uitvoerende functies en probleemoplossend vermogen (Cicerone 2000, 2005, Teasell 2006).

Conclusie

Bij een individuele patiënt is het belangrijk om te zoeken naar een strategie om rele- vante vaardigheden te herleren, die bij die patiënt past. *Niveau D*

Attentietraining, de aandacht bewust laten richten op een bepaald doel, kan een stra- tegie zijn bij attentiestoornissen. *Niveau D*

Bij geheugenproblemen is het relevant om te onderzoeken of compensatiestrategieën de patiënt kunnen helpen. *Niveau D*

Het is niet aangetoond dat een bepaalde concrete interventie effectief is (Cicerone 2000, 2005, Cappa 2005). *Niveau A*

8.12 Overige overwegingen

Verpleegkundigen zijn bij uitstek degenen die door het voortdurende contact met pa- tiënten milde cognitieve stoornissen kunnen signaleren. Vooral stoornissen in uitvoe- rende functies kunnen subtiel zijn. Lang niet altijd vindt routinematig een screening van neuropsychologische functies plaats. Natuurlijk hoeft niet elke patiënt uitgebreid getest te worden, maar op basis van een eenvoudige, maar wel systematische scree- ning kan door de verpleegkundige en andere behandelaars een stoornis worden op- gemerkt, waarna eventueel een uitgebreide screening kan volgen door een neuropsy- choloog. Aanbevolen wordt om de screening zo vroeg mogelijk te laten plaatsvinden. De verpleegkundige is een belangrijke bron van informatie in teambesprekingen, ook door informele contacten met familieleden die subtiele veranderingen in het gedrag eerder zullen opvallen. Dit betekent dat er een observatieformulier moet zijn dat ge- makkelijk in te vullen is en problemen met alledaagse handelingen in kaart brengt. Omdat in de (sub)acute fase de symptomen soms snel verbeteren, moet deze screening na een aantal dagen worden herhaald.

Wanneer patiënten zelfverzorgingstaken opnieuw moeten leren, is het voor de ver- pleegkundige uitermate belangrijk inzicht te hebben in de cognitieve stoornissen zodat er bij het trainen van vaardigheden rekening mee kan worden gehouden en oefeningen eventueel aangepast kunnen worden. Bij veel handelingen die van kinds af aan ingesleten zijn, zoals eten en zelfverzorging, kan er niet altijd een beroep meer worden gedaan op de automatismen. Bij het uitvoeren van complexe handelingen zoals aankleden, kan de verpleegkundige neglect vermoeden als de problemen niet verklaard kunnen worden door de verlamming of de sensibiliteitsstoornissen. Een aantal eenvoudige testen zijn, na scholing, zeker bruikbaar voor verpleegkundigen. De cognitieve status vóór de beroerte is een belangrijke voorspeller voor het herstel van cognitieve stoornissen. Aangezien er geen gestandaardiseerde cognitieve therapie is voor patiënten met cognitieve stoornissen na een beroerte is de impliciete kennis van verpleegkundigen, welke strategie bij welke patiënt effect heeft, van essentieel belang.

Aanbeveling 8.1 Inzicht in vóórkomen van cognitieve stoornissen

Het is zeer relevant voor verpleegkundigen om inzicht te hebben in de cognitieve stoornissen na een beroerte, gezien het hoge percentage patiënten met cognitieve stoornissen en de invloed op de mogelijkheden tot functioneel herstel. *Niveau D*

Aanbeveling 8.2 Inzicht in vóórkomen van cognitieve stoornissen

Het is zinvol dat er gedacht wordt aan stoornissen in de uitvoerende functies bij patiënten bij wie op grond van de motorische stoornissen meer verbetering kan worden verwacht. *Niveau D*

Aanbeveling 8.3 Inzicht in vóórkomen van cognitieve stoornissen

Het is belangrijk de cognitieve status en het opleidingsniveau vóór de beroerte te weten, omdat het voorspellers zijn voor het herstel of de achteruitgang van cognitieve stoornissen. *Niveau D*

Aanbeveling 8.4 Inzicht in vóórkomen van cognitieve stoornissen

Gezien de relatie tussen depressieve stoornissen en cognitieve stoornissen is het uiterst zinvol te screenen op depressieve symptomen. *Niveau D*

Aanbeveling 8.5 Invloed op revalidatie

Er zijn aanwijzingen dat cognitieve stoornissen geen reden zijn om patiënten revalidatie te onthouden (Heruti 2002, Zinn 2004, Tang 2005). *Niveau C*

Aanbeveling 8.6 Invloed op revalidatie

Door het aanpassen van revalidatieprogramma's aan het cognitieve niveau van de patiënt kan bijvoorbeeld met behulp van strategietraining de functionele uitkomst verbeteren (Zinn 2004, Tang 2005). *Niveau C*

Aanbeveling 8.7 Vroege screening van cognitieve functies
Het wordt zeer zinvol geacht om vroeg te screenen in verband met het voorspellen van het uiteindelijke functionele herstel (Nys 2005). *Niveau C*

Aanbeveling 8.8 Screeningsinstrumenten
Het is zinvol systematisch te screenen omdat dan meer stoornissen worden opgespoord dan met het invullen van algemene gegevens op een patiëntenkaart (Edwards 2006). *Niveau C*

Aanbeveling 8.9 Screeningsinstrumenten
De werkgroep is van mening dat op de stroke unit, zo snel als de medische toestand het toelaat, een eerste systematische screening moet plaatsvinden met behulp van een gestandaardiseerd observatieformulier. *Niveau D*

Aanbeveling 8.10 Screeningsinstrumenten
Het gebruik van de MMSE wordt afgeraden omdat het geen sensitief meetinstrument is om bij een CVA-patiënt de cognitieve status te screenen (Blake 2002, Appelros 2005, Nys 2005, Fure 2006). *Niveau A*

Aanbeveling 8.11 Screeningsinstrumenten
Verpleegkundigen kunnen observeren of de patiënt moeite heeft met uitvoerende functies, zoals planning van een handeling en problemen oplossen. *Niveau D*

Aanbeveling 8.12 Screeningsinstrumenten
Het is zinvol de Montreal Cognitive Assessment (MoCa) te gebruiken omdat er een aantal items voor het screenen van uitvoerende functies in is opgenomen en het een sensitief instrument is om milde cognitieve stoornissen op te sporen (Nasreddine 2005). *Niveau B*

Aanbeveling 8.13 Screeningsinstrumenten
De werkgroep is van mening dat met behulp van een aantal gestandaardiseerde vragen kan worden vastgesteld of een patiënt ziekte-inzicht heeft (Appelros 2003). *Niveau D*

Aanbeveling 8.14 Screeningsinstrumenten

Bij het vermoeden dat een patiënt neglect heeft, is het zinvol dat de verpleegkundige een aantal eenvoudige testen kent en kan toepassen: een doorstreeptest en de Baking Tray Test. *Niveau D*

Aanbeveling 8.15 Interventies bij globale cognitieve stoornissen

Er zijn aanwijzingen dat bij geheugenproblemen compensatiestrategieën met gebruik van geheugensteuntjes zoals notitieblok of digitale agenda positief werken (Cicerone 2005, Cappa 2005). *Niveau C*

Aanbeveling 8.16 Interventies bij globale cognitieve stoornissen

De attentie bewust laten richten op een bepaald doel kan een positief effect hebben bij attentiestoornissen. Het bewust richten van de aandacht kan met behulp van visualisatie. Het net doen of men een vuurtoren is die de omgeving met zijn lichtbundel afzoekt, is een effectieve scanningsmethode (Niemeier 2001, Cicerone 2000, 2005, Cappa 2005, Teasell 2006). *Niveau C*

Literatuur

Andrewes, D. (2001), Neuropsychology Psychology Press, New York.

Appelros, P. (2005a), Characteristics of Mini-Mental State Examination 1 year after stroke. Acta Neurol Scand 112;2:88-92.

Appelros, P., Karlsson, G.M., Seiger, A., Nydevik, I. (2002), Neglect and anosognosia after first-ever stroke: incidence and relationship to disability. J Rehabil Med 34;5:215-220.

Appelros, P., Karlsson, G.M., Seiger, A., Nydevik, I. (2003a), Prognosis for patients with neglect and anosognosia with special reference to cognitive impairment. J Rehabil Med 35;6:254-258.

Appelros, P., Nydevik, I., Karlsson, G.M., Thorwalls, A., Seiger, A. (2003b), Assessing unilateral neglect: shortcomings of standard test methods. Disabil Rehabil 25;9:473-479.

Appelros, P., Samuelsson, M., Lindell, D. (2005b), Lacunar infarcts: functional and cognitive outcomes at five years in relation to MRI findings. Cerebrovasc Dis 20;1:34-40.

Ashcraft, M.H. (2006), Cognition, Fourth edn. Pearson Education International, New Jersey.

Baier, B. & Karnath, H.O. (2005), Incidence and diagnosis of anosognosia for hemiparesis revisited. J Neurol Neurosurg Psychiatr 76;3:358-361.

Ballard, C., Rowan, E., Stephens, S., Kalaria, R., Kenny, R.A. (2003), Prospective follow-up study between 3 and 15 months after stroke: improvements and decline in cognitive function among dementia-free stroke survivors > 75 years of age. Stroke 34;10:2440-2444.

Barba, R., Martinez-Espinosa, S., Rodriguez-Garcia, E., Pondal, M., Vivancos, J., del, S.T. (2000), Poststroke dementia: clinical features and risk factors. Stroke 31;7:1494-1501.

Cappa, S.F., Benke, T., Clarke, S., Rossi, B., Stemmer, B., van Heugten, C.M. (2005), EFNS guidelines on cognitive rehabilitation: report of an EFNS task force. Eur J Neurol 12;9:665-680.

Carlsson, G.E., Moller, A., Blomstrand, C. (2003), Consequences of mild stroke in persons <75 years – a 1-year follow-up. Cerebrovasc Dis. 16;4:383-388.

Cicerone, K.D., Dahlberg, C., Kalmar, K., Langenbahn, D.M., Malec, J.F., Bergquist, T.F., Felicetti, T., Giacino, J.T., Harley, J.P., Harrington, D.E., Herzog, J., Kneipp, S., Laatsch, L., Morse, P.A. (2000), Evidence-based cognitive rehabilitation: recommendations for clinical practice. Arch Phys Med Rehabil 81;12:1596-1615.

Cicerone, K.D., Dahlberg, C., Malec, J.F., Langenbahn, D.M., Felicetti, T., Kneipp, S., Ellmo, W., Kalmar, K., Giacino, J.T., Harley, J.P., Laatsch, L., Morse, P.A., Catanese, J. (2005), Evidence-based cognitive rehabilitation: updated review of the literature from 1998 through 2002. Arch Phys Med Rehabil 86;8:1681-1692.

Cuesta, G.M. (2003), Cognitive rehabilitation of memory following stroke. Theory, practice, and outcome. Adv Neurol 92:415-421.

del Ser, T., Barba, R., Morin, M.M., Domingo, J., Cemillan, C., Pondal, M., Vivancos, J. (2005), Evolution of Cognitive Impairment After Stroke and Risk Factors for Delayed Progression. Stroke 36;12:2670-2675.

Desmond, D.W., Moroney, J.T., Sano, M., Stern, Y. (1996), Recovery of cognitive function after stroke. Stroke 27;10:1798-1803.

Donkervoort, M., Dekker, J., van den, E.E., Stehmann-Saris, J.C., Deelman, B.G. (2000), Prevalence of apraxia among patients with a first left hemisphere stroke in rehabilitation centres and nursing homes. Clin Rehabil 14;2:130-136.

Edwards, D.F., Hahn, M.G., Baum, C.M., Perlmutter, M.S., Sheedy, C., Dromerick, A.W. (2006), Screening patients with stroke for rehabilitation needs: validation of the post-stroke rehabilitation guidelines. Neurorehabil Neural Repair 20;1:42-48.

Folstein, M.F., Folstein, S.E., McHugh, P.R. (1975), 'Mini-mental state'. A practical method for grading the cognitive state of patients for the clinician. J Psychiatr Res 12;3:189-198.

Fure, B., Bruun, W.T., Engedal, K., Thommessen, B. (2006), Cognitive impairments in acute lacunar stroke. Acta Neurol Scand 114;1:17-22.

Hartman-Maeir, A., Soroker, N., Katz, N. (2001), Anosognosia for hemiplegia in stroke rehabilitation. Neurorehabil Neural Repair 15; 3:213-222.

Henon, H., Pasquier, F., Leys, D. (2006), Poststroke dementia. Cerebrovasc Dis 22;1:61-70.

Heruti, R.J., Lusky, A., Dankner, R., Ring, H., Dolgopiat, M., Barell, V., Levenkrohn, S., Adunsky, A. (2002), Rehabilitation outcome of elderly patients after a first stroke: effect of cognitive status at admission on the functional outcome. Arch Phys Med Rehabil 83;6:742-749.

Hochstenbach, J. & Mulder, T. (1999), Neuropsychology and the relearning of motor skills following stroke. Int J Rehabil Res 22;1:11-19.

Hoffmann, M. (2001), Higher Cortical Function Deficits After Stroke: An Analysis of 1,000 Patients from a Dedicated Cognitive Stroke Registry. Neurorehabil Neural Repair 15;2:113-127.

Inzitari, D., Di, C.A., Pracucci, G., Lamassa, M., Vanni, P., Romanelli, M., Spolveri, S., Adriani, P., Meucci, I., Landini, G. & Ghetti, A. (1998), Incidence and determinants of poststroke dementia as defined by an informant interview method in a hospital-based stroke registry. Stroke 29;10:2087-2093.

Kauhanen, M.L., Korpelainen, J.T., Hiltunen, P., Brusin, E., Mononen, H., Maatta, R., Nieminen, P., Sotaniemi, K.A., Myllyla, V.V. (1999), Poststroke Depression Correlates With Cognitive Impairment and Neurological Deficits. Stroke 30;9:1875-1880.

Kauhanen, M.L., Korpelainen, J.T., Hiltunen, P., Maatta, R., Mononen, H., Brusin, E., Sotaniemi, K.A., Myllyla, V.V. (2000), Aphasia, depression, and non-verbal cognitive impairment in ischaemic stroke. Cerebrovasc Dis 10;6:455-461.

Kimura, M., Robinson, R.G., Kosier, J.T. (2000), Treatment of cognitive impairment after poststroke depression: a double-blind treatment trial. Stroke 31;7:1482-1486.

Leeds, L., Meara, R.J., Woods, R., Hobson, J.P. (2001), A comparison of the new executive functioning domains of the CAMCOG-R with existing tests of executive function in elderly stroke survivors. Age Ageing 30;3:251-254.

Lin, J.H., Lin, R.T., Tai, C.T., Hsieh, C.L., Hsiao, S.F., Liu, C.K. (2003), Prediction of poststroke dementia. Neurology 61;3:343-348.

Liu-Ambrose, T., Pang, M.Y., Eng, J.J. (2007), Executive function is independently associated with performances of balance and mobility in community-dwelling older adults after mild stroke: implications for falls prevention. Cerebrovasc Dis 23;2-3:203-210.

Madureira, S., Guerreiro, M., Ferro, J.M. (2001), Dementia and cognitive impairment three months after stroke. Eur J Neurol 8;6:621-627.

Majid, M.J., Lincoln, N.B. & Weyman, N. (2000), Cognitive rehabilitation for memory deficits following stroke, Cochrane. Database Syst Rev 3;CD002293.

McKinney, M., Blake, H., Treece, K.A., Lincoln, N.B., Playford, E.D., Gladman, J.R. (2002), Evaluation of cognitive assessment in stroke rehabilitation. Clin Rehabil 16;2:129-136.

Mulder, T. & Hochstenbach, J.B. (2001), Adaptability and flexibility of the human motor system: implications for neurological rehabilitation. Neural Plast 8;1-2:131-140.

Nasreddine, Z.S., Phillips, N.A., Bedirian, V., Charbonneau, S., Whitehead, V., Collin, I., Cummings, J.L., Chertkow, H. (2005), The Montreal Cognitive Assessment, MoCA: a brief screening tool for mild cognitive impairment. J Am Geriatr Soc 53;4:695-699.

Niemeier, J.P. (1998), The Lighthouse Strategy: use of a visual imagery technique to treat visual inattention in stroke patients. Brain Inj 12;5:399-406.

Niemeier, J.P., Cifu, D.X., Kishore, R. (2001), The lighthouse strategy: Improving the functional status of patients with unilateral neglect after stroke and brain injury using a visual imagery intervention. Top Stroke Rehabil 8;2:10-18.

Nys, G.M., van Zandvoort, M.J., de Kort, P.L., Jansen, B.P., Kappelle, L.J., De Haan, E.H. (2005a), Restrictions of the Mini-Mental State Examination in acute stroke. Arch Clin Neuropsychol 20;5:623-629.

Nys, G.M., Van Zandvoort, M.J., de Kort, P.L., Jansen, B.P., Van der Worp, H.B., Kappelle, L.J., De Haan, E.H. (2005b), Domain-specific cognitive recovery after first-ever stroke: a follow-up study of 111 cases. J Int Neuropsychol Soc 11;7:795-806.

Nys, G.M., Van Zandvoort, M.J., de Kort, P.L., Van der Worp, H.B., Jansen, B.P., Algra, A., De Haan, E.H., Kappelle, L.J. (2005c), The prognostic value of domain-specific cognitive abilities in acute first-ever stroke. Neurology 64;5:821-827.

Nys, G.M., Van Zandvoort, M.J., Van der Worp, H.B., De Haan, E.H., de Kort, P.L., Jansen, B.P., Kappelle, L.J. (2006), Early cognitive impairment predicts long-term depressive symptoms and quality of life after stroke. J Neurol Sci 247;2:149-156.

Nys, G.M., Van Zandvoort, M.J., Van der Worp, H.B., De Haan, E.H., de Kort, P.L., Kappelle, L.J. (2005d), Early depressive symptoms after stroke: neuropsychological correlates and lesion characteristics. J Neurol Sci 228;1:27-33.

Ozdemir, F., Birtane, M., Tabatabaei, R., Ekuklu, G., Kokino, S. (2001), Cognitive evaluation and functional outcome after stroke. Am J Phys Med Rehabil 80;6:410-415.

Pasquini, M., Leys, D., Rousseaux, M., Pasquier, F., Henon, H. (2007), Influence of cognitive impairment on the institutionalisation rate 3 years after a stroke. J Neurol Neurosurg Psychiatr 78;1:56-59.

Patel, M., Coshall, C., Rudd, A.G., Wolfe, C.D. (2003), Natural history of cognitive impairment after stroke and factors associated with its recovery. Clin Rehabil 17;2:158-166.

Patel, M.D., Coshall, C., Rudd, A.G., Wolfe, C.D. (2002), Cognitive impairment after stroke: clinical determinants and its associations with long-term stroke outcomes. J Am Geriatr Soc 50;4:700-706.

Pohjasvaara, T., Erkinjuntti, T., Ylikoski, R., Hietanen, M., Vataja, R., Kaste, M. (1998), Clinical determinants of poststroke dementia. Stroke 29;1:75-81.

Pohjasvaara, T., Leskela, M., Vataja, R., Kalska, H., Ylikoski, R., Hietanen, M., Leppavuori, A., Kaste, M., Erkinjuntti, T. (2002a), Post-stroke depression, executive dysfunction and functional outcome. Eur J Neurol 9;3:269-275.

Pohjasvaara, T., Vataja, R., Leppavuori, A., Kaste, M., Erkinjuntti, T. (2002b), Cognitive functions and depression as predictors of poor outcome 15 months after stroke. Cerebrovasc Dis 14;3-4:228-233.

Rasquin, S.M., Lodder, J., Ponds, R.W., Winkens, I., Jolles, J., Verhey, F.R. (2004), Cognitive functioning after stroke: a one-year follow-up study. Dement Geriatr Cogn Disord 18;2:138-144.

Rasquin, S.M., van Heugten, C.M., Winkens, L., Beusmans, G., Verhey, F.R. (2006), [Checklist for the detection of cognitive and emotional consequences after stroke (CLCE-24)]. Tijdschr Gerontol Geriatr 37;3:112-116.

Sachdev, P.S., Brodaty, H., Valenzuela, M.J., Lorentz, L.M., Koschera, A. (2004), Progression of cognitive impairment in stroke patients. Neurology 63;9:1618-1623.

Srikanth, V.K., Quinn, S.J., Donnan, G.A., Saling, M.M., Thrift, A.G. (2006), Long-term cognitive transitions, rates of cognitive change, and predictors of incident dementia in a population-based first-ever stroke cohort. Stroke 37;10:2479-2483.

Stephens, S., Kenny, R.A., Rowan, E., Allan, L., Kalaria, R.N., Bradbury, M., Ballard, C.G. (2004), Neuropsychological characteristics of mild vascular cognitive impairment and dementia after stroke. Int J Geriatr Psychiatr 19;11:1053-1057.

Stephens, S., Kenny, R.A., Rowan, E., Kalaria, R.N., Bradbury, M., Pearce, R., Wesnes, K., Ballard, C.G. (2005), Association between mild vascular cognitive impairment and impaired activities of daily living in older stroke survivors without dementia. J Am Geriatr Soc 53;1:103-107.

Tang, Q.P., Yang, Q.D., Wu, Y.H., Wang, G.Q., Huang, Z.L., Liu, Z.J., Huang, X.S., Zhou, L., Yang, P.M., Fan, Z.Y. (2005), Effects of problem-oriented willed-movement therapy on motor abilities for people with poststroke cognitive deficits. Phys Ther 85;10:1020-1033.

Tang, W.K., Chan, S.S., Chiu, H.F., Ungvari, G.S., Wong, K.S., Kwok, T.C., Mok, V., Wong, K.T., Richards, P.S., Ahuja, A.T. (2006), Frequency and clinical determinants of poststroke cognitive impairment in nondemented stroke patients. J Geriatr Psychiatr Neurol 19;2:65-71.

Teasell, R., Foley, N.C., Salter, K., Bhogal, S.K., Bayona, N., Jutai, J.W., Speechley, M.R. (2006), Evidence-based review of stroke rehabilitation. University of Western Ontario, London, Ontario, Canada.

Van de Port, I.G.L., Kwakkel, G., van Wijk, I., Lindeman, E. (2006), Susceptibility to Deterioration of Mobility Long-Term After Stroke: A Prospective Cohort Study. Stroke 37;1:167-171.

Van Zandvoort, M.J., Kessels, R.P., Nys, G.M., De Haan, E.H., Kappelle, L.J. (2005), Early neuropsychological evaluation in patients with ischaemic stroke provides valid information. Clin Neurol Neurosurg 107; 5:385-392.

VanHeugten, H.C., Rasquin, S., Winkens, I., Beusmans, G., Verhey, F. (2007), Checklist for cognitive and emotional consequences following stroke (CLCE-24): development, usability and quality of the self-report version. Clin Neurol Neurosurg 109;3:257-262.

Vermeer, S.E., Hollander, M., van Dijk, E.J., Hofman, A., Koudstaal, P.J., Breteler, M.M.B. (2003), Silent Brain Infarcts and White Matter Lesions Increase Stroke Risk in the General Population: The Rotterdam Scan Study. Stroke 34;5:1126-1129.

Visser-Keizer, A.C., Meyboom-de, J.B., Deelman, B.G., Berg, I.J., Gerritsen, M.J. (2002), Subjective changes in emotion, cognition and behaviour after stroke: factors affecting the perception of patients and partners. J Clin Exp Neuropsychol 24;8:1032-1045.

Vuilleumier, P. (2004), Anosognosia: the neurology of beliefs and uncertainties. Cortex 40;1:9-17.

Walker, C.M., Sunderland, A., Sharma, J., Walker, M.F. (2004), The impact of cognitive impairment on upper body dressing difficulties after stroke: a video analysis of patterns of recovery. J Neurol Neurosurg Psychiatr 75;1:43-48.

Zinn, S., Bosworth, H.B., Hoenig, H.M., Swartzwelder, H.S. (2007), Executive function deficits in acute stroke. Arch Phys Med Rehabil 88;2:173-180.

Zinn, S., Dudley, T.K., Bosworth, H.B., Hoenig, H.M., Duncan, P.W., Horner, R.D. (2004), The effect of poststroke cognitive impairment on rehabilitation process and functional outcome. Arch Phys Med Rehabil 85;7:1084-1090.

9 Communicatiestoornissen na een beroerte

Irina E. Poslawsky, Marieke Schuurmans en Thóra B. Hafsteinsdóttir

9.1 Inleiding

Communicatiestoornissen na een beroerte kunnen ontstaan door motorische en cognitieve stoornissen als gevolg van een hersenbeschadiging. Een motorisch communicatieprobleem blijkt uit een verstoorde spraakproductie: dysartrie. Ondanks een inhoudelijk functioneel taalgebruik klinkt de spraak afwijkend door verstoringen van ademhaling, fonetische uitspraak, articulatie en resonantie (Peach 2004). Rond 20-48% van patiënten met een beroerte heeft dysartrie, ongeacht in welke hersenhelft een beschadiging is opgetreden (Cherney e.a. 1998, Sellars e.a. 2002).

Cognitieve stoornissen kunnen de functies beperken in ondere andere taal, handelen, geheugen, herkennen en attentie die respectievelijk afasie, apraxie, amnesie, agnosie en neglectsyndromen worden genoemd. Na een beroerte heeft ruim 60% van de patiënten dergelijke functiestoornissen, waarvan afasie het meeste voorkomt, gevolgd door apraxie (Hoffmann 2001). Een vorm van apraxie kan verbale apraxie zijn, waarbij het onvermogen tot handelen de spraak betreft (West e.a. 2005).

Afasie wordt gedefinieerd als een verworven taalstoornis met beperkingen van taalbegrip (begrijpen, lezen) en taalproductie (spreken, schrijven) na een neurologische hersenbeschadiging (Gazzaniga e.a. 2002). Na een beroerte is de kans op afasie 20-40% (Cherney 1998, Witney 1998, Hoffmann 2001, Paolucci e.a. 2005, Salter e.a. 2005).

In doorgaans de linkerhersenhelft bevinden zich taalspecifieke gebieden. Deze worden het centrum van Broca, voor het toepassen van taal, en het centrum van Wernicke, voor het taalbegrip, genoemd. Tussen deze gebieden is een verbinding, de arcuate fasciculus, voor de spontane spraakproductie en herhaling van spraak. Naast het wernicke-centrum ligt het gebied van de gyrus angularis voor de semantische informatie: een soort woordenboek. (Gazzaniga e.a. 2002). Voor de emotionele aspecten van taal zijn gebieden in de andere (rechter)hersenhelft verantwoordelijk, zoals de emotionele betekenis van taal en een gevarieerd klankgebruik (prosodie) (Harciarek e.a. 2006). Naast de rol van de taalspecifieke gebieden blijkt er een complex netwerk van neuronen in beide hersenhelften verantwoordelijk te zijn voor de productie van spraak en taal. Er is verband tussen deze netwerken met autonome of interactieve functies (Witney 1998). Dit betekent dat taalprocessen verbonden zijn met de meer generale cognitieve processen, zoals attentie en werkgeheugen. Een taalstoornis kan bijvoorbeeld optreden zonder dat er een beschadiging is in de taalspecifieke gebieden van de linkerhersenhelft.

In de meeste onderzoeken wordt het begrip afasie gebruikt voor spraak-taalproblemen na een beroerte. Daarnaast wordt afasie onderverdeeld in bepaalde vormen die een specifiek probleem omvatten, zoals lees- en schrijfproblemen, respectievelijk alexie (Cherney 2004) en agrafie (Beeson 2004) genoemd.

Spraak-taalstoornissen verschillen in ernst en duur, afhankelijk van de grootte en de plaats van de beschadiging. Globale afasie is een combinatie van beschadigingen in de centra van Broca en Wernicke en komt in de acute fase het meest voor (25-32%) (Salter e.a. 2005). Anomie is de lichtste vorm van afasie en bestaat uit woordvindingsproblemen (Pedersen e.a. 2001).

Binnen drie maanden na de beroerte vindt spontaan of grotendeels herstel op. Van de groep patiënten is 40% binnen een jaar na de beroerte volledig of grotendeels hersteld (Salter e.a. 2005). Er zijn aanwijzingen dat beschadigingen van de spraak-taalcentra (deels) gecompenseerd kunnen worden in de andere hersenhelft, vanwege de aanpassingsmogelijkheden van de hersenen (Cappa 1997, Rijntjes 2006). Van alle afasiepatiënten houdt een groep van 18% tot 27% chronische beperkingen (Paolucci e.a. 2005).

9.2 Diagnostiek van spraak-taalstoornissen na een beroerte

In de dagelijkse zorgverlening staat communicatie centraal. Verpleegkundigen worden tijdens zorgverlenende activiteiten, nadrukkelijk met eventuele beperkingen van communicatie geconfronteerd. De linguïstiek (taalkunde) biedt handvatten bij het herkennen van communicatiestoornissen. Om tot taalproductie te komen, zijn er verschillende processen in werking: een lexicaal (woord- en zinsvorming), een semantisch (betekenis verlenen), een syntactisch (verbanden leggen) en een fonologisch proces (klank en uitspraak vormen) (Gazzaniga e.a. 2002). In plaats van hond wordt bijvoorbeeld mond gezegd bij fonologische problemen of poes bij lexicale problemen. Na herkenning op het eerste gezicht is nadere diagnostiek nodig. Dit is voornamelijk het domein van logopedisten en neuropsychologen omdat het niet eenvoudig is vast te stellen om welke vorm van afasie het gaat.

De vorm en de ernst van afasie zijn te beoordelen met behulp van meetinstrumenten. Een grote variatie aan meetinstrumenten wordt in de onderzoeksliteratuur gebruikt. Er zijn diagnostische meetinstrumenten voor de ernst van afasie of voor bepaalde spraak-taalaspecten (bijvoorbeeld articulatie, perceptie en luistervaardigheden) en algemene meetinstrumenten voor functionaliteit of kwaliteit van leven. Het gebruik van meetinstrumenten voor afasie kent echter beperkingen (Worrall e.a. 2002). In het algemeen geven de instrumenten geen beeld van de interactionele en culturele factoren die van belang zijn om dagelijkse communicatie te doen slagen. Observatie van het dagelijks leven van een afasiepatiënt is daarom een noodzakelijke aanvulling om de soms reducerende aard van meetinstrumenten te compenseren. Daarnaast geeft begrip voor individuele problemen van afasiepatiënten inzicht in het effect daarvan op het dagelijkse functioneren (Cherney e.a. 1998).

9.2.1   Meetinstrumenten

Tijdens de acute fase blijken milde en matige afasie onvoldoende herkend en gerapporteerd te worden in de klinische praktijk (Edwards e.a. 2006). Het gebruik van screeningsinstrumenten verbetert de signalering van deze vormen van afasie aantoonbaar. De volgende meetinstrumenten zijn relevant voor de verpleegkundige praktijk (tabel B.9.1).

De Frenchay Aphasia Screening Test

De Frenchay Aphasia Screening Test (FAST) is ontwikkeld voor professionals in de gezondheidszorg zonder spraak- of taalspecialisatie, zoals verpleegkundigen (Enderby e.a. 1987). De FAST is valide, betrouwbaar en wordt veel gebruikt om afasie vast te stellen in diverse fasen na een beroerte. De FAST is eenvoudig en snel af te nemen (3-10 minuten) (Salter e.a. 2006). Er worden vier taalaspecten gemeten: verbale expressie, begrip, lezen en schrijven. De test bestaat uit vijf geschreven zinnen en een dubbelzijdige plaat, met op de ene zijde een afbeelding en op de andere zijde geometrische figuren. Aan de patiënt wordt gevraagd bepaalde taken uit te voeren die variëren in lengte en moeilijkheidsgraad. Voorbeelden zijn het benoemen van de objecten op de afbeelding en het voorlezen van de zinnen. Voor ieder juist en compleet antwoord worden punten gegeven. Deze punten worden opgeteld in een totaalscore per taalaspect. Het instrument is betrouwbaar (test-hertest: kappa = 1,00, interbeoordelaarsbetrouwbaarheid: W > 0,97 en valide ($r = 0,70$-$0,96$); de sensitiviteit en specificiteit zijn respectievelijk 0,87 en 0,80 (Salter e.a. 2006). De FAST kan ook beperkt gebruikt worden voor de twee taalaspecten expressie en begrip. De sensitiviteit van deze verkorte versie is hetzelfde als die van de totale FAST (Enderby e.a. 1987).

De Ullevaal Aphasia Screening

De Ullevaal Aphasia Screening (UAS) (Thommessen e.a. 1999) is speciaal voor verpleegkundigen ontwikkeld, is gebaseerd op de FAST en snel af te nemen (5 tot 15 minuten). Screening met de UAS beperkt zich tot de acute fase van een beroerte. Naast de vier taalaspecten van de FAST worden ook de aspecten reproductie en woordenrij gemeten. De respons wordt nominaal gescoord: normaal of beperkt. De sensitiviteit en specificiteit zijn hoog: respectievelijk 0,75 en 0,90, met een totale overeenkomst van 0,86. Ook de interbeoordelaarsbetrouwbaarheid bleek hoog waarbij sterke overeenkomst was tussen de scores van verpleegkundigen en spraak-taaltherapeuten (w= 0,83) (Salter e.a. 2006).

Als er na de screening aanwijzingen zijn voor afasie, is nadere diagnostiek door een neuroloog, logopedist of neuropsycholoog nodig.

Measure of Participation in Conversation

De kwaliteit van een conversatie kan beoordeeld worden met twee elkaar aanvullende instrumenten; de Measure of Skill in Supported Conversation en de Measure of Participation in Conversation (MSC/MPC) (Kagan e.a. 2004). Deze instrumenten meten, tijdens de klinische fase, middelmatige tot ernstige afasie in sociaal perspectief. De

MSC meet de vaardigheden van de conversatiepartner (verpleegkundige of familie) die nodig zijn om de afasiepatiënt te steunen tijdens een gesprek. Het kan bijvoorbeeld gaan om vaardigheden om zich ervan te verzekeren dat de patiënt begrijpt wat er besproken wordt en dat de patiënt in staat is zich uit te drukken. De MPC meet de participatie van de afasiepatiënt tijdens conversatie. De instrumenten bestaan uit een gespreksobservatie (rechtstreeks of van een videoband) gedurende 10-15 minuten. Vervolgens worden de vaardigheden van de gesprekspartner, aan de hand van richtlijnen gescoord op een 4-punts lickertschaal, met de mogelijkheid voor 0,5 scores, variërend tussen totaal inadequaat, via adequaat tot uitmuntend. De deelname van de patiënt aan de conversatie wordt gescoord van geen deelname, via adequate deelname tot volledige deelname. Beide instrumenten zijn onderzocht op validiteit en betrouwbaarheid. Er blijkt een grote beoordelaarsovereenkomst in de scores voor alle categorieën (r = 0,84-0,96). Alleen de interactiescore heeft een wat lagere, maar voldoende overeenkomst (r = 0,65) (Kagan e.a. 2004). Met het instrument kunnen verpleegkundigen op een eenvoudige manier de kwaliteit van een conversatie-interactie meten voor klinische doelen en onderzoek.

Aachen Life Quality Inventory

Om kwaliteit van leven te meten is een versie van de Aachen Life Quality Inventory (ALQI) voor afasiepatiënten ontwikkeld. Dit bestaat uit een vragenlijst voor de partner en een vragenlijst in pictogrammen (plaatjes) voor de patiënt met afasie. De ALQI wordt gebruikt in de postacute en chronische fase. De interne consistentie van de twee versies is hoog (0,90-0,94) (Engell e.a. 2003).

Conclusie

De meeste meetinstrumenten zijn uitgebreid en specialistisch van aard en behoren tot het domein van deskundigen, zoals neuropsychologen en logopedisten. Gerichte (verpleegkundige) observatie van de functionele communicatiepatronen en -behoeften van de patiënt kunnen het gebruik van meetinstrumenten in breder perspectief plaatsen. Tijdens de acute fase wordt afasie onvoldoende gedetecteerd middels klinische rapportage. Systematische screening is daarom van belang. De MSC/MPC is geschikt om zicht te verkrijgen op de kwaliteit van sociale interactie en gespreksvoering. De validiteit dient nader onderzocht te worden na vertaling en toepassing in Nederland (Engell e.a. 2003, Kagan e.a. 2004, Salter e.a. 2006, Thommessen e.a. 1999).
(Edwards e.a. 2006). *Niveau B*
(Worall e.a. 2002). *Niveau C*
(Cherney e.a. 1998). *Niveau D*

Overige overwegingen

Multidisciplinaire samenwerking is essentieel om als verpleegkundige informatie te krijgen over de oorzaken en het type afasie en omgekeerd om relevante gegevens door te geven die zijn verkregen uit het contact met de patiënt. Verpleegkundigen kunnen in het directe contact met de patiënt afasie herkennen en zo nodig ondersteund met screeningsinstrumenten, acties ondernemen om het dagelijks functioneren van de patiënt optimaal te laten verlopen. Het meten van conversatievaardigheden met de MSC/ MPC is vooral een nuttig reflectiemiddel voor verpleegkundigen en leerlingen in het kader van deskundigheidsbevordering.

Aanbeveling 9.1 Diagnostiek van spraak-taalproblemen
Verpleegkundige observatie van patiënten is nodig bij de diagnostiek van spraak-taalproblemen na een beroerte. Deze observatie geeft inzicht in de individuele gewoonten en behoeften van communiceren in combinatie met de mogelijkheid tot deelname van de patiënt aan het dagelijks leven. De verkregen kennis vormt een belangrijke bijdrage aan de multidisciplinaire samenwerking met onder andere logopedisten en neuropsychologen (Cherney e.a. 1998, Worall e.a. 2002). *Niveau D*

Aanbeveling 9.2 Meetinstrumenten bij spraak-taalproblemen
De Frenchay Aphasia Screening Test (FAST; Enderby e.a. 1987) en de Ullevaal Aphasia Screening (UAS; Thommessen e.a. 1999) kunnen door verpleegkundigen gebruikt worden om op afasie te screenen.

Aanbeveling 9.3 Meetinstrumenten bij spraak-taalproblemen
De kwaliteit van een conversatie-interactie is door verpleegkundigen te meten met de Measure of Skill in Supported Conversation en de Measure of Participation in Conversation (MSC/MPC; Kagan e.a. 2004). Dit kan nuttig zijn voor het inzicht in de wisselwerking tussen verpleegkundige en patiënt en voor deskundigheidsbevordering van verpleegkundigen.

9.3 Interventies voor spraak-taalproblemen

Interventies voor spraak-taalproblemen na een beroerte worden in de literatuur beschreven onder het begrip spraak-taaltherapie, waarbij het aanbod van elke spraak- of taalinterventie gedurende een bepaalde periode wordt verstaan (Greener e.a. 2002). Daarnaast dient de therapie gefaseerd opgebouwd te worden met een oplopende moeilijkheidsgraad of complexiteit. Veranderingen dienen gedocumenteerd te worden (Kagan e.a. 2002, Peach 2004). Diverse onderzoeken en richtlijnen blijken onvoldoende eenduidig gerandomiseerd om significante resultaten aan te tonen over de effectiviteit van bepaalde interventies (Cappa e.a. 2005, Greener e.a. 2001 en 1999, Robey e.a. 1999, Sellars e.a. 2002, Shisler 2000, Salter e.a. 2005, West e.a. 2005). Door onder andere de heterogene patiëntenpopulatie, het verschil in definities en het gebruik van diverse uitkomstmaten zijn meta-analyses van gerandomiseerde, gecontroleerde onderzoeken vooralsnog niet mogelijk (Greener e.a. 2002). Uitspraken over de effectiviteit van spraak-en taaltherapie zijn dan ook gebaseerd op een breed spectrum van onderzoeksopzetten, zoals quasi-experimentele, kwalitatieve en singlecaseonderzoeken (Cappa e.a. 2005, Greener e.a. 1999, Greener e.a. 2002, Halper e.a. 1998, Robey e.a. 1999, Sellars e.a. 2002). Ondanks vaak kleine steekproeven zijn veelbelovende resultaten gevonden.

De meeste spraak-taalinterventies zijn gericht op afasie en dysartrie. Van de volgende interventies zijn onderzoeken over de effectiviteit gevonden *(tabel B.9.2)*:

- augmentatieve alternatieve communicatie (nonverbale technieken en hulpmiddelen, bijvoorbeeld gebaren, pictogrammen en een alfabetbord);
- medicatie en magnetische stimulatie;
- interventies gericht op deeltaken;
- computergebruik;
- feedback en fonetische oefening.

9.3.1   Augmentatieve alternatieve communicatie

Voor zowel afasie als dysartrie is augmentatieve alternatieve communicatie (AAC) een veel beschreven interventie (Marshall 2002). AAC bestaat uit aanvullende of vervangende nonverbale technieken. Voorbeelden zijn het gebruik van pictogrammen (plaatjes), gebarentaal en een alfabetbord.

Bij het gebruik van gebarentaal spelen de cognitieve mogelijkheden een belangrijke rol, zoals werkgeheugen bij pantomime (Bartolo e.a. 2003).

Vooral bij patiënten met ernstige afasie of dysartrie is het gebruik van AAC vaak noodzakelijk. In een single-case studie van Diener e.a. (2004) wordt een ernstige afasiepatiënt met AAC in staat gesteld complexe keuzes te maken. Ook van een relatief korte AAC-therapie (12 weken), die bestaat uit gebarentaal en tekenen, hebben patiënten met ernstige en chronische afasie geprofiteerd (Sacchet e.a. 1999). Bij dysartrie is de communicatie op lange termijn verbeterd met het gebruik van een alfabetbord (Yorkston 1996).

(Sacchet e.a. 1999) *Niveau B*

(Bartolo e.a. 2003, Diener e.a. 2004) *Niveau C*

(Marshall 2002, Yorkston 1996) *Niveau D*

9.3.2   Medicatie en magnetische stimulatie

Acute behandeling met trombolyse (binnen drie uur) heeft een positief therapie-effect op dagelijkse en complexere activiteiten en ook op communicatieve vaardigheden (Shisler 2000, Nys e.a. 2006). Er is maar van weinig medicijnen (bijvoorbeeld piracetam) enige effectiviteit bij de behandeling van afasie aangetoond in combinatie met spraak-taaltherapie (Salter e.a. 2005). Dit geldt ook voor nieuwe technieken met magnetische stimulatie in de hersenen (Jordan e.a. 2006). Van alleen medicamenteuze behandeling van afasie is vooralsnog geen effect aangetoond (Greener e.a. 2001*)*.

(Greener e.a. 2001, Nys e.a. 2006, Salter e.a. 2005) *Niveau A*

(Shisler, 2000, Jordan e.a. 2006) *Niveau D*

9.3.3 Interventies gericht op deeltaken

Interventies voor deeltaken, gericht op bijvoorbeeld begrip, taalexpressie, lezen, luisteren of schrijven, blijken effectief voor cognitieve rehabilitatie (Cicerone e.a. 2000). Oefenen met deeltaken en herhaling in de context van de dagelijkse routine zijn daarbij van belang (Cherney e.a. 1998). Bij de behandeling van alexie is een bepaald programma van hardop lezen een effectieve interventie (Cherney 2004, Beeson e.a. 2005). Stimulatie van specifieke vaardigheden, zoals schrijven, kan het totale communicatieproces bevorderen (Beeson 2004, Cappa e.a. 2005). Aangetoond is dat semantische en fonetische taakspecifieke therapieën respectievelijk de semantische en fonetische taalactiviteiten van patiënten met afasie bevorderen (Cappa e.a. 2005, Cicerone e.a. 2000, Salter e.a. 2005). *Niveau A*
(Beeson e.a. 2005) *Niveau C*
(Beeson 2004, Cherney 2004, Cherney e.a. 1998) *Niveau D*

9.3.4 Computergebruik

Computerprogramma's kunnen speciaal ontwikkeld worden voor specifieke taken die relevant zijn voor een individu. Een voordeel is dat patiënten zelfstandig en in eigen tempo kunnen oefenen. Ook wordt het werken met een computer als een 'passieve communicatietaak' beschouwd, net als bijvoorbeeld het omgaan met dieren of kinderen en kaartspel. Passieve communicatietaken zijn belangrijke, ondersteunende activiteiten voor mensen met spraak-taalproblemen. Deze taken kunnen de beperkingen van actieve communicatie compenseren (Worrall e.a. 2002). Computerondersteuning is onderzocht als onderdeel van een multimodaal programma (Cicerone e.a. 2000) en bij specifieke problemen, zoals alexie (Rostron e.a. 1996) en anomie (Pedersen e.a. 2001). Met behulp van computerinterventies zijn verbeteringen van taalvaardigheden gevonden, die generalisatie naar functionele communicatie mogelijk maakt (Cicerone e.a. 2000, Salter e.a. 2005). *Niveau A*
(Pedersen e.a. 2001, Rostron e.a. 1996, Worall e.a. 2002). *Niveau C*

9.3.5 Feedback en fonetische oefening

Dysartrie wordt vaak behandeld met feedback en fonetische oefeningen. Daarvan zijn geen duidelijke effecten aangetoond (Sellars e.a. 2002) in tegenstelling tot de eerdergenoemde taakspecifieke fonetische therapie. Herstel van dysartrie is niet altijd te verwachten. Het doel van de behandeling dient zich dan te richten op een zo zelfstandig mogelijk functioneren van de patiënt (Cappa e.a. 2005, Sellars e.a. 2002). *Niveau A*

Conclusie
Van vijf verschillende groepen interventies zijn effectiviteitsonderzoeken gevonden met doorgaans een matige bewijskracht. Vanwege de grote variatie aan interventies is generalisatie beperkt mogelijk, met uitzondering van medicamenteuze interventies. Deze interventies zijn in diverse gerandomiseerde, gecontroleerde studies onderzocht.

Medicamenteuze interventies dienen echter ondersteund te worden met cognitieve en taalkundige interventies.

Overige overwegingen

De keuze voor het gebruik van een interventie is afhankelijk van diverse factoren, zoals de vorm en ernst van de spraak-taalproblemen, beschikbare hulpmiddelen, competenties en voorkeuren van de patiënt, tijdsinvestering en voorkeuren van de therapeut. Voor het vaststellen van de mogelijkheden tot behandeling is multidisciplinaire samenwerking nodig. Spraak-taalinterventies van verpleegkundigen dienen aan te sluiten op de logopedische behandeling. Oefeningen dienen integreerbaar te zijn in de dagelijkse zorgtaken met het gebruik van weinig complexe hulpmiddelen. Gebarentaal is een middel dat altijd voorhanden is en vaak automatisch ingezet wordt. Bewustwording van verpleegkundigen over wat zij precies toepassen en het effect daarvan kan overdraagbaarheid en nader onderzoek bevorderen. Het gebruik van computers vraagt speciale aandacht. Een patiënt kan hiermee zelfstandig, in eigen tempo en op zelfgekozen momenten oefenen. Daardoor kan dit hulpmiddel kosteneffectief zijn. Voor het ontwikkelen en onderhouden van een computerprogramma is echter deskundigheid vereist van informaticadeskundigen of daarin gespecialiseerde logopedisten.

Aanbeveling 9.4 Toepassen van spraak-taalinterventies

Verpleegkundigen dienen doelbewust en inzichtelijk augmentatieve alternatieve communicatie (AAC) zoals gebarentaal en aanvullende technieken, bijvoorbeeld een alfabetbord, toe te passen bij patiënten met spraak-taalproblemen. Voor het gebruik van patiëntspecifieke communicatiehulpmiddelen is advies van logopedisten noodzakelijk. De verpleegkundige dient het effect van de gebruikte technieken voor de individuele patiënt, kritisch te beoordelen (Sacchet e.a. 1999, Bartolo e.a. 2003, Diener e.a. 2004, Marshall 2002, Yorkston 1996). *Niveau C*

Aanbeveling 9.5 Toepassen van spraak-taalinterventies

Naast het toedienen van voorgeschreven medicatie, gericht op het herstel van afasie en in aanvulling op logopedische behandeling, kunnen verpleegkundigen spraak-taalinterventies aanbieden om de werking van het medicijn te ondersteunen (Greener e.a. 2001, Nys e.a. 2006, Salter e.a. 2005, Shisler 2000, Jordan e.a. 2006). *Niveau A*

Aanbeveling 9.6 Toepassen van spraak-taalinterventies
Verpleegkundigen kunnen met regelmatige oefeningen, gericht op specifieke deeltaken, zoals uitspraak, lezen en schrijven, functioneel herstel op die specifieke taak bevorderen. Instructie van een logopedist over specifieke oefeningen voor de individuele patiënt is daarbij een voorwaarde (Cappa e.a. 2005, Salter e.a. 2005, Beeson e.a. 2005, Cherney e.a. 1998). *Niveau B*

Aanbeveling 9.7 Toepassen van spraak-taalinterventies
Verpleegkundigen kunnen het gebruik van computers stimuleren bij patiënten met spraak-taalproblemen in samenwerking met computerdeskundigen en logopedisten, zodat het oefenen van spraak-taalvaardigheden autonoom door de patiënt kan worden uitgevoerd (Cicerone e.a. 2000, Salter e.a. 2005, Pedersen e.a. 2001, Rostron 1996, Worall e.a. 2002). *Niveau B*

9.4 Intensiteit van spraak-taaltherapie

Aangetoond is dat intensieve, kortdurende therapie (9 uur per week, gedurende 2-3 maanden) de communicatie beter bevordert dan minder intensieve therapie over een langere periode (Boghal e.a. 2003). In de acute fase is het effect van behandeling met betrekking tot taalvaardigheden bijna tweemaal groter dan het effect bij alleen spontaan herstel. Op langere termijn neemt het effect geleidelijk af (Robey 1994). Als een therapie tijdens de acute fase start (binnen 20 dagen na de beroerte) is de kans op profijt van de behandeling zesmaal groter dan bij een uitgestelde behandeling (Paolucci e.a. 2000). De intensiteit van spraak-en taaltherapie lijkt belangrijker dan de specifieke methode (Jordan e.a.2006).
Ook kan langdurige therapie bij ernstige afasiepatiënten herstel bevorderen (Rappaport e.a. 1999). Een effect bij een late start van therapie en tijdens de chronische fase wordt bevestigd door Cicerone e.a. (2000). Daarnaast worden aanwijzingen gevonden dat individuele therapie een beter resultaat heeft dan groepstherapie, hoewel ook groepstherapie tot communicatieve en taalkundige verbeteringen kan leiden (Salter e.a. 2005). Non-specifieke therapiefactoren lijken daarbij een rol te spelen. Algemene aandachtspunten tijdens de behandeling van patiënten met spraak-taalproblemen zijn fysieke nabijheid (onder andere oogcontact en een verstaanbare gehoorsafstand) en het betrekken van de patiënt en diens naasten bij de interventies (Cherney e.a. 1998, Kagan e.a. 2002, Worrall e.a. 2002).

Conclusie
Het is aangetoond dat spraak-taalinterventies tijdens de acute fase van een beroerte van belang zijn voor het herstel van spraak-taalproblemen. Het effect van spraak-taaltherapie is groter bij intensieve, individuele behandeling van meerdere uren per dag.
Er zijn aanwijzingen dat bij de keuze van interventies samenspraak met patiënt en familie bijdraagt aan het succes van de behandeling *(tabel B.9.2)* (Boghal e.a. 2003, Cicerone e.a. 2000, Jordan e.a. 2006, Kagan e.a. 2002, Robey 1994, Salter e.a. 2005). *Niveau A* (Paolucci e.a. 2000) *Niveau B*

(Rappaport e.a. 1999, Worall 2002) *Niveau C*
(Cherney e.a. 1998) *Niveau D*

Overige overwegingen

Het starten met de behandeling van spraak-taalproblemen tijdens de acute fase is geen eenvoudige opgave. Meestal zijn er nog onvoldoende gegevens over de omvang en aard van de problemen in relatie tot de gebruikelijke communicatiepatronen van de patiënt. Door het dagelijkse en 24-uurszorgcontact hebben verpleegkundigen de gelegenheid om interventies uit te proberen in overleg met de patiënt en familie. Zodra meer gegevens bekend zijn, kunnen interventies gespecificeerd worden.

Aanbeveling 9.8 Intensiteit van spraak-taaltherapie
Zodra spraak-taalproblemen na een beroerte gesignaleerd worden – tijdens de acute fase – dienen verpleegkundigen spraak-taalinterventies te starten, afgestemd op logopedische behandeling (Robey 1994, Paolucci e.a. 2000, Salter e.a. 2005). *Niveau B*

Aanbeveling 9.9 Intensiteit van spraak-taaltherapie
Verpleegkundigen dienen, in samenwerking met logopedisten, dagelijks spraak-taalinterventies aan te bieden aan de individuele patiënt om voldoende intensiteit van de therapie te bereiken voor optimale herstelkansen (Boghal e.a. 2003, Cicerone e.a. 2000, Jordan e.a. 2006, Rappaport e.a. 1999, Salter e.a. 2005). *Niveau A*

9.5 Verpleegkundige behandeling van spraak-taalstoornissen

Voor de effectiviteit van een behandeling is het beroep van de behandelaar van ondergeschikt belang (Cicerone e.a. 2000, Greener e.a. 1999). Het is aangetoond dat getrainde vrijwilligers dezelfde behandelresultaten kunnen bereiken als spraak-taaltherapeuten (Salter e.a. 2005). Een belangrijk therapeutisch effect is te bereiken door het oefenen van spraak en taal in het kader van functioneel gebruik, dus om spraak-taaltherapie te integreren met dagelijkse taken (Beeson 2004, Cappa e.a. 2005, Cherney e.a. 1998, Peach 2004, Sacchet e.a. 1999, Worrall e.a. 2002). Ook wordt voor de behandeling van afasiepatiënten een klinisch pad geadviseerd tijdens de acute zorg, revalidatiefase en thuiszorg (Kagan e.a. 2002). Het stellen van korte- en langetermijndoelen is vooral van belang. Met richtlijnen en educatie wordt de kennis van professionals over de behandeling van patiënten met een beroerte vergroot. Deze kennis blijkt echter minder vanzelfsprekend onder verpleegkundigen (Heineman e.a. 2003).

Niet alleen kennis van verpleegkundigen, maar ook de professionele taakopvatting is van belang. De houding van verpleegkundigen ten opzichte van spraak-taaltherapie is soms ambivalent, zo bleek uit een onderzoek naar de communicatie tussen verpleegkundigen en patiënten op een stroke unit in Engeland. Taakopvatting, persoonlijke kwaliteiten en de organisatorische context beïnvloeden een adequate communicatie. Zowel door verpleegkundigen zelf als door de organisatie wordt actieve behandeling niet altijd als taak van een verpleegkundige beschouwd (Jones e.a. 1997). Verpleegkundigen hebben in de zorg aan patiënten met een beroerte een meervoudige taak door hun coördinerende expertise en spilfunctie.

(Cappa e.a. 2005, Cicerone e.a. 2000, Greener e.a. 1999, Kagan e.a. 2002, Salter e.a. 2005). *Niveau A*

(Heineman e.a. 2003, Sacchet e.a. 1999). *Niveau B*

(Jones e.a. 1997, Worall e.a. 2002). *Niveau C*

(Beeson 2004, Cherney e.a. 1998, Peach 2004). *Niveau D*

9.5.1 Revaliderende zorgverlening

Er is kwalitatief (fenomenologisch) onderzoek gedaan naar zorgverlening door verpleegkundigen aan afasiepatiënten. Bij een succesvolle communicatie staat de wederkerigheid tussen patiënt en verpleegkundige centraal. Daarbij is lichaamstaal van belang om begrip en respect te tonen, ook door aanraking. De verpleegkundige moet een steunende houding hebben en moet streven naar samenwerking. Opdrachten hoeven door de patiënt niet onmiddellijk begrepen te worden. Dit vraagt geduld en creativiteit (Sundin e.a. 2003). Uit onderzoek in Schotland bleek dat 75% van de therapeuten spraak-taaltherapie belangrijk vond, maar dat men tegelijkertijd twijfelde aan de effectiviteit ervan (Greener e.a. 1998). De effectiviteit van de behandeling was afhankelijk van diverse factoren, zoals tijd, vervoer, accommodatie en therapietrouw van patiënten en mantelzorgers. Veel spraak-taaltherapeuten werden bij de behandeling ontmoedigd door het langzame herstel.

(Greener e.a. 1998, Sundin e.a. 2003) *Niveau C*

9.5.2 Succes- en belemmerende factoren

De literatuur beschrijft diverse patiëntfactoren die succesvol of belemmerend zijn voor de behandeling van spraak-taalproblemen. Op grond van gepubliceerde autobiografieën van afasiepatiënten is gebleken dat succesvol leven met afasie afhankelijk is van de mate van sociale steun, de mate van zelfinzicht, het vermogen om toekomstgericht te denken en nieuwe doelen te stellen en de mate van regie over de eigen communicatieverbetering (Hinckley 2006). Dit laatste wordt bevestigd door de bevinding dat een grotere onafhankelijkheid van de patiënt het zelfvertrouwen vergroot (Marshall 2002). Het is van belang om concreet aan de patiënt en diens naasten te vragen wat zij met een therapie willen bereiken (Worrall e.a. 2002, Sundin e.a. 2003). Andere succesfactoren bij de behandeling van spraak-taalproblemen zijn een gestructureerd en systematisch opgezet programma, het accent op conversatie en niet op een juist taalgebruik en de medewerking van naasten en verzorgers (Kagan e.a. 2002, Marchall 2002, Sacchet e.a. 1999). De kwaliteit van de communicatie met een afasiepatiënt kan verbeteren door training van conversatievaardigheden van de gesprekspartner (Kagan e.a. 2001).

Belemmerende factoren bij het behandelen van spraak-taalproblemen zijn meerdere cognitieve beperkingen (Nys e.a. 2005a, Paolucci e.a. 2005) en depressie (Nys e.a. 2005b).

(Kagan e.a. 2002) *Niveau A*

(Kagan e.a. 2001, Nys e.a. 2005a, b, Paolucci e.a. 2005, Sacchet e.a. 1999) *Niveau B*

(Hinkley 2006, Sundin e.a. 2003, Worall e.a. 2002) *Niveau C*

(Marshall 2002) *Niveau D*

Conclusie

In samenwerking met logopedisten kunnen verpleegkundigen behandelresultaten bij patiënten met spraak-taalproblemen bereiken, vooral door het oefenen van spraak-taal binnen de context van het dagelijkse functioneren. Tijdens de zorgverlening zijn een respectvolle houding van verpleegkundigen en een wederkerig contact belangrijke aspecten voor een succesvolle communicatie. Bepaalde voorwaarden zijn van belang om spraak-taalinterventies door verpleegkundigen mogelijk te maken, zoals tijd, inzicht in de dagelijkse behoeften van de patiënt, kennis over therapiemogelijkheden en organisatorisch draagvlak.

Overige overwegingen

Verpleegkundigen zijn met een 24-uurszorgverlening in de gelegenheid om spraak-taaltherapie te integreren in dagelijkse taken. Zo kan bij de wasbeurt geoefend worden met woorden als zeep, kraan, handdoek, en dergelijke. Door de combinatie van therapie en dagelijkse activiteiten is de intensiteit van spraak-taaltherapie, naast logopedische behandeling te vergroten. Succesfactoren bij de zorgverlening aan patiënten met spraak- en taalproblemen, zoals individuele gerichtheid, het inschatten van de behoeften van de patiënt en het contact met de familie, zijn taken binnen het verpleegkundig beroepsdomein. De werkwijze met verpleegplannen, waarin gefaseerde doelstellingen worden gesteld, sluit aan bij het advies voor een klinisch pad. De bewustwording van verpleegkundigen dat zij in contact met de patiënt een essentiële conversatiepartner zijn, zal een therapeutische houding kunnen stimuleren. Het is belangrijk dat verpleegkundigen zich bewust zijn van het soms langzaam verlopende herstelproces van afasiepatiënten. Zij kunnen dan beter gemotiveerd blijven tot behandelen, en alert blijven op belemmerende factoren. Om belemmerende factoren in kaart te brengen zijn screeningsinstrumenten en overleg binnen het multidisciplinaire team nodig.

Vanuit de organisatie zal de taak van verpleegkundigen bij de behandeling van patiënten met spraak-taalproblemen ondersteund moeten worden door (bij)scholing en voldoende specialistische informatie.

Aanbeveling 9.10 Verpleegkundige behandeling van spraak-taalproblemen
Verpleegkundigen dienen zich bewust te zijn dat zij, naast logopedisten, een belangrijke bijdrage kunnen leveren aan de behandelresultaten van spraak-taalproblemen na een beroerte (Cicerone e.a. 2000, Greener e.a. 1999, Salter e.a. 2005). *Niveau A*

Aanbeveling 9.11 Verpleegkundige behandeling van spraak-taalproblemen
Spraak-taalinterventies door verpleegkundigen zijn vooral effectief door de integratie in de dagelijkse zorgverlening met oefeningen van functionele taken (Beeson 2004, Cappa e.a. 2005, Cherney e.a. 1998, Peach 2004, Sacchet e.a. 1999, Worall e.a. 2002). *Niveau B*

Aanbeveling 9.12 Verpleegkundige behandeling van spraak-taalproblemen
Gefaseerde doelstellingen over de communicatie dienen in het verpleegplan opgenomen te worden, en eventueel in een klinisch pad (Kagan e.a. 2002). *Niveau B*

Aanbeveling 9.13 Verpleegkundige behandeling van spraak-taalproblemen
Bij de zorgverlening aan afasiepatiënten dienen verpleegkundigen zich bewust te zijn van een respectvolle en aandachtige houding om succesvol te communiceren, ondanks een soms weinig zichtbare respons van de patiënt (Greener e.a. 1998, Sundin e.a. 2003). *Niveau C*

Aanbeveling 9.14 Verpleegkundige behandeling van spraak-taalproblemen
Voor een succesvolle behandeling kunnen verpleegkundigen de autonomie van de patiënt zo veel mogelijk waarborgen, door bijvoorbeeld de behandeldoelen samen te ontwikkelen, competenties te bevorderen, sociale steun te activeren en de kwaliteit van conversatie te bevorderen (Hinckley 2006, Kagan e.a. 2001, Marshall 2002, Worall e.a. 2002). *Niveau C*

Aanbeveling 9.15 Verpleegkundige behandeling van spraak-taalproblemen
Verpleegkundigen moeten bepaalde factoren signaleren die therapie kunnen belemmeren door bijvoorbeeld te screenen op depressie, cognitieve beperkingen en motivatieproblemen bij de patiënt of naasten (Greener e.a. 1998, Nys e.a. 2005a, b, Paolucci e.a. 2005). *Niveau C*

Aanbeveling 9.16 Verpleegkundige behandeling van spraak-taalproblemen
Organisatorische voorwaarden dienen gecreëerd te worden om spraak-taalinterventies door verpleegkundigen mogelijk te maken, zoals voldoende tijd voor de patiënt, ruimte voor overleg met de familie, ondersteuning van logopedisten, beschikbaarheid van communicatiehulpmiddelen en een systeem van deskundigheidsbevordering (Heineman e.a. 2003, Jones e.a. 1997, Worall e.a. 2002). *Niveau C*

Literatuur

Bartolo, A., Cubelli, R., Della, S.S., Drei, S. (2003) Pantomimes are special gestures which rely on working memory. Brain and Cognition,53(3):483-494.

Beeson, P.M., Magloire, J.G., Robey, R.R. (2005) Letter-by-letter reading: Natural recovery and response to treatment. Behavioural Neuroology, 6(4):191-202.

Beeson, P.M. (2004) Remediation of Written Language Top Stroke Rehabilitation,11(1): 37-48.

Bhogal, S.K., Teasell, R.W., Foley, N.C., Speechley, M.R. (2003) Rehabilitation of aphasia: more is better. Top Stroke Rehabilitation,10(2):66-76.

Cappa, S.F., Benke, T., Clarke, S., Rossi, B., Stemmer, B., van Heugten, C.M. (2005) EFNS guidelines on cognitive rehabilitation: report of an EFNS task force. Eur J Neurol,12(9):665-680.

Cappa, S.F., Perani, D., Grassi, F., Bressi, S., Alberoni, M., Franceschi, M., Bettinardi, V., Todde, S., Fazio, F. (1997) A PET Follow-up Study of Recovery after Stroke in Acute Aphasics. Brain and Language,56:55-67

Cherney, L.R., Halper, A.S. (1998) Communication Problems Following Stroke Top Geriatric Rehabilitation,14(2):18-27.

Cherney, L.R. (2004) Aphasia, alexia, and oral reading. Top Stroke Rehabilitation,11(1):22-36.

Cicerone, K.D., Dahlberg, C., Kalmar, K., Langenbahn, D.M., Malec, J.F., Bergquist, T.F. e.a. (2000) Evidence-based Cognitive Rehabilitation: Recommendations for Clinical Practice. Arch Phys Med Rehab,81:1596-1615.

Diener, B.L., Bischof-Rosario, J.A. (2004) Determining Decision-Making Capacity in Individuals with Severe Communication Impairments After Stroke: The Role of Augmentative-Alternative Communication (AAC). Top Stroke Rehabilitation,11(1):84-88.

Edwards, D.F., Hahn, M.G., Baum, C.M., Perlmutter, M.S., Sheedy, C., Dromerick, A.W. (2006) Screening Patients with Stroke for Rehabilitation Needs: Validation of the Post-Stroke Rehabilitation Guidelines. Neurorehabilitation NeuralRepair,20(42).

Enderby, P., Wood, V., Wade, D., Langton Hewer, R. (1987) Aphasia after stroke: The Frenchay Aphasia Screening Test: a short simple test appropriate for non-specialists. Int J Rehab Med, 8:166-170.

Engell, B., Hütter, B., Willmes, K., Huber, W. (2003) Quality of life in aphasia: Validation of a pictoral self-rating procedure. Aphasiology,17(4):383-396.

Gazzaniga, M.S., Ivry, R.B., Mangun, G.R. (2002) Cognitive Neuroscience The Biology of the Mind. New York, London, W.W.Norton, Company, 2de druk.:381-399.

Greener, J., Grant, A. (1998) Beliefs About Effectiveness of Treatment for Aphasia After Stroke. Int J Lang, Commun Dis, 33:162-163.

Greener, J., Enderby, P., Whurr, R. (1999) Speech and language therapy for aphasia following stroke (Review). Cochrane Database Syst Rev, Issue 4. Art.No.:CD000425).

Greener, J., Enderby, P., Whurr, R. (2001) Pharmacological treatment for aphasia following stroke. Cochrane Database Syst Rev 2001,Issue 4, Art.No.: CD000424).

Greener, J., Langhorne, P. (2002) Systematic reviews in rehabilitation for stroke: issues and approaches to addressing them. Clin Rehabil,16:69-74.

Halper, A.S., Cherney, L.R. (1998) Cognitive-Communication Problems after Right Hemisphere Stroke: A Review of Intervention Studies. Top Stroke Rehabilitation,5(1):1-10.

Harciarek, M., Heilman, K.M., Jodzio, K. (2006) Defective comprehension of emotional faces and prosody as a result of right hemisphere stroke: Modality versus emotion-type specificity. J Int Neuropsychol Soc,12:774-781

Heinemann, A.W., Roth, E.J, Rychlik, K., Pe, K., King, C., Clumpner, J. (2003) The impact of stroke practice guidelines on knowledge and practice patterns of acute care health professionals. J Eval Clin Pract, 9(2):203-212.

Hinckley, J.J. (2006) Finding messages in bottles: living succesfully with stroke and aphasie. Top Stroke Rehabilitation:13(1):25-36.

Hoffman, M. (2001) Higher cortical function deficits after stroke: an analysis of 1000 patients from a dedicated cognitive stroke register. Neurorehabilitation and Neural Repair:15(2):113-117.

Jordan, L.C., Hillis, A.E. (2006) Disorders of speech and language: aphasia, apraxia and dysarthria. Current Opinion in Neurology:19(6):580-585

Jones, M., O'Neill, P., Waterman, H., Webb, C. (1997) Building a relationship: communications and relationships between staff and stroke patients on a rehabilitation ward. J Adv Nurs,26:101-110.

Kagan, A., LeBlanc, K. (2002) Motivating for infrastructure change: toward a communicatively accessible, participation-based stroke care system for all those affected by aphasia. J Commun Dis, 35(2):153-169.

Kagan, A., Winckel, J., Black, S., Duchan, J.F., Simmons-Mackie, N., Square, P. (2004) A set of Observational Measures for Rating Support and Participation in Conversation Between Adults with Aphasia and Their Conversation Partners. Top Stroke Rehabilitation,11(1): 67-83.

Kagan, A., Black, S., Duchan, J.F., Simmons-Mackie, N., Square, P. (2001) Training Volunteers as Conversation Partners Using 'Supported Conversation for Adults With Aphasia'(SCA): A Controlled Trial. J Speech Lang Hear Res, 44:624-638.

Marshall, R.C. (2002) Having the courage to be competent: persons and families living with aphasia. J Commun Dis, 35:139-152.

Nys, G.M.S., Van Zandvoort, M.J.E., Algra, A., Kappelle, L.J., De Haan, E.H.F. (2006) Cognitive and functional outcome after intravenous recombinant tissue plasminogen activator treatment in patients with a first symptomatic brain infarct. J Neurol; 253: 237-241.

Nys, G.M.S., Van Zandvoort, M.J.E., De Kort, P.L.M., Jansen, B.P.W., Van der Worp, H.B., Kappelle, L.J., De Haan E.H.F. (2005a) Domain-specific cognitive recovery after first-ever stroke: A follow-up study of 111 cases. J Int Neuropsychol Soc; 11: 795-806.

Nys, G.S.M., Van Zandvoort, M.J.E., Van der Worp, H.B., De Haan, E.H., De Kort, P.L.M., Kappelle, L.J. (2005b) Early depressive symptoms after stroke: neuropsychological correlates and lesion characteristics. J Neurol Sci; 27-33.

Paolucci, S., Antonucci, G., Grasso, M.G., Morelli, D., Troisi, E., Coiro, P., Bragoni, M. (2000) Early versus delayed inpatient stroke rehabilitation: a matched comparison conducted in Italy. Archives of Physical Medicine and Rehabilitation 81(6):695-700.

Paolucci, S., Matano, A., Bragoni, M., Coiro, P., De Angelis, D., Fusco, F.R. e.a. (2005) Rehabilitation of left brain-damaged ischemic stroke patients: the role of comprehension language deficits. A matched comparison. Cerebrovascular Diseases,20(5):400-406.

Peach, R.K. Acquired Apraxia of Speech: Features, Accounts, and Treatment (2004) Top Stroke Rehabilitation,11(1):49-58.

Pedersen, P.M., Vinter, K., Olsen, T.S. (2001) Improvement of oral naming by unsupervised computerised rehabilitation. Aphasiology,15(2):151-169.

Rappaport, Z., Gi,l M., Ring, H., Schechter, I. (1999) Isolation of speech area syndrome (ISAS): a follow-up study-a rehabilitation approach. Disabilty and Rehabilitation,21(4):181-186.

Robey, R.R. (1994) The Efficacy of Treatment for Aphasic Persons: A Meta-analysis. Brain and Language,47:582-608.

Robey, R.R., Schultz, M.C., Crawford, A.B., Sinner, C.A. (1999) Single-subject clinical-outcome research: designs, data, effect size, and analyses. Aphasiology,13(6):445-473.

Ross, K.B., Wertz, R.T. (1999) Comparison of impairment and disability measures for assessing severity of, and improvement in, aphasia. Aphasiology,13(2):113-124.

Rostron, A., Ward, S., Plant, R. (1996) Computerised Augmentative Communication Devices for people with dysphasia: design and evaluation. Eur J Disord Commun, 31:11-30.

Rijntjes, M. (2006) Mechanisms of recovery in stroke patients with hemiparesis or aphasia: new insights, old questions and the meaning of therapies. Current Opinion in Neurology,19(1):76-83.

Sacchet, C., Byng, S., Marshall, J., Pound, P. (1999) Drawing together: evaluation of a therapy programme for severe aphasia. Int J Lang Commun Dis,34(3):265-289.

Salter, K., Teasell, R., Bhogal, S., Foley, N., Orange, J.B., Speechley, M. (2005) Evidence-Based Review of Stroke Rehabilitation, Aphasia. Departments of Physical medicine and rehabilitation. London, Ontario, Canada.

Salter, K., Jutai, J., Foley, N., Hellings, Ch., Teasell, R. (2006) Identification of aphasia post stroke: A review of screening assessment tools. Brain Injury,20(6):559-568.

Sellars, C., Hughes, T., Langhorne, P. (2002) Speech and language therapy for dysarthria due to non-progressive brain damage (Review). Cochrane Database Syst Rev 2002,Issue 3.Art.No.:CD002088.

Shisler, R.J. (2000) Review. Pharmacological approaches to the treatment and prevention of aphasia. Aphasiology,14(12):1163-1186.

Sundin, K., Jansson, L. (2003) 'Understanding and being understood' as a creative caring phenomenon-in care of patients with stroke and aphasia. J Clin Nurs, 12(1):107-116.

Thommessen, B., Thoresen, G.E., Bautz-Holter, E., Laake, K. (1999) Screening by nurses for aphasia in stroke- the Ullevaal Aphasia Screening (UAS) test. Disabil Rehabil, 21(3):110-115.

West, C., Hesketh, A., Vail, A., Bowen, A. (2005) Interventions for apraxia of speech following stroke. Cochrane Database Syst Rev 2005, Issue 4.Art.No.:CD004298.

Witney, P. (1998) The Psychology of Language. Boston, New York, Houghton Mifflin Company, pag. 359-388.

Worrall, L., McCooye, R., Davidson, B., Larkins, B., Hickson, L. (2002) The validity of functional assessments of communication and the Activity. Participation components of the ICIDH-2: do they reflect what really happens in real-life? J Commun Dis,35:107-137.

Yorkston, K.M. (1996) Treatment Efficacy: Dysarthria. J Speech Lang Hear Res. 39(5):546-57.

10 Depressie na een beroerte

Floor Gooskens, Janneke de Man-van Ginkel, Marieke Schuurmans en Thóra B. Hafsteinsdóttir

10.1 Inleiding

Het ontstaan van depressie na een beroerte is een veel voorkomend en ingrijpend probleem (Whyte e.a. 2002). De prevalentie van depressie in de periode van 1 week tot 2 jaar na een beroerte varieert van 5% tot 55% (Gainotti e.a. 2002, Robinson 2003, Turner-Stokes e.a. 2002, Whyte e.a. 2002). Deze variatie is vooral het gevolg van methodologische verschillen zoals de gebruikte depressiemeetinstrumenten en de gehanteerde in- en exclusiecriteria (Gainotti e.a. 2002, Turner-Stokes e.a. 2002). Echter ook wanneer met deze verschillen rekening wordt gehouden, blijft de gemiddelde prevalentie van depressie na een beroerte nog steeds 33% (Hackett e.a. 2005)

10.1.1 Achtergrond van depressie na een beroerte

Ook met betrekking tot de achtergrond van depressie na een beroerte verschillen de meningen. Er zijn onderzoekers die een biologische achtergrond van depressie na een beroerte veronderstellen (Herrmann e.a. 1995, Narushima e.a. 2003, Shimoda 1999). Andere onderzoekers concluderen dat depressie na een beroerte geïnterpreteerd dient te worden als een psychologische reactie op de beroerte (Carson e.a. 2000, Gainotti e.a. 1999, Nys e.a. 2005). De problemen die met depressie na een beroerte worden geassocieerd zijn aanzienlijk (Turner-Stokes e.a. 2002). Zo blijkt het gerelateerd te zijn aan: grotere mate van mortaliteit (House e.a. 2001, Robinson 2003), ernstiger functionele beperkingen en minder functioneel herstel (Gainotti e.a. 2001, Kotila e.a. 1999, Pohjasvaara e.a. 2001), ernstiger beperkingen in cognitief functioneren (Murata e.a. 2000, Spalletta e.a. 2002), ernstiger beperkingen in communicatief functioneren (Kauhanen e.a. 1999, Kellermann e.a. 1999), langere opnameduur (Kotila e.a. 1999), grotere mate van handicaps (Herrmann e.a. 1998), verminderde kwaliteit van leven (Jaracz e.a. 2003, Jonsson e.a. 2005), verminderde sociale activiteiten (Andersen e.a. 1995, Paradiso e.a. 1998) en falende werkhervatting (Neau e.a. 1998).

Er is in toenemende mate bewijs dat effectieve behandeling leidt tot een afname van de depressie en tot een verbeterde functionele uitkomst (Turner-Stokes e.a. 2002, Whyte e.a. 2002). In het algemeen zijn er twee verschillende manieren van behandeling mogelijk: behandeling met medicamenteuze middelen en behandeling door middel van psychologische c.q. psychotherapeutische interventies.

10.1.2 Kenmerken van depressie

Voor het vaststellen van depressie zijn door de American Psychiatric Association (2000) in de Diagnostic and Statistical Manual of Mental Disorders (DSM-IV-TR™) diagnostische criteria gedefinieerd. Een depressie kenmerkt zich vooral door de aanwezigheid van een depressieve stemming of duidelijke vermindering van interesse of plezier (American Psychiatric Association 2000) (zie *kader Kenmerken van depressie volgens de DSM-IV-TR*).

Kenmerken van depressie volgens de DSM-IV-TR
Ten minste vijf van de volgende symptomen zijn bijna elke dag aanwezig geweest binnen dezelfde periode van twee weken en zij weerspiegelen een verandering ten opzichte van het eerdere functioneren. Ten minste één van de symptomen is depressieve stemming of verlies van interesse of plezier:

1 depressieve stemming bijna dagelijks gedurende het grootste deel van de dag;
2 duidelijke vermindering van interesse of plezier in alle of bijna alle activiteiten bijna dagelijks gedurende het grootste deel van de dag;
3 duidelijke vermindering van gewicht of duidelijke gewichtstoename zonder dat een dieet gevolgd wordt óf een vermindering of verlies van eetlust bijna dagelijks;
4 insomnia of hypersomnia bijna dagelijks;
5 psychomotore agitatie of remming bijna dagelijks;
6 vermoeidheid of verlies van energie bijna dagelijks;
7 gevoelens van waardeloosheid of buitensporige of onterechte schuldgevoelens bijna dagelijks;
8 verminderd vermogen tot nadenken of concentratie, of besluiteloosheid, bijna dagelijks;
9 terugkerende gedachten aan de dood, terugkerende suïcidegedachten zonder dat er specifiek plannen gemaakt zijn, of een suïcidepoging of specifiek plan om suïcide te plegen.

(American Psychiatric Association 2000)

Ondanks de hoge prevalentie en de enorme impact van een beroerte wordt depressie nog weinig herkend en blijft het onderbehandeld (Huffman e.a. 2003, Kellermann e.a. 1999). In de literatuur wordt consistent gerapporteerd dat niet-psychiatrische artsen de diagnose depressie na een beroerte in 50-80% van de gevallen missen (Aben e.a. 2003, Provincialli e.a. 2002, Huffman e.a. 2003). Een mogelijke verklaring hiervoor is dat er sprake lijkt te zijn van een hardnekkige mythe dat depressie als normaal te beschouwen is bij lichamelijke verliezen als gevolg van een beroerte (Williams 2005, Bennett 1996). Er bestaan verschillende gevalideerde meetinstrumenten om een depressie vast te stellen bij patiënten met een beroerte. De diagnostiek wordt echter bemoeilijkt door de beperkingen in cognitie, taal en spraak die ten gevolge van de beroerte kunnen ontstaan (Gupta e.a. 2002, Turner-Stokes e.a. 2002). Hulpverleners hebben behoefte aan een praktisch, handzaam screeningsinstrument om depressie na een beroerte vroegtijdig te signaleren, zodat aanvullende diagnostiek en behandeling plaats kunnen vinden (Duysens e.a. 2006, Teasell e.a. 2005, Turner-Stokes e.a. 2005, Bayley 2000, Burgler e.a. 2003).

10.1.3 Rol van de verpleegkundige bij depressie na een beroerte

Uit onderzoek komt naar voren dat verpleegkundigen verschillende zorggebieden en rollen in hun beroepsuitoefening onderscheiden in hun bijdrage aan revalidatie (Pryor e.a. 2002, Burton 2000, Kirkevold 1997, Long e.a. 2002). Verschillende van deze rollen, zoals het observeren, beoordelen en interpreteren, het coördineren van de zorg, het initiëren en monitoren van zelfstandige therapeutische interventies en het voorlichten en begeleiden, veronderstellen dat verpleegkundigen in staat zijn een bijdrage te leveren aan de behandeling en begeleiding van patiënten met een depressie na een beroerte (Burton 2000, Kirkevold 1997, Long e.a. 2002, Pryor e.a. 2002). Onduidelijk blijft echter in deze onderzoeken wat deze bijdrage in de verpleegkundige zorg concreet inhoudt.

Het doel van dit hoofdstuk is dan ook inzicht te geven in de beschikbare wetenschappelijke kennis over de rol van verpleegkundigen in de behandeling en begeleiding van patiënten met een depressie na een beroerte. De volgende drie (onderzoeks)vragen staan daarbij centraal.

1 Wat is de rol van verpleegkundigen in de multidisciplinaire behandeling van depressie na een beroerte?
2 Welke gevalideerde depressiemeetinstrumenten zijn door verpleegkundigen te gebruiken om te screenen op depressie in de dagelijkse zorgverlening aan patiënten met een beroerte?
3 Wat zijn bruikbare niet-medicamenteuze interventies en behandelingen van depressie na een beroerte die verpleegkundigen kunnen toepassen?

10.2 Signaleren door verpleegkundige

De rol van verpleegkundigen in de behandeling en verzorging van patiënten met depressie na een beroerte is onderzocht in twee kwalitatieve onderzoeken (Bennett 1996, Kumlien e.a. 2000). Daaruit blijkt dat verpleegkundigen een signalerende en een interveniërende rol onderscheiden in hun bijdrage aan de behandeling van patiënten met een depressie na een beroerte (Bennett 1996, Kumlien e.a. 2000).

Verpleegkundigen beschrijven stemmingsstoornissen in termen van geobserveerd gedrag, zoals passiviteit, niet willen communiceren, erg stil en in zichzelf gekeerd of nerveus en angstig zijn en gemakkelijk in huilen uitbarsten. Ze duiden stemmingstoornissen vooral als een reactie op de ingrijpende gebeurtenis die een beroerte in het leven van patiënten is. Ook heeft het naar hun mening een negatief effect op de revalidatie van patiënten (Bennett 1996, Kumlien e.a. 2000). Verpleegkundigen geven aan dat zij het inschatten van symptomen van depressie als moeilijk ervaren, omdat het hun aan kennis en vaardigheden ontbreekt. In het algemeen is hun beoordeling meer intuïtief van aard. Meetinstrumenten, als ondersteuning van de eigen observaties, worden nauwelijks gebruikt (Bennett 1996, Kumlien 2000).

Conclusie

Er zijn aanwijzingen dat verpleegkundigen in staat zijn symptomen van depressie te herkennen. Zij doen dit vooral intuïtief en ervaren het als moeilijk. Zij gebruiken nauwelijks meetinstrumenten om hun observaties te ondersteunen *(tabel B.10.2)* (Bennett 1996, Kumlien e.a. 2000). *Niveau C*

Overige overwegingen

Uit onderzoek naar de meerwaarde van het structureel screenen op stoornissen na een beroerte blijkt dat depressie na een beroerte door hulpverleners in 75% van de gevallen niet herkend wordt zonder gebruik van een meetinstrument (Edwards e.a. 2006). Gebruik van een meetinstrument verhoogt het herkennen van depressies tot ± 50% (Edwards e.a. 2006, Teresi e.a. 2001). Structureel gebruik van een depressiemeet-instrument helpt dus bij het objectiveren van de verdenking op depressie. Het is te verwachten dat het verpleegkundigen ondersteunt in hun vermoedens en het missen van meer subtiele uitingen van depressiekenmerken voorkomt.

Aanbeveling 10.1 Gebruik depressiemeetinstrument
Het is van belang dat verpleegkundigen bij het signaleren van depressie na een beroerte gebruikmaken van een of meer valide en betrouwbare depressiemeetinstrumenten voor patiënten met een beroerte (Bennett 1996, Kumlien e.a. 2000). *Niveau C*

10.3   Depressiemeetinstrumenten

Om te bepalen welke gevalideerde depressiemeetinstrumenten door verpleegkundigen te gebruiken zijn, is een systematische review verricht. Om te spreken van een goed screeningsinstrument dient de sensitiviteit (Se) ten minste 80% en de specificiteit (Sp) minstens 60% te zijn. Daarnaast is het van belang dat een screeningsinstrument zowel een hoge sensitiviteit heeft als een hoge negatief voorspellende waarde (NPW) (Lincoln e.a. 2003, Naarding e.a. 2003). Uit de literatuur blijkt consistent dat de setting waar iemand verblijft, en de tijd verstreken na de beroerte van invloed zijn op de prevalentie van depressie na een beroerte (Whyte e.a. 2002, Gupta 2002, Turner-Stokes e.a. 2002, Provincialli e.a. 2002). Daarom is hier bij de analyse van de klinimetrische eigenschappen van de diverse depressiemeetinstrumenten nadrukkelijk op gelet *(tabel B.10.1).*

10.3.1 Depressiemeetinstrumenten – acute fase

Algemeen

Van de depressiemeetinstrumenten die gevalideerd zijn bij patiënten met een beroerte die opgenomen zijn in het ziekenhuis of een zogenaamde stroke unit, lijken de Hospital Anxiety and Depression Scale (HADS) (Zigmond e.a. 1983) en de Geriatric Depression Scale – Short Form (GDS-15) (Sheikh e.a. 1986) het beste te presteren. De HADS is voldoende betrouwbaar en valide gebleken bij patiënten met een beroerte en beschikt tevens over voldoende klinimetrische eigenschappen (Aben e.a. 2002, Tang e.a. 2004b). De afkappunten variëren nogal bij de verschillende onderzoeken. Hoewel het mogelijk is alleen de depressiesubschaal te gebruiken, wordt geadviseerd het hele instrument te gebruiken (Johnston e.a. 2000). Een afkappunt van 11 is hierbij het meest geschikt (Aben e.a. 2002). Het instrument lijkt zowel door de patiënt zelf in te vullen te zijn als door een professionele hulpverlener in gesprek met de patiënt (Herrmann 1997). De GDS-15 presteerde redelijk goed bij patiënten met een beroerte (Se 0,89 en 0,64 en Sp 0,83 en 0,73) (Tang e.a. 2004b, 2004c). Een afkappunt van 6/7 lijkt algemeen geaccepteerd (Tang e.a. 2004c). De GDS heeft een eenvoudig antwoordformaat (ja/nee) en kan zowel door de patiënt zelf ingevuld worden als door een ander aan de hand van een interview *(tabel B.10.1)* (Creed e.a. 2004).

Patiënten met communicatieve beperkingen

De Aphasic Depression Rating Scale (ADRS) is een kort instrument (9 items), dat is gevalideerd bij een multidisciplinair revalidatieteam. Het lijkt een goede validiteit te hebben; de sensitiviteit (0,86) en specificiteit (0,71) zijn uitstekend (Benaim e.a. 2004). Er zijn echter geen optimale afkappunten bekend. De interbeoordelaarsbetrouwbaarheid en test-hertestbetrouwbaarheid zijn hoog (beide r = 0,89). Bij zowel afatische als niet-afatische patiënten presteerde de ADRS goed. Er moet opgemerkt worden dat het een klein onderzoek betrof (N = 15).

De Stroke Aphasic Depression Questionnaire Hospital (SADQ-H) (Lincoln e.a. 2000) betreft een aangepaste versie van de SADQ voor patiënten met een beroerte in het ziekenhuis (Sutcliffe e.a. 1998). Deze versie is door Lincoln e.a. (2000) gevalideerd bij verpleegkundigen en bleek een hoge correlatie te hebben met de zelfbeoordeling door de patiënt met behulp van de SADQ-H. Beide instrumenten zijn niet beschikbaar in het Nederlands.

Conclusie

Het is aannemelijk dat de HADS over voldoende klinimetrische eigenschappen beschikt om als screeningsinstrument gebruikt te worden bij patiënten die een beroerte hebben gehad, om een depressie vroegtijdig te signaleren in de acute fase na de beroerte (Aben e.a. 2002). *Niveau B*
(Tang e.a. 2004a, 2004b) *Niveau A*

Het is aangetoond dat de GDS-15 over voldoende klinimetrische eigenschappen beschikt om als screeningsinstrument gebruikt te worden bij patiënten die een beroerte hebben gehad, om een depressie vroegtijdig te signaleren in de acute fase na de beroerte (Tang e.a. 2004b, 2004c) *(tabel B.10.1)*. *Niveau A*

Aanbeveling 10.2 HADS en de GDS-15
Verpleegkundigen kunnen bij patiënten met een beroerte in de acute fase de HADS gebruiken om vroegtijdig een depressie te signaleren. *Niveau B*

Aanbeveling 10.3 HADS en de GDS-15
Verpleegkundigen kunnen bij patiënten met een beroerte in de acute fase de GDS-15 gebruiken om vroegtijdig een depressie te signaleren. *Niveau A*

10.3.2 Depressiemeetinstrumenten – revalidatiefase

Algemeen
De Patient Health Questionnaire (PHQ-9) is een kort screeningsinstrument dat bestaat uit 9 items (Williams e.a. 2005). Het instrument blijkt een goede sensitiviteit en specificiteit te hebben voor zowel ernstige als milde depressie (0,91 en 0,89 respectievelijk 0,78 en 0,96). De vragen zijn duidelijk geformuleerd en de PHQ-9 is zowel door de patiënt zelf in te vullen als door een ander aan de hand van een interview. Ten slotte lijkt het een goed hanteerbaar instrument, dat weinig tijd en nauwelijks of geen training vraagt. De GDS-15 is ook in de revalidatiefase als een goed meetinstrument beoordeeld. Hierbij gelden dezelfde opmerkingen als in de acute fase.

Patiënten met communicatieve beperkingen
De ADRS (Benaim e.a. 2004) is getest bij zowel een ziekenhuis- als een revalidatiepopulatie. Om deze reden zou dit instrument niet alleen in de acute, maar ook in de revalidatiefase gebruikt kunnen worden.
De SADQ-10 betreft een verkorte versie van de SADQ (Sutcliffe e.a. 1998) en is gevalideerd bij niet-afatische patiënten op een revalidatieafdeling (Leeds e.a. 2004). Het instrument bleek een voldoende interne consistentie te hebben ($\alpha > 0{,}75$) maar een matige correlatie met de GDS-15 ($r = 0{,}40$). Dit is dan ook de reden waarom het instrument niet als geschikt wordt beoordeeld voor het gebruik bij niet-afatische patiënten.
Voor beide instrumenten geldt dat deze niet beschikbaar zijn in het Nederlands.

Conclusie
Het is aannemelijk dat de PHQ-9 over voldoende klinimetrische eigenschappen beschikt om als screeningsinstrument gebruikt te worden bij patiënten die een beroerte

hebben gehad, om een depressie vroegtijdig te signaleren in de acute fase na de beroerte (Williams e.a. 2005). *Niveau B*

Het is aangetoond dat de GDS-15 over voldoende klinimetrische eigenschappen beschikt om als screeningsinstrument gebruikt te worden bij patiënten die een beroerte hebben gehad, om een depressie vroegtijdig te signaleren in de acute fase na de beroerte (Tang e.a. 2004b, 2004c) *(tabel B.10.1)*. *Niveau A*

Aanbeveling 10.4 PHQ en GDS-15

Verpleegkundigen kunnen bij patiënten in de revalidatiefase na een beroerte de PHQ-9 gebruiken om vroegtijdig een depressie te signaleren. *Niveau C*

Aanbeveling 10.5 PHQ en GDS-15

Verpleegkundigen kunnen bij patiënten in de revalidatiefase na een beroerte de GDS-15 gebruiken om vroegtijdig een depressie te signaleren. *Niveau B*

10.3.3   Depressiemeetinstrumenten – chronische fase

Algemeen

Een instrument dat in de chronische fase geschikt blijkt, is de General Health Questionnaire (GHQ) (Goldberg 1978). De GHQ-28 scoort beter dan de GDS en de HADS (Johnson e.a. 1995), de Wakefield Depression Inventory (WDI) (Snaith e.a. 1971) en de BDI (Lincoln e.a. 2003a) en even goed als de HADS (O'Rourke e.a. 1998) (zie *tabel B.10.1*).

Een ander instrument dat goed te gebruiken is in deze fase, is de GDS. In twee onderzoeken heeft het instrument een sensitiviteit van gemiddeld 0,85, bij een acceptabele specificiteit (gemiddeld 0,65) en een goede negatief predictieve waarde (gemiddeld 0,89) (Johnson e.a. 1995, Agrell e.a. 1989). Het optimale afkappunt was in beide onderzoeken 10. Het instrument heeft een eenvoudig antwoordformaat (ja/nee) en de vragen hebben betrekking op de afgelopen week.

Patiënten met communicatieve beperkingen

De SADQ-21 is een vragenlijst die gebaseerd is op observeerbaar gedrag dat geassocieerd is met depressie; de SADQ-21 wordt ingevuld door een verzorger (Sutcliffe e.a. 1998). Deze vragenlijst werd bij niet-afatische patiënten gevalideerd ten opzichte van de WDI en de HADS en bleek voldoende betrouwbaar (Sutcliffe e.a. 1998). Een verkorte versie van de SADQ-21 bestaat uit 10 items, die differentiëren tussen depressief en niet-depressief en is gevalideerd ten opzichte van de GDS-15 (Leeds e.a. 2004). Hoewel deze correlatie matig was, lijkt de SADQ-10 vanwege de omvang te prefereren.

Hier geldt eveneens dat beide instrumenten niet beschikbaar zijn in het Nederlands.

Conclusie

Het is aannemelijk dat de GDS over voldoende klinimetrische eigenschappen beschikt om als screeningsinstrument gebruikt te worden bij patiënten die een beroerte hebben gehad, om een depressie vroegtijdig te signaleren in de chronische fase na de beroerte (Agrell e.a. 1989). *Niveau B* (Johnson e.a. 1995). *Niveau A*

Het is aangetoond dat de GHQ over voldoende klinimetrische eigenschappen beschikt om als screeningsinstrument gebruikt te worden bij patiënten die een beroerte hebben gehad, om een depressie vroegtijdig te signaleren in de chronische fase na een beroerte *(tabel B.10.1)* (Johnson e.a. 1995, O'Rourke e.a. 1998). *Niveau A* (Lincoln e.a. 2003) *Niveau B*

Overige overwegingen

Hoewel de GHQ een goede validiteit en betrouwbaarheid blijkt te hebben bij patiënten met een beroerte, kunnen vraagtekens gezet worden bij de klinische bruikbaarheid van de GHQ. Het betreft namelijk een vrij lang instrument, met 28-30 items.

Aanbeveling 10.6 De GHQ en de GDS

Verpleegkundigen kunnen bij patiënten in de chronische fase na een beroerte de GHQ gebruiken om vroegtijdig een depressie te signaleren. *Niveau B*

Aanbeveling 10.7 De GHQ en de GDS

Verpleegkundigen kunnen bij patiënten in de chronische fase na een beroerte de GDS gebruiken om vroegtijdig een depressie te signaleren. *Niveau B*

Naast de genoemde meetinstrumenten beschikt de Hamilton Depression Rating Scale (HDRS) over goede klinimetrische eigenschappen bij patiënten met een beroerte in de acute en revalidatiefase (Agrell e.a. 1989, Aben e.a. 2002, Naarding e.a. 2002). Nadelen zijn dat de geadviseerde afkappunten enorm uiteenlopen, het een tijdsintensief instrument is en dat training noodzakelijk is om het af te kunnen nemen. Dit maakt de HDRS minder geschikt als screeningsinstrument voor de dagelijkse praktijk (Aben e.a. 2002). Ditzelfde geldt voor de SCL-90. Daarom worden deze instrumenten niet aanbevolen voor gebruik in de verpleegkundige praktijk. Zie *tabel 10.1.* voor een overzicht van aanbevolen meetinstrumenten in de diverse fasen na een beroerte.

10.4 Niet-medicamenteuze interventies bij depressie na een beroerte

Om te bepalen welke niet-medicamenteuze interventies verpleegkundigen kunnen gebruiken in de dagelijkse zorgverlening aan patiënten met een depressie na een

Tabel 10.1 Klini-matrix: aanbevolen depressiemeetinstrumenten per fase na een beroerte

	Acute fase	Revalidatiefase	Chronische fase
Algemeen	HADS	PHQ	GDS
	GDS-15	GDS-15	GHQ
Communicatieve beperkingen	SADQ-H	SADQ-10	SADQ-21
	ADRS	ADRS	SADQ-10

beroerte, is onderzoek gedaan onder verpleegkundigen. Hieruit bleek dat verpleegkundigen, naast een signalerende rol, ook een interveniërende rol onderscheiden. De focus van het behandelteam op het lichamelijk functioneren, een gebrek aan tijd en een tekort aan kennis en vaardigheden belemmert hen echter in het verlenen van goede zorg (Bennett 1996, Kumlien e.a. 2000). De interventies die door verpleegkundigen worden beschreven zijn weinig specifiek, zoals praten met en luisteren naar de patiënt en hun naasten (Bennett 1996, Kumlien e.a. 2000).

Conclusies
Er zijn aanwijzingen dat verpleegkundigen voor zichzelf een rol weggelegd zien in de begeleiding en behandeling van depressie na een beroerte. Echter, zij ervaren een focus op de lichamelijke gevolgen van de beroerte. Ook ontbreekt het hen aan kennis over effectieve interventies en hoe zij deze het best kunnen inzetten (vaardigheden) *(tabel B.10.2)* (Bennett 1996, Kumlien e.a. 2000). *Niveau C*

Aanbeveling 10.8 Psychosociale zorg
Verpleegkundigen kunnen een belangrijke bijdrage leveren aan het bijsturen van een focus op de lichamelijke gevolgen van de beroerte van het mono- en multidisciplinaire behandelteam naar een meer holistische benadering van de gevolgen van de beroerte door deze problematiek structureel onder de aandacht te brengen. *Niveau D*

Aanbeveling 10.9 Psychosociale zorg
Verpleegkundigen kunnen een meer actieve rol aannemen in het zoeken naar kennis en vaardigheden om patiënten met depressie na een beroerte adequate zorg te kunnen verlenen door consultatie te vragen van deskundigen in directe zorgsituaties. Ook kunnen zij scholingen (laten) organiseren over depressie na een beroerte en de mogelijkheden en onmogelijkheden in de zorg voor deze patiënten. *Niveau D*

In de literatuur komen diverse thema's naar voren die een relatie hebben met depressie na een beroerte en betrekking hebben op verpleegkundige aandachtsgebieden in de zorg. Het gaat dan om bewegingsprogramma's, coping, educatie, life-reviewtherapie, motiverende gespreksvoering, nazorgprogramma's, sociale steun en zelfzorg, self-efficacy. Per aandachtsgebied is uitgewerkt wat de wetenschappelijke bevindingen zijn en wat de waarde ervan is voor de praktijk *(tabel B.10.2)*.

10.4.1 Bewegingsprogramma's

Het effect van een bewegingprogramma op depressie na een beroerte is onderzocht in één onderzoek (Lai e.a. 2002). In dit onderzoek was het programma gericht op spierkracht, balans en uithoudingsvermogen en op de functie van de bovenste extremiteiten. Deelnemers kregen thuis gedurende negen weken drie keer per week training onder begeleiding van een fysiotherapeut of ergotherapeut. Zij hadden na de interventie significant minder symptomen van depressie in vergelijking met de controlegroep (p < 0,01) (Lai e.a. 2002).

Conclusie
Er zijn aanwijzingen dat een bewegingsprogramma een positief effect heeft op depressie na een beroerte *(tabel B.10.2)* (Lai e.a. 2002). *Niveau B*

Overige overwegingen
Hoewel het getoetste bewegingsprogramma geen verpleegkundige interventie is, heeft deze bevinding zeker waarde voor de verpleegkundige zorg. Patiënten die depressieve klachten hebben, zijn meer dan niet-depressieve patiënten geneigd om zich te onttrekken aan therapeutische en sociale activiteiten (McGuire e.a. 1999). Verpleegkundigen kunnen op basis van deze conclusie patiënten meer onderbouwd stimuleren om actief deel te nemen aan fysio- en ergotherapieprogramma's gedurende de opname. Ook hebben verpleegkundigen in klinische settings een belangrijke rol in het creëren van randvoorwaarden voor de patiënt om hen optimaal in de gelegenheid te stellen aan therapie deel te nemen. Daarnaast kunnen zij, zoveel als mogelijk is, lichamelijke beweging integreren in de zorgmomenten van een patiënt.
Ook in de thuissituatie kunnen verpleegkundigen patiënten stimuleren deel te nemen aan bewegingsprogramma's die regionaal worden georganiseerd. Daarnaast kunnen zij met de patiënt nagaan of en op welke wijze beweging in de dagelijkse routine kan worden opgenomen.

Aanbeveling 10.10 Bewegingsprogramma's
Verpleegkundigen kunnen in de dagelijks zorg voorwaarden creëren voor participatie aan therapieën en patiënten stimuleren actief deel te nemen aan fysio- en ergotherapieprogramma's. Ook kunnen zij lichamelijke beweging integreren in de zorgmomenten van een patiënt. *Niveau D*

Aanbeveling 10.11 Bewegingsprogramma's
In de thuissituatie kunnen verpleegkundigen patiënten stimuleren deel te nemen aan bewegingsprogramma's die regionaal worden georganiseerd. Daarnaast kunnen zij met de patiënt nagaan op welke wijze beweging in de dagelijkse routine kan worden opgenomen. *Niveau D*

10.4.2   Coping

De relatie tussen coping en depressie na een beroerte wordt in vier artikelen beschreven (Finset e.a. 2000, Gillen 2006, Robinson-Smith 2002, Rochette e.a. 2002). In deze onderzoeken wordt een onderscheid gemaakt tussen stijlen die verondersteld worden te helpen bij het aanpassen aan de specifieke eisen die een situatie met zich meebrengt en stijlen die verondersteld worden dat niet te doen (Gillen 2006). Effectieve stijlen zijn bijvoorbeeld het zoeken van emotionele steun, positieve herwaardering en humor. De minder effectieve stijlen worden ook wel vermijdende copingstijlen genoemd, zoals bagatelliseren of ontkennen van de gebeurtenis of wensdenken (Gillen 2006).

Er blijkt een significante relatie te bestaan tussen het vóórkomen van depressie na een beroerte en een vermijdende copingstijl (Finset e.a. 2000, Gillen 2006, Rochette e.a. 2002). Ook wordt er enige relatie gevonden tussen specifieke copingstijlen, zoals 'hopen op een wonder' en 'vermijding', en de ernst van handicaps en depressie: hoe hoger de score op het depressiemeetinstrument, hoe meer het gebruik van de stijlen 'hopen op een wonder' en 'vermijding' (Rochette e.a. 2002).

Verder is bidden een veelgenoemde copingstijl in het omgaan met de gevolgen van een beroerte door patiënten met een depressie na een beroerte (Robinson-Smith e.a. 2000). Het blijkt dat contact hebben met God door middel van het gebed het zelfvertrouwen na een beroerte verbetert (Robinson-Smith 2002).

Conclusies
Het is aannemelijk dat er een relatie is tussen vermijdende copingstijlen en depressie na een beroerte. Onbeantwoord blijft hoe deze relatie precies verklaard kan worden *(tabel B.10.2)* (Finset e.a. 2000, Gillen 2006, Rochette e.a. 2002). *Niveau B*
Er zijn aanwijzingen dat bij patiënten met een beroerte, die eerder in hun leven met bidden vertrouwd waren, het contact met God dat in het bidden ervaren wordt hun zelfvertrouwen bevordert *(tabel B.10.2)* (Robinson-Smith e.a. 2000). *Niveau C*

Overige overwegingen
In de zorg voor patiënten met een beroerte is het van belang om alert te zijn op symptomen van depressie. Wanneer een vermijdende copingstijl, zoals 'hopen op een wonder' of 'vermijden' wordt waargenomen, is het op grond van de conclusies gerechtvaardigd actief na te gaan of er ook sprake is van depressie.
De conclusie dat patiënten die vertrouwd zijn met bidden, hier baat bij kunnen hebben, onderstreept het belang ervan voor deze groep. Verpleegkundigen zouden deze

patiënten kunnen adviseren dit ook in deze situatie te doen. Het advies om te bidden is niet relevant voor patiënten die niet vertrouwd zijn met bidden. Verpleegkundigen kunnen in hun zorgverlening echter ook op andere manieren aandacht hebben voor de spirituele behoeften van patiënten en adviseren de begeleiding van de geestelijke verzorging te gebruiken in het zoeken naar betekenis en steun (Johnson e.a. 1997).

Aanbeveling 10.12 Coping

Het is van belang is dat verpleegkundigen bij het waarnemen van een vermijdende copingstijl actief screenen op depressie. *Niveau D*

Aanbeveling 10.13 Coping

Verpleegkundigen kunnen patiënten die vertrouwd zijn met bidden, aanraden dit ook te doen als er symptomen van depressie zijn gesignaleerd. *Niveau C*

Aanbeveling 10.14 Coping

Verpleegkundigen kunnen patiënten begeleiden bij het zoeken naar betekenis en steun op het spirituele vlak en begeleiding door geestelijk verzorgers adviseren. *Niveau D*

10.4.3   Educatie

Het effect van educatie op depressie na een beroerte is in een aantal onderzoeken onderzocht (Johnson e.a. 2000, Smith e.a. 2004). De getoetste educatieprogramma's zijn verschillend in doel en inhoud en laten ook verschillende resultaten zien. In het onderzoek van Johnson e.a. (2000) is aan de interventiegroep een educatieprogramma aangeboden van twee uur per week gedurende vier weken. Dit programma was gericht op het bevorderen van zelfzorgstrategieën die positief bijdragen aan het omgaan met de gevolgen van de beroerte in hun dagelijks leven (Johnson e.a. 2000). Eén week na het beëindigen van de interventie bleek er een significant verschil tussen de controle- en de interventiegroep te zijn ten aanzien van depressie en hoop. Ook werd aangetoond dat leeftijd het effect van de interventie op depressie beïnvloedt: patiënten jonger dan 60 jaar hebben lagere depressiescores na de interventie dan patiënten ouder dan 60 jaar (Johnson e.a. 2000). In het onderzoek van Smith e.a. (2004) werd aan de interventiegroep een educatieprogramma aangeboden gericht op het vervullen van informatiebehoeften en het verhogen van de betrokkenheid van patiënten bij de revalidatie. Evaluaties op 3 en 6 maanden na de beroerte lieten geen significant verschil zien tussen de groepen ten aanzien van depressie als gevolg van het educatieprogramma.

Conclusie

Het is aannemelijk dat een educatieprogramma, gericht op het bevorderen van zelfzorgstrategieën voor het omgaan met de gevolgen van de CVA, een positief effect heeft op depressie en hoop. Bij depressie blijkt dit effect groter naarmate de patiënten jonger zijn *(tabel B.10.2)* (Johnson e.a. 2000). *Niveau A*

Het is aannemelijk dat een educatieprogramma gericht op het vervullen van informatiebehoeften en het verhogen van de betrokkenheid van patiënten bij de revalidatie geen effect heeft op depressie na een beroerte *(tabel B.10.2)* (Smith e.a. 2004). *Niveau A*

Overige overwegingen

Hoewel in beide studies het effect van educatie op depressie na een beroerte is onderzocht, verschillen de onderzoeken wat inhoud van het educatieprogramma en studieopzet betreft zodanig dat daardoor geen vergelijking mogelijk is. Echter, ook studies waarin het effect van educatie door middel van huisbezoeken door verpleegkundigen en informatiefolders is onderzocht, laten geen effect op de mate van depressie zien (Mant e.a. 2000, Lincoln e.a. 2003b). Educatie kan op grond van deze onderzoeken op langere termijn niet zonder meer als een effectieve interventie bij depressie na een beroerte worden aangeduid. Wanneer verpleegkundigen een interventie willen opzetten die gericht is op het verminderen van depressie, is een zorgvuldige afweging in de keuze van de aard en het doel van het educatieprogramma noodzakelijk.

Aanbeveling 10.15 Educatie

Terughoudendheid is gewenst bij het opzetten van educatieprogramma's met als doel het verminderen van depressie na een beroerte. Aangezien educatieprogramma's vaak een bredere doelstelling hebben dan alleen het verminderen van depressie, kan op grond van de andere doelstellingen gewogen worden of het opzetten van een educatieprogramma meerwaarde heeft voor de patiënt met een beroerte. *Niveau B*

10.4.4   Life-reviewtherapie en motiverende gespreksvoering

Het effect van life-reviewtherapie op depressie is onderzocht in een pilotstudie met 18 deelnemers (Davis 2004). In de life-reviewtherapie bespreken daarvoor getrainde verpleegkundigen in drie sessies van een uur de kinderjaren, de tienerjaren, familie en thuis, de volwassenheid en een samenvatting aan de hand van een gestructureerde vragenlijst (Davis 2004). Patiënten die life-reviewtherapie hebben gevolgd, blijken significant minder depressief te zijn dan de controlegroeppatiënten (Davis 2004).

Ook is onderzoek gedaan naar het effect van motiverende gespreksvoering op depressie na een beroerte (Watkins e.a. 2007). De vier individuele gesprekken hebben betrekking op de persoonlijke revalidatiedoelen van de patiënt en de belemmeringen die hij ervaart om deze doelen te behalen. Kenmerkend voor de motiverende gespreksvoering is dat er ingegaan wordt op de dilemma's en ambivalenties van de patiënt.

De gespreksleiders stimuleren en ondersteunen de patiënt, versterken het optimisme en de self-efficacy en zetten de patiënt aan om oplossingen te vinden voor de belemmeringen (Watkins e.a. 2007). Motiverende gespreksvoering blijkt significant tegen depressie te beschermen en depressie te verminderen in vergelijking met standaardzorg (Watkins e.a. 2007).

Conclusie
Er zijn aanwijzingen dat life-reviewtherapie een positief effect heeft op depressie na een beroerte *(tabel B.10.2)* (Davis 2004). *Niveau B*
Het is aangetoond dat motiverende gespreksvoering in vergelijking met standaardzorg tegen depressie beschermt en depressie vermindert *(tabel B.10.2)* (Watkins e.a. 2007). *Niveau A*

Overige overwegingen
In het onderzoek naar het effect van life-reviewtherapie bood een verpleegkundige de therapie aan, hoewel het als therapievorm in het algemeen door psychologen en psychotherapeuten wordt toegepast. Uit ander onderzoek is bekend dat ook verpleegkundigen motiverende gespreksvoering toepassen (Gance-Cleveland 2007, Riegel e.a. 2006). Toepassing van deze interventies door verpleegkundigen vraagt echter wel om scholing in het toepassen van deze therapie omdat dit een specifieke en doelgerichte gesprekstechniek vereist. Ook is continuïteit in de aanwezigheid van eenzelfde verpleegkundige gedurende minimaal drie achtereenvolgende dagen noodzakelijk. Verder moet er in de structuur van de verpleegkundige zorgverlening ruimte zijn voor verpleegkundigen om deze therapie toe te passen in de klinische setting. Wel is het denkbaar dat een verpleegkundig specialist of nurse practitioner deze therapie toepast in de klinische omgeving (Hamric e.a. 2000).

Aanbeveling 10.16 Life-reviewtherapie en motiverende gespreksvoering
Het is te overwegen om life-reviewtherapie en motiverende gespreksvoering door daarvoor getrainde verpleegkundigen toe te laten passen. Wel is van belang de haalbaarheid van deze therapie in de verpleegkundige zorgverlening in de gegeven setting in de overwegingen te betrekken. *Niveau C*

Aanbeveling 10.17 Life-reviewtherapie en motiverende gespreksvoering
Toepassen van life-reviewtherapie en motiverende gespreksvoering kan het best door verpleegkundig specialisten of nurse practitioners in de klinische situatie of door CVA-gespecialiseerde verpleegkundigen in de thuiszorg worden gegeven vanwege de aard van de therapie en de competenties die dit van verpleegkundigen vraagt. *Niveau D*

10.4.5 Nazorgprogramma's

Het effect van nazorgprogramma's op depressie na een beroerte is in verschillende onderzoeken nagegaan (Boter 2004, Claiborne 2006, Williams e.a. 2007). De getoetste nazorgprogramma's zijn verschillend in doel en inhoud en laten ook verschillende resultaten zien. In de studie naar effect van een nazorgprogramma door maatschappelijk werkers ontvingen de patiënten een huisbezoek in de eerste twee weken na ontslag uit het revalidatiecentrum en hadden daarna wekelijks telefonisch contact tot drie maanden na ontslag (Claiborne 2006). De kernelementen van dit programma waren signalering van de behoefte aan zorg, bevordering van de therapietrouw met betrekking tot de zelfzorgactiviteiten en continue monitoring van de vorderingen van de patiënt in de voor de patiënt relevante fysieke en psychosociale revalidatieaspecten (Claiborne 2006). Dit programma leidde tot een significante daling van depressieve symptomen bij de interventiegroep (Claiborne 2006).

In het onderzoek naar het effect van een begeleidingsprogramma door verpleegkundigen aan patiënten met een depressie na een beroerte (Williams e.a. 2007) bestond het programma uit: begeleiding in het begrijpen en accepteren van de diagnose depressie en de behandeling ervan, onder supervisie van een arts starten met een medicamenteuze behandeling en monitoren van het effect van de behandeling en de therapietrouw. Dit drie maanden durende begeleidingsprogramma leidde tot significant lagere depressiescores en afname van depressie in de interventiegroep in vergelijking met de controlegroep (Williams e.a. 2007).

Conclusie

Het is aangetoond dat een nazorgprogramma door verpleegkundigen, gericht op het begrijpen en accepteren van de diagnose depressie en het starten en monitoren van de behandeling en de therapietrouw gedurende drie maanden na ontslag uit het ziekenhuis, effect heeft op depressie na een beroerte *(tabel B.10.2)* (Williams 2007). *Niveau A*

Het is aannemelijk dat een intensief nazorgprogramma, gericht op ondersteuning van de zelfredzaamheid met betrekking tot het omgaan met de consequenties van de beroerte en de ervaren zorgbehoefte, door maatschappelijk werkers gedurende drie maanden na ontslag uit een revalidatiecentrum, een positief effect heeft op depressie *(tabel B.10.2)* (Claiborne 2006). *Niveau B*

Overige overwegingen

Het nazorgprogramma gericht op het accepteren van, en therapietrouw zijn aan de behandeling van depressie na een beroerte blijkt een effectieve verpleegkundige interventie. In deze interventie worden echter verpleegkundige en medische aspecten verenigd. Dit vraagt in hoge mate om expertise in de zorg voor patiënten die depressief zijn na een beroerte. Om die reden past deze interventie bij uitstek bij de competenties van een verpleegkundig specialist of nurse practitioner. Zij zijn bij uitstek in staat hoogcomplexe zorg te verlenen, ook als deze zich over de grenzen van de verpleegkundige zorg uitstrekt (Hamric e.a. 2000).

Aanbeveling 10.18 Nazorgprogramma's
Het is aan te bevelen dat verpleegkundig specialisten/nurse practitioners patiënten begeleiden in het begrijpen en accepteren van behandeling van depressie na een beroerte, deze behandeling in samenwerking met een arts initiëren en het effect van de behandeling en de therapietrouw monitoren (Williams 2007). *Niveau A*

Aanbeveling 10.19 Nazorgprogramma's
Terughoudendheid is gewenst bij het opzetten van nazorgprogramma's gericht op gevolgen van een beroerte en de ervaren zorgbehoeften (Claiborne 2006). *Niveau B*

10.4.6   Sociale steun

In drie onderzoeken is er een relatie tussen sociale steun en depressie na een beroerte aangetoond (Fukunishi e.a. 1997, Knapp e.a. 1998, Robinson e.a. 1999). Patiënten met een beroerte blijken significant meer depressief te zijn en minder sociale steun te krijgen dan gezonde controlepatiënten (Fukunishi 1997). De ernst van de depressie is echter niet significant gerelateerd aan de afwezigheid van sociale steun. Daarnaast blijkt dat met name de beschikbaarheid van hechte, intieme relaties beschermt tegen depressie en dat de beschikbaarheid van dergelijke relaties vóór de beroerte een voorspeller is voor een depressie na een beroerte (Knapp e.a. 1998). Ten slotte blijkt dat de relevante elementen van sociale steun veranderen gedurende de tijd (Robinson e.a. 1999). Bij opname zijn sociale activiteiten en verstoorde relaties voorafgaand aan de beroerte significant gecorreleerd met depressie. In de periode 3 tot 6 maanden na de beroerte is angst voor financiële achteruitgang een significante voorspeller en zijn verminderde sociale activiteiten een bijna significante voorspeller voor depressie. In de periode 1 tot 2 jaar na beroerte zijn belemmeringen in de werksituatie een significante voorspeller voor depressie (Robinson e.a. 1999).

Conclusie
Het is aangetoond dat er een relatie is tussen de beschikbaarheid van sociale steun en het vóórkomen van depressie bij patiënten met een beroerte *(tabel B.10.2)* (Fukunishi e.a. 1997, Knapp e.a. 1998, Robinson e.a. 1999). *Niveau B*
Ook zijn er aanwijzingen dat met name de beschikbaarheid van hechte, intieme relaties beschermt tegen depressie *(tabel B.10.2)* (Knapp e.a. 1998). *Niveau B*
Ten slotte zijn er aanwijzingen dat de relevante elementen van sociale steun veranderen gedurende de tijd na een beroerte.

De belangrijkste elementen die samenhangen met depressie na een beroerte zijn:
- bij opname: de mate van sociale activiteiten en verstoorde relatie met de naasten voorafgaand aan de beroerte;
- in de periode 3 tot 6 maanden na de beroerte: angst voor financiële achteruitgang en de mate van sociale activiteiten;
- in de periode 1 tot 2 jaar na de beroerte: belemmeringen in de werksituatie *(tabel B.10.2)* (Robinson e.a. 1999). *Niveau B*

Overige overwegingen

Hoewel de onderzoeken met betrekking tot sociale steun geen interventie betreffen, blijkt wel duidelijk dat sociale steun een belangrijke rol speelt bij depressie na een beroerte. Verpleegkundigen kunnen hiervan gebruikmaken door de naasten met wie de patiënt een hechte, intieme relatie heeft, bij de zorg te betrekken (Kalra e.a. 2004) en andere sociale contacten te bevorderen.

Dit is vooral van belang in de periode direct na de beroerte. In de revalidatie-periode kunnen verpleegkundigen een rol spelen in het signaleren en bespreken van factoren als angst voor financiële achteruitgang. Ditzelfde geldt in de chronische fase voor de factor belemmeringen in de werksituatie van de patiënt. Wanneer blijkt dat een van deze factoren een rol speelt bij de patiënt, kunnen verpleegkundigen met de patiënt nagaan wat de knelpunten en mogelijke oplossingen zijn. Indien nodig kunnen zij daarbij andere hulpverleners inschakelen.

Aanbeveling 10.20 Sociale steun

Verpleegkundigen kunnen een bijdrage leveren aan het bevorderen van sociale steun door in de eerste periode na de beroerte de naasten met wie de patiënt een hechte, intieme relatie heeft bij de zorg te betrekken.
Indien nodig kunnen zij daarbij andere hulpverleners inschakelen. *Niveau B*

10.4.7 Zelfzorg self-efficacy

Robinson-Smith e.a. (2000) heeft de relatie tussen zelfzorg self-efficacy en depressie onderzocht in een longitudinaal correlationeel design. Zelfzorg self-efficacy is het vertrouwen dat een persoon heeft in zijn of haar vermogen om relevante zelfzorgac-tiviteiten te verrichten (Lev e.a. 1996). Er blijkt een significante relatie tussen zelfzorg self-efficacy en depressie; hoe groter de zelfzorg self-efficacy, hoe minder depressief de patiënt is (Robinson-Smith e.a. 2000).

Conclusie

Er zijn aanwijzingen dat er een relatie is tussen zelfzorg self-efficacy en depressie na een beroerte. Onbeantwoord blijft hoe deze relatie precies verklaard kan worden *(tabel B.10.2)* (Robinson-Smith e.a. 2000). *Niveau C*

Overige overwegingen

Uit literatuur blijkt dat belangrijke elementen in het bevorderen van self-efficacy onder meer zijn: succeservaringen bij het oefenen, observatie van patiënten die ter identificatie en voorbeeld kunnen dienen, positieve feedback op de handeling van bijvoorbeeld de hulpverlener en het toeschrijven van succes aan factoren die de patiënt zelf kan beïnvloeden (Kendall e.a. 2007). Het zijn in het bijzonder de verpleegkundigen die door hun betrokkenheid bij de praktische handelingen in de gelegenheid zijn het vertrouwen in het eigen kunnen van de patiënt te beïnvloeden door deze elementen in hun zorgverlening tot uitdrukking te laten komen.

Aanbeveling 10.21 Zelfzorg self-efficacy

Verpleegkundigen kunnen een bijdrage leveren aan het bevorderen van het vertrouwen van de patiënt in zijn vermogen om bepaalde taken te verrichten. Een belangrijke rol daarin spelen:

- succeservaringen bij het oefenen;
- observatie van patiënten die ter identificatie en voorbeeld kunnen dienen;
- positieve feedback op de handeling van bijvoorbeeld de hulpverlener;
- het toeschrijven van succes aan factoren die de patiënt zelf kan beïnvloeden.

Niveau C

Literatuur

Aben, I., Verhey, F., Beusmans G., Lodder, J. (2003). Depressie na een beroerte: signalering, diagnostiek en behandeling in de huisartsenpraktijk. Huisarts en Wetenschap 46:487-492.

Aben, I., Verhey, F., Lousberg, R., Lodder, J., Honig, A. (2002). Validity of the beck depression inventory, hospital anxiety and depression scale, SCL-90, and hamilton depression rating scale as screening instruments for depression in stroke patients. Psychosomatics 43:386-393.

Agrell, B. & Dehlin, O. (1989). Comparison of six depression rating scales in geriatric stroke patients. Stroke; 20(9):1190-1194.

American Psychiatric Association (2000) Diagnostic and Statistical Manual of Mental Disorders, fouth edition, text revision (DSM-IV-TR ™) American Psychiatric Association, Washington DC.

Andersen, G., Vestergaard, K., Ingemann-Nielsen, M., Lauritzen, L. (1995) 'Risk factors for post-stroke depression'. Acta Psychiatr Scand 92;3:193-198.

Bagley, H., Cordingley, L., Burns, A., Mozley, C.G., Sutcliffe, C., Challis, D. e.a. (2000). Recognition of depression by staff in nursing and residential homes. J Clin Nurs 9:445-450.

Benaim, C., Cailly, B., Perennou, D., Pelissier, J. (2004). Validation of the aphasic depression rating scale. Stroke 35:1692-1696.

Bennett, B. (1996) 'How nurses in a stroke rehabilitation unit attempt to meet the psychological needs of patients who become depressed following a stroke'. J Adv Nurs 23;2:314-321.

Bossuyt, P.M., Reitsma, J.B., Bruns, D.E. e.a. (2003) Towards complete and accurate reporting of studies of diagnostic accuracy: the STARD initiative. Clin Biochem; 36(1): 2-7.

Bot, S.D.M., Terwee, C.B., Windt, D.A.W.M. van der, Bouter, L.M., Dekker, J., Vet, H.C.W. de. (2004) Clinimetric evaluation of shoulder disability questionnaires: a sytematic review of the literature. Ann Rheum Dis;63:335-341.

Boter, H. (2004) 'Multicenter randomized controlled trial of an outreach nursing support program for recently discharged stroke patients'. Stroke 35;12:2867-2872.

Brown, E.L., McAvay, G., Raue, P.J., Moses, S., Bruce, M.L. (2003) 'Recognition of depression among elderly recipients of home care services'. Psychiatric Services 54;2:208-213.

Burgler, T., Tiesinga, L.J., Wynia, K., Middel, B. (2003) State-of-the-Art Studie. Verpleging en Verzorging. Hft 4.4 Zorg voor mensen met een cerebraal vasculair accident, p. 92-110. LEVV.

Burton, C.R. (2000) 'A description of the nursing role in stroke rehabilitation'. J Adv Nurs 32;1:174-181.

Carson, A.J., MacHale, S., Allen, K., Lawrie, S.M., Dennis, M., House, A., Sharpe, M. (2000) 'Depression after stroke and lesion location: a systematic review'. Lancet 356;9224:122-126.

Claiborne, N. (2006) 'Effectiveness of a care coordination model for stroke survivors: a randomized study'. Health & Social Work 31;2:87-96.

Creed, A., Swanwick, G., O'Neill, D. (2004). Screening for post stroke depression in patients with acute stroke including those with communication disorders. Int J Geriatr Psychiat 19:595-597.

Davis, M.C. (2004) 'Life review therapy as an intervention to manage depression and enhance life satisfaction in individuals with right hemisphere cerebral vascular accidents'. Issues in Mental Health Nursing 25;5:503-515.

Duysens, F., Erp, J. van, Jaarsma, T., Maas, S., Manneke, A., Sanderman, R., Visser-Meily, A., Hinnen, C. (2006) Adviesrapport Nederlandse Hartstichting: Psychosociale zorg bij hart- en vaatziekten. Concept.

Edwards, D.F., Hahn, M.G., Baum, C.M., Perlmutter, M.S., Sheedy, C., Dromerick, A.W. (2006) 'Screening patients with stroke for rehabilitation needs: validation of the post-stroke rehabilitation guidelines'. Neurorehabil Neural Repair, vol. 20, no. 1, 42-48.

Finset, A. & Andersson, S. (2000) 'Coping strategies in patients with acquired brain injury: relationships between coping, apathy, depression and lesion location'. Brain Injury 14;10:887-905.

Fukunishi, I., Aoki, T., Hosaka, T. (1997) 'Correlations for social support with depression in the chronic poststroke period'. Perceptual and Motor Skills 85;3(Pt 1):811-818.

Gance-Cleveland, B. (2007) 'Motivational interviewing: improving patient education'. J Pediatr Health Care 21;2:81-88.

Gillen, G. (2006) 'Coping during inpatient stroke rehabilitation: an exploratory study'. Am J Occupat Ther 60;2:136-145.

Gainotti, G., Antonucci, G., Marra, C., Paolucci, S. (2001) 'Relation between depression after stroke, antidepressant therapy, and functional recovery'. J Neurol Neurosurg Psychiat 71;2:258-261.

Gainotti, G., Azzoni, A., Marra, C. (1999) 'Frequency, phenomenology and anatomical-clinical correlates of major post-stroke depression'. Br J Psychiat 175:163-167.

Gainotti, G. & Marra, C. (2002) 'Determinants and consequences of post-stroke depression'. Curr Op Neurol 15;1:85-89.

Goldberg, D.P., Hillier, V. (1978) A scaled version of the General Health Questionnaire. Psychol Med 9:139-145.

Gupta, A., Pansari, K., Shetty, H. (2002). Post-stroke depression. Int J Clin Pract 56:531-537.

Hackett, M.L., Yapa, C., Parag, V., Anderson, C.S. (2005) 'Frequency of depression after stroke: a systematic review of observational studies'. Stroke 36;6:1330-1340.

Hamric, A.B., Spross, J.A., Hanson, C.M. (2000). Advanced Nursing Practice: an integrative approach. (second edition) Philadelphia: W.B. Saunders Company.

Herrmann, M., Bartels, C., Schumacher, M., Wallesch, C. (1995) 'Poststroke depression: is there a pathoanatomic correlate for depression in the postacute stage of stroke?' Stroke 26;5:850-856.

Herrmann, C. (1997) International Experiences with the Hospital Anxiety en Depression Scale; a Review of Validation Data and Clinical Results. J Psychosomat Res;42(1):17-41.

Herrmann, N., Black, S.E., Lawrence, J., Szekely, C., Szalai, J.P. (1998) 'The Sunnybrook Stroke Study: a prospective study of depressive symptoms and functional outcome'. Stroke 29;3:618-624.

House, A., Knapp, P., Bamford, J., Vail, A. (2001) 'Mortality at 12 and 24 months after stroke may be associated with depressive symptoms at 1 month'. Stroke 32;3:696-701.

Huffman, J. & Stern, T.A. (2003). Acute psychiatric manifestations of stroke: a clinical case conference. Psychosomatics 44:65-75.

Jackson, R. & Baldwin, B. (1993) 'Detecting depression in elderly medically ill patients: the use of the Geriatric Depression Scale compared with medical and nursing observations'. Age Ageing 22;5:349-353.

Jaracz, K. & Kozubski, W. (2003) 'Quality of life in stroke patients'. Acta Neurol Scand 107;5:324-329.

Jonsson, A.C., Lindgren, I., Hallstrom, B., Norrving, B., Lindgren, A. (2005) 'Determinants of quality of life in stroke survivors and their informal caregivers'. Stroke 36;4:803-808.

Johnson, G., Burvill, P.W., Anderson, C.S., Jamrozik, K., Stewart-Wynne, E.G., Chakera, T.M. (1995). Screening instruments for depression and anxiety following stroke: experience in the Perth community stroke study. Acta Psychiatr Scand 91:252-257.

Johnson, J. & Pearson, V. (2000) 'The effects of a structured education course on stroke survivors living in the community, including commentary by Phipps M'. Rehabil Nurs 25;2:59-80.

Jonhson, J., Pearson, V., McDivitt, L. (1997) Stroke rehabilitation: assessing stroke survivors' longterm needs. Rehabil Nurs 22: 243-248.

Johnston, M., Pollard, B., Hennessey, P. (2000). Construct validation of the hospital anxiety and depression scale with clinical populations. J Psychosom Res 48:579-584.

Kalra, L., Evans, A., Perez, I., Melbourn, A., Patel, A., Knapp, M., Donaldson, N. (2004) 'Training carers of stroke patients: randomised controlled trial'. BMJ 328;7448:1099.

Kauhanen, M., Korpelainen, J.T., Hiltunen, P., Brusin, E., Mononen, H., Maatta, R., Nieminen, P., Sotaniemi, K.A., Myllyla, V.V. (1999) 'Poststroke depression correlates with cognitive impairment and neurological deficits'. Stroke 30;9:1875-1880.

Kellermann, M., Fekete, I., Gesztelyi, R., Csiba, L., Kollar, J., Sikula, J. e.a. (1999). Screening for depressive symptoms in the acute phase of stroke. Gen Hosp Psychiatr 21:116-121.

Kendall, E., Catalano, T., Kuipers, P., Posner, N., Buys, N., Charker, J. (2007) 'Recovery following stroke: The role of self-management education'. Soc Sci Med 64;3:735-746.

Kirkevold, M. (1997) 'The role of nursing in the rehabilitation of acute stroke patients: toward a unified theoretical perspective'. Adv Nurs Sci 19;4:55-64.

Knapp, P. & Hewison, J. (1998) 'The protective effects of social support against mood disorder after stroke'. Psychology, Health and Medicine 3;3:275-283.

Kotila, M., Numminen, H., Waltimo, O., Kaste, M. (1999) 'Post-stroke depression and functional recovery in a population-based stroke register. The Finnstroke study'. Eur J Neurol 6;3:309-312.

Kumlien, S. & Axelsson, K. (2000) 'The nursing care of stroke patients in nursing homes. Nurses' descriptions and experiences relating to cognition and mood'. J Clin Nurs 9;4:489-497.

Lai, S., Duncan, P.W., Keighley, J., Johnson, D. (2002) 'Depressive symptoms and independence in BADL and IADL'. J Rehabil Res Dev39;5:589-596.

Leeds, L., Meara, R.J., Hobson, J.P. (2004). The utility of the Stroke Aphasia Depression Questionnaire (SADQ) in a stroke rehabilitation unit. Clin Rehabil 18:228-231.

Lev, E.L. & Owen, S.V. (1996) A measure of self-efficacy. Research in Nursing and Health 19:421-429.

Lincoln, N.B., Sutcliffe, L.M., Unsworth, G. (2000) Validation of the Stroke Aphasic depression Questionnaire (SADQ) for use with patients in hospital. Clin Neuropsychol Ass;1:88-96.

Lincoln, N.B., Nicholl, C.R., Flannaghan, T., Leonard, M., Van der, G.E. (2003). The validity of questionnaire measures for assessing depression after stroke. Clin Rehabil 17:840-846.

Lincoln, N. B., Francis, V.M., Lilley, S.A., Sharma, J.C., Summerfield, M. (2003) 'Evaluation of a stroke family support organiser: a randomized controlled trial'. Stroke 34;1:116-121.

Long, A.F., Kneafsey, R., Ryan, J., Berry, J. (2002) 'The role of the nurse within the multi-professional rehabilitation team'. J Adv Nurs 37;1:70-78.

Mant, J., Carter, J., Wade, D.T., Winner, S. (2000) 'Family support for stroke: a randomised controlled trial'. Lancet 356;9232:808-813.

McGuire, J.R. & Harvey, R.L. (1999) 'The prevention and management of complications after stroke'. Phys Med Rehabil Clin North Am 10;4:857-874.

Murata, Y., Kimura, M., Robinson, R.G. (2000) 'Does cognitive impairment cause post-stroke depression?' Am J Geriatr Psychiat 8;4:310-317.

Naarding, P., Leentjens, A.F. van, K. F., Kooten, A.F. van, Verhey, F.R. (2002). Disease-specific properties of the Rating Scale for Depression in patients with stroke. Alzheimer's dementia, and Parkinson's disease. J Neuropsychiatr Clin Neurosci 14:329-334.

Narushima, K., Kosier, J.T., Robinson, R.G. (2003) 'A reappraisal of poststroke depression, intra- and inter-hemispheric lesion location using meta-analysis'. J Neuropsychiatr Clin Neurosci 15;4:422-430.

Neau, J.P., Ingrand, P., Mouille-Brachet, C., Rosier, M.P., Couderq, C., Alvarez, A., Gil, R. (1998) 'Functional recovery and social outcome after cerebral infarction in young adults'. Cerebrovascular Diseases 8;5:296-302.

Nys, G.M., Zandvoort, M.J. van, Worp, H.B. van der, Haan, E.H. de, Kort, P.L. de, Kappelle, L.J. (2005) 'Early depressive symptoms after stroke: neuropsychological correlates and lesion characteristics'. J Neurol Sci 228;1:27-33.

Offringa, M., Assendelft, W.J.J., Scholten, R.J.P.M.(2000) Inleiding in evidence-based medicine. Klinisch handelen gebaseerd op bewijsmateriaal. Houten/Diegem: Bohn Stafleu Van Lochum.

O'Rourke, S., MacHale, S., Signorini, D., Dennis, M. (1998). Detecting psychiatric morbidity after stroke: comparison of the GHQ and the HAD Scale. Stroke 29:980-985.

Paradiso, S. & Robinson, R.G. (1998) 'Gender differences in poststroke depression'. J Neuropsychiatr Clin Neuroscis 10;1:41-47.

Parikh, R.M., Eden, D.T., Price, T.R., Robinson, R.G. (1988) The sensitivity and specificity of the Center for Epidemiologic Studies Depression Scale in screening for post-stroke depression. Int J Psychiatr Med;18(2):169-81.

Pohjasvaara, T., Vataja, R., Leppavuori, A., Kaste, M., Erkinjuntti, T. (2001) 'Depression is an independent predictor of poor long-term functional outcome post-stroke'. Eur J Neurol 8;4:315-319.

Provincialli, L. & Coccia, M. (2002). Post-stroke and vascular depression: a critical review. Neurol Sci 22:417-428.

Pryor, J. & Smith, C. (2002) 'A framework for the role of Registered Nurses in the specialty practice of rehabilitation nursing in Australia. J Adv Nurs 39;3:249-257.

Riegel, B., Dickson, V.V., Hoke, L., McMahon, J.P., Reis, B.F., Sayers, S. (2006) 'A motivational counseling approach to improving heart failure self-care: mechanisms of effectiveness'. Eur J Cardiovasc Nurs 21;3:232-241.

Robinson, R.G. (2003) 'Poststroke depression: prevalence, diagnosis, treatment, and disease progression'. Biol Psychiatr 54;3:376-387.

Robinson, R.G., Murata, Y., Shimoda, K. (1999) 'Dimensions of social impairment and their effect on depression and recovery following stroke'. Int Psychogeriatr 11;4:375-384.

Robinson-Smith, G. (2002) 'Prayer after stroke. Its relationship to quality of life'. J Holist Nurs 20;4:352-366.

Robinson-Smith, G., Johnston, M.V., Allen, J. (2000) 'Self-care self-efficacy, quality of life, and depression after stroke'. Arch Phys Med Rehab 81;4:460-464.

Rochette, A. & Desrosiers, J. (2002) 'Coping with the consequences of a stroke'. Int J Rehab Res 25;1:17-24.

Salter, K., Jutai, J.W., Teasell, R., Foley, N.C., Bitensky, J. (2005). Issues for selection of outcome measures in stroke rehabilitation: ICF Body Functions. Disabil Rehabil 27:191-207.

Sheik, J.A., Yesavage, J.A. Geriatric Depression Scale (GDS): Recent evidence and development of a shorter version. Clin Gerontol 1986;37:819-20.

Shimoda, K. & Robinson, R.G. (1999) 'The relationship between poststroke depression and lesion location in long-term follow-up'. Biol Psychiatr 45;2:187-192.

Shinar, D., Gross, C.R., Price, T.R., Banko, M., Bolduc, P.L., Robinson, R.G. (1986) Screening for depression in stroke patients: the reliability and validity of the Center for Epidemiologic Studies Depression Scale. Stroke 17(2):241-245.

Snaith, R.P., Ahmed, S.M., Mehta, S., Hamilton, M. Assessment of the severity of primary depressive illness: the Wakefield Self Assessment Depression Inventory. Psychol Med 1971;1:143-49.

Smith, J., Forster, A., Young, J. (2004) 'A randomized trial to evaluate an education programme for patients and carers after stroke'. Clin Rehabil 18;7:726-736.

Spalletta, G., Guida, G., De Angelis, D., Caltagirone, C. (2002) 'Predictors of cognitive level and depression severity are different in patients with left and right hemispheric stroke within the first year of illness'. J Neurol 249;11:1541-1551.

Sutcliffe, L.M. (1998). The assessment of depression in aphasic stroke patients: the development of the Stroke Aphasic Depression Questionnaire. Clin Rehabil 12;6: 506-513.

Tang, W.K., Chan, S.S., Chiu, H.F., Wong, K.S., Kwok, T.C., Mok, V. e.a. (2004a). Can the Geriatric Depression Scale detect poststroke depression in Chinese elderly? J Affect Disord 81:153-156.

Tang, W.K., Ungvari, G.S., Chiu, H.F., Sze, K.H. (2004b). Detecting depression in Chinese stroke patients: a pilot study comparing four screening instruments. Int J Psychiatr Med 34:155-163.

Tang, W.K., Ungvari, G.S., Chiu, H.F., Sze, K.H., Yu, A.C., Leung, T.L. (2004c). Screening post-stroke depression in Chinese older adults using the hospital anxiety and depression scale. Aging Ment Health 8:397-399.

Teasell, R., Foley, N., Salter, K. e.a. (2005) Evidence-based review of stroke rehabilitation. Post-Stroke Depression www.ebrsr.com,modules,appendix9.pdf

Teresi, J., Abrams, R., Holmes, D., Ramirez, M., Eimicke, J. (2001) 'Prevalence of depression and depression recognition in nursing homes'. Soc Psychiatr Psychiatric Epidem 36;12:613-620.

Turner-Stokes, L. & Hassan, N. (2002) 'Depression after stroke: a review of the evidence base to inform the development of an integrated care pathway. Part 1: Diagnosis, frequency and impact'. Clin Rehabil 16;3:231-247.

Turner-Stokes, L., Kalmus, M., Hirani, D., Clegg, F. (2005). The Depression Intensity Scale Circles (DISCs): a first evaluation of a simple assessment tool for depression in the context of brain injury. J Neurol Neurosurg Psychiatr 76:1273-1278.

Watkins, C.L., Auton, M.F., Deans, C.F., Dickinson, H.A., Jack, C.I., Lightbody, C.E. e.a. (2007). Motivational interviewing early after acute stroke: a randomized, controlled trial. Stroke 38: 1004-1009.

Whyte, E.M. & Mulsant, B.H. (2002). Post stroke depression: epidemiology, pathophysiology, and biological treatment. Biol Psychiatr 52:253-264.

Williams, L.S., Brizendine, E.J., Plue, L., Bakas, T., Tu, W., Hendrie, H. e.a. (2005). Performance of the PHQ-9 as a screening tool for depression after stroke. Stroke 36:635-638.

Williams, L.S., Kroenke, K., Bakas, T., Plue, L.D., Brizendine, E., Tu, W., Hendrie, H. (2007) 'Care management of poststroke depression: a randomized, controlled trial'. Stroke 38;3:998-1003.

Zigmond, A.S. & Snaith, R.P. (1983). The hospital anxiety and depression scale. Acta Psychiatr Scand 67:361-370.

11 Seksualiteit na een beroerte

Thóra B. Hafsteinsdóttir, Marianne Klinke, Svanhildur Sigurjónsdóttir en Marieke Schuurmans

11.1 Inleiding

Ondanks het veelvuldig voorkomen van beroerte is er weinig onderzoek verricht naar de gevolgen hiervan op het seksueel functioneren. In de laatste twintig jaar is het aantal studies naar dit onderwerp wel gegroeid. Seksuele disfuncties na een beroerte worden vermoedelijk zelden uitsluitend veroorzaakt door de beschadiging als gevolg van de beroerte. Vaak was er voorheen al sprake van seksuele disfuncties, onder andere vanwege het ouder worden, of vanwege andere ziektes, zoals diabetes. Ook is de invloed van veel medicijnen, die zowel vóór als na de beroerte gebruikt worden van invloed op het seksueel functioneren van de patiënt (Monga e.a. 1997). Volgens de Wereld Gezondheidsorganisatie (WHO) is het van belang dat verpleegkundigen goed geïnformeerd zijn over seksualiteit en problemen over dit onderwerp, dat zij vragen over seksualiteit en intimiteit niet uit de weg gaan en dat zij hierover in discussie kunnen gaan met de patiënt en diens partner (WHO 1995). Desondanks besteden verpleegkundigen weinig aandacht aan seksuele problemen en praten zij er niet over met patiënten (Gamlin 1999). In de verpleegkundige zorg wordt weinig advies of counseling gegeven op het gebied van seksualiteit (Waterhouse 1996). Van groot belang is dat er meer aandacht komt voor seksualiteit en seksuele disfuncties van patiënten met een beroerte in de basis- en vervolgopleiding van verpleegkundigen.

11.2 Seksuele responscyclus

Masters en Johnson (1966) hebben de seksuele responscyclus voor man en vrouw onderzocht en beschreven. Deze bestaat uit vier fasen, ieder met eigen specifieke kenmerken. Darna heeft Kaplan (1979) de fase van verlangen, de motivatie of interesse in seks een plaats gegeven in de seksuele responscyclus. De vijf fasen zijn beschreven als:

Fase 1: Het seksuele verlangen. Seksuele interesse, lust, libido, seksuele verlangens, zin in seks, hebben betrekking op het denken en fantaseren over seks. De daaruit voortvloeiende gevoelens kunnen leiden tot opwinding (geilheid), hetgeen weer leidt tot masturbatie of vrijen (geslachtsgemeenschap). Zin hebben in seks is zowel bij vrouwen als mannen ook afhankelijk van hormonen (testosteron). Wanneer bij behandeling de testikels van de man of de ovaria van de vrouw worden verwijderd, of niet meer functioneren onder invloed van medicijnen (chemotherapie), kunnen zich door een tekort aan hormonen problemen voordoen. Een verslechterde lichamelijke conditie of pijn bij het vrijen kunnen mensen de lust tot vrijen ontnemen (Eeltink e.a. 2006).

Fase 2: De opwinding. Een deel van de opwinding speelt zich af buiten de genitalia. Voldoende seksueel verlangen en voldoende stimulatie leiden tot opwinding. Het hart gaat sneller kloppen, de adem gaat sneller, de spieren spannen meer aan en de persoon voelt zich opgewonden. Daarnaast neemt de doorbloeding van alle seksuele organen sterk toe.

Fase 3: De plateaufase. Deze fase vormt samen met de fase van opwinding (fase 2) het grootste deel (wat tijd betreft) van de reactiecyclus. Blijft de fysieke of psychologische prikkeling voortduren met een bepaalde intensiteit, dan zal de psychosomatische opwinding in intensiteit ook snel toenemen. Tijdens de plateaufase worden de opwinding en de seksuele spanning door een aangepaste stimulering nog versterkt. Dit leidt tot een opwindingsniveau van waaruit het orgasme mogelijk wordt. De duur van deze fase verschilt per persoon en is ook afhankelijk van de effectiviteit van de stimuli.

Fase 4: Het orgasme. Door een verdere aangepaste seksuele stimulatie komt men tot een hoogtepunt. Dit is de kortste fase van de reactiecyclus.

Fase 5: Herstel/ontspanning of resolutie. Tijdens de resolutiefase verdwijnt de seksuele spanning (Eelting e.a. 2006, Gianotten 2005).

11.3   Seksuele gezondheid en seksuele disfunctie

Seksuele gezondheid wordt beschreven als: 'integratie van fysieke, emotionele, intellectuele en sociale aspecten van de seksuele menselijkheid op een manier die positief en verrijkend is en bijdraagt aan het versterken van de persoonlijkheid, communicatie en liefde' (WHO 1975). Seksualiteit of seks omvat dus veel verschillende aspecten. Daarbij hoort ook gedrag als vrijen, masturbatie, gemeenschap en seksuele ontlading of orgasme. Seksualiteit omvat ook zaken als verliefdheid, intimiteit, romantiek en wat daarmee samenhangt. Onder seksualiteit worden ook lichamelijkheid, naaktheid en seksuele aantrekkelijkheid begrepen. Tot slot behoren ook aspecten die te maken hebben met zich man of vrouw voelen, mannelijkheid en vrouwelijkheid tot de seksualiteit (Gianotten 2005). Seksuele disfuncties zijn in de huidige versie van de Diagnostic and Statistical Manual (DSM IV-TR, APA, 2001) opgenomen en onderverdeeld in vier subcategorieën, die ontleend zijn aan de seksuele responscyclus. DSM IV-TR stelt dat er slechts van een (seksuele) disfunctie gesproken wordt indien er:

- een seksueel probleem aanwezig is;
- hierdoor duidelijk sprake is van lijden of relatieproblemen;
- de seksuele problemen niet toe te schrijven zijn aan een andere (As I-)stoornis (behalve een andere seksuele disfunctie);
- de seksuele problemen niet uitsluitend het gevolg zijn van de directe fysiologische effecten van een middel of een somatische aandoening (Platteau e.a. 2005).

Er is in de verschillende onderzoeken geen eenduidigheid over de gebruikte termen: aspecten als seksuele functie, seksueel verlangen, seksuele activiteiten, bevrediging in een seksuele relatie en problemen met het orgasme worden besproken, zonder dat deze termen verder gedefinieerd zijn (Hatzimouratidis e.a. 2007). Binnen de seksuologie worden vooral de begrippen seksuele disfunctie en seksueel probleem gebruikt. In de revalidatie wordt gebruikgemaakt van de begrippen stoornis, beperking en handicap. Deze begrippen worden nogal eens door elkaar gehaald. In de verpleegkunde wordt seksuele disfunctie gedefinieerd als: 'een toestand waarbij een individu een verandering ervaart in seksuele functie, die wordt ervaren als niet bevredigend (*unsatisfying*), ontoereikend (*unrewarding*) en onvoldoende' (McCloskey e.a. 2000). Deze definitie wordt in deze richtlijn gebruikt. Onder seksuele disfuncties verstaan we het niet goed functioneren van de vijf fasen: zin, opwinding, verlangen, orgasme en resolutie. Een seksuele disfunctie kan op vele manieren ontstaan. De oorzaak kan zeer organisch zijn, bijvoorbeeld een hormonale, neurologische of vasculaire stoornis of de bijwerking van een medicijn. Seksuele disfunctie lijkt zowel te passen onder het begrip stoornis als onder beperking. Niet iedere seksuele disfunctie wordt door de patiënt of client als een seksueel probleem ervaren.

11.4 Seksuele disfuncties na een beroerte

Achtergrond
Uit 15 onderzoeken gericht op seksuele disfuncties na een beroerte blijkt dat de prevalentie van seksuele disfuncties varieert van 20% (Choi-Kwon e.a. 2002) tot 59% (Kimura e.a. 2001) bij deze patiënten. De variatie wordt verklaard door de methodologische verschillen van de onderzoeken (Choi-Kwon e.a. 2002, Cheung 2002, Giaquinto e.a. 2003, Kimura e.a. 2001, Korpelainen e.a. 1999, Edmans 1998, Korpelainen e.a. 1998, Buzzelli e.a. 1997, Boldrini e.a. 1991, Monga e.a. 1986, Hawton 1984, Sjögren e.a. 1983, Sjögren e.a. 1982). Giaquinto e.a. (2003) hebben de seksuele disfuncties van patiënten met een beroerte (N = 68) op een revalidatieafdeling onderzocht. Eén jaar na de beroerte waren patiënten over het algemeen minder seksueel actief en bleek dat 50% van de groep geen seks meer had. Vijfentwintig procent van de partners had angst voor een nieuwe beroerte tijdens seks. Van de patiënten gaf 83% aan het seksuele leven na 3-6 maanden na de beroerte weer te hebben hervat. In een Koreaans onderzoek bleek 65% van de patiënten (N = 70) 3 maanden na de beroerte minder seksueel actief te zijn, 49% had minder verlangen naar seks en 26% van de mannen had erectieproblemen (Choi-Kwon e.a. 2002). Twee jaar na de beroerte had 44% van de patiënten minder verlangen naar seks en was emotionele labiliteit gerelateerd aan verminderd verlangen naar seks (p < 0,005), verminderde seksfrequentie (p < 0,005) en meer erectieproblemen (p < 0,005) (Tabel B.11.1, tabel 11.1 en 11.2).

Conclusie
Het is aangetoond dat 20-59% van de patiënten na de beroerte seksuele disfuncties heeft. Patiënten zijn ontevreden met hun seksleven, zijn minder seksueel actief en/of

Tabel 11.1   Seksuele disfuncties na een beroerte

- ontevreden met seksleven (Kimura e.a. 2001, Korpelainen e.a. 1999);
- minder seksueel actief (Kimura e.a. 2001, Korpelainen e.a. 1999, Giaquinto e.a. 2003, Choi-Kwon e.a. 2002, Cheung 2002);
- geen seks meer (Korpelainen e.a. 1999, Giaquinto e.a. 2003);
- verminderd seksueel verlangen (Kimura e.a. 2001, Korpelainen e.a. 1999, Choi-Kwon e.a. 2002, Cheung 2002) ;
- minder opgewonden raken (Cheung 2002);
- erectieproblemen (Korpelainen e.a. 1999, Choi-Kwon e.a. 2002);
- vaginale droogheid (Korpelainen e.a. 1999);
- minder vaak orgasme (Cheung 2002);
- minder voldoening tijdens seks (Cheung 2002);
- angst voor een nieuwe beroerte tijdens seks (Giaquinto e.a. 2003);
- angst voor complicaties (Cheung 2002).

Tabel 11.2   Seksuele disfuncties met betrekking tot verschillende seksuele fasen

Fase 1	Seksueel verlangen	Verminderd seksueel verlangen (Kimura e.a. 2001, Korpelainen e.a. 1999, Choi-Kwon e.a. 2002, Cheung 2002)
Fase 2	Opwinding	Minder opgewonden raken (Cheung 2002)
		Erectieproblemen (Korpelainen e.a. 1999, Choi-Kwon e.a. 2002)
		Vaginale droogheid (Korpelainen e.a. 1999)
Fase 3	Orgasme	Minder vaak orgasme (Cheung 2002)
		Minder voldoening tijdens seks (Cheung 2002)

hebben geen seks meer, verlangen minder naar seks, raken in mindere mate opgewonden en hebben minder vaak een orgasme. Andere disfuncties zijn: erectieproblemen en voortijdige zaadlozing bij mannen en vaginale droogheid bij vrouwen *(tabel B.11.1, tabel 11.1 en 11.2)* (Giaquinto 2003, Choi-Kwon 2002, Cheung 2002, Kimura 2001, Korpelainen 1999, Edmans 1998, Korpelainen e.a. 1998, Buzzelli e.a. 1997, Boldrini e.a. 1991, Monga e.a. 1986, Hawton 1984, Sjögren e.a. 1983, Sjögren e.a. 1982). *Niveau A*

Overige overwegingen

De rol van de verpleegkundige met betrekking tot seksuele problemen richt zich op twee punten, namelijk het voorkomen van een seksuele disfunctie (preventie) en/of ondersteunen bij behandelen van patiënten die mogelijkerwijze een seksuele disfunctie hebben. De patiënt of partner kan moeite hebben om hierover te praten of hiervoor hulp te zoeken. Indien de patiënt zijn zorgen en klachten aan de verpleegkundige vertelt, is de eerste actie: luisteren. Daarnaast kunnen verpleegkundigen ondersteuning bieden. Dat doen ze door de patiënt te helpen herkennen dat er sprake is van een seksuele disfunctie, te wijzen op de mogelijkheid tot consultatie van een seksuoloog en door samen met de patiënt en de partner te zoeken naar een andere vorm van adequate seksuele hulpverlening (Eeltink e.a. 2006).

Aanbeveling 11.1 Verpleegkundige verantwoordelijkheid – seksuele disfuncties
Het is van groot belang dat verpleegkundigen op de hoogte zijn van de gevolgen van een beroerte voor de seksualiteit en de mogelijke seksuele disfuncties zoals: verminderd seksueel verlangen (verminderd libido), het in mindere mate opgewonden raken (arousal), het minder vaak hebben van een orgasme, erectieproblemen bij mannen, vaginale droogheid bij vrouwen, voortijdige zaadlozing en problemen met het orgasme.
Omdat patiënten terughoudend zijn om zelf over seksualiteit te beginnen, horen verpleegkundigen de verantwoordelijkheid te nemen om een gesprek te openen over seksualiteit en hulpverlening bij eventuele seksuele problemen te bespreken met patiënten en partners (Giaquinto 2003, Choi-Kwon 2002, Cheung 2002, Gamel e.a. 2000, Kimura 2001, Korpelainen 1999, Edmans 1998, Korpelainen e.a. 1998, Buzzelli e.a. 1997, Boldrini e.a. 1991, Monga e.a. 1986, Hawton 1984, Sjögren e.a. 1982, 1983). *Niveau A*

11.5 Factoren gerelateerd aan seksuele disfunctie na een beroerte

Negen onderzoeken richten zich op de relatie tussen klinische factoren en seksuele disfunctie na een beroerte (Sjögren e.a. 1982, Hawton 1984, Monga e.a. 1995, Edmans 1998, Korpelainen 1998, Korpelainen e.a. 1999, Kimura 2001, Monga e.a. 1986, Cheung 2002). Deze zijn in de zes volgende categorieën onderverdeeld: functionele mobiliteit, sensorische stoornissen, plaats van de beroerte, psychologische aspecten (zoals depressie), medicatie en alcohol, en relatie met de partner *(tabel 11.3)*.

11.5.1 Fysieke functiebeperkingen

Fysieke functiebeperkingen als gevolg van een beroerte, onder andere beperkingen in mobiliteit en ADL, spasticiteit, contracturen en afasie belemmeren het seksueel functioneren (Korpelainen e.a. 1998, 1999, Kimura e.a. 2001). Beperkingen in mobiliteit en ADL zijn gerelateerd aan seksuele disfuncties (Cheung 2002, Korpelainen e.a. 1999, Kimura e.a. 2001, Sjögren e.a. 1982). In het onderzoek van Kimura bleken mannelijke patiënten met seksuele disfuncties meer functionele beperkingen te hebben (p = 0,0009) (Kimura e.a. 2001). Vermindering in seksuele activiteiten na de beroerte wordt verklaard door functionele beperkingen (p = 0,0059) en leeftijd (p = 0,009) (Gianquinto e.a. 2003). Vermindering in seksuele voldoening bij patiënten en erectiepro-

Tabel 11.3 Factoren die seksuele activiteiten beïnvloeden

Categorie	Factoren gerelateerd aan seksuele disfuncties	Auteurs
Functionele mobiliteit	Functionele beperkingen belemmeren het seksueel functioneren. Afasie Contracturen en spasticiteit Pijn	Sjögren e.a. 1982, Hawton 1984, Monga e.a. 1995, Edmans 1998, Korpelainen e.a. 1999, Kimura 2001
Sensorische stoornissen	Sensorische stoornissen (bij het aanraken) belemmeren het seksueel functioneren na een beroerte.	Sjögren e.a. 1982, Hawton 1984, Korpelainen e.a. 1999
Plaats van de beroerte	Beroerte in linker hemisfeer (dominant) is gerelateerd aan verminderde seksfrequentie na de beroerte.	Sjögren e.a. 1982, Korpelainen e.a. 1999, Kimura 2001
Psychologische aspecten	Angst voor een nieuwe beroerte tijdens seks. Angst tijdens seks m.b.t. urine-incontinentie. Angst voor impotentie.	Sjögren e.a. 1982, Monga e.a. 1995, Korpelainen e.a. 1999
	Depressie, angst, spanning, psychologisch slecht adapteren hebben negatieve invloed op seksleven na de beroerte. Ontkenning Emotioneel labiel Verminderd zelfvertrouwen	Sjögren e.a. 1982, Monga e.a. 1995, Korpelainen e.a. 1999, Choi-Kwon e.a. 2002, Cheung 2002
Medicatie en alcohol	Medicatie kan leiden tot impotentie. Alcoholgebruik kan seks negatief beïnvloeden, met name bij mannen.	Monga e.a. 1995, Korpelainen e.a. 1999
Relatie met de partner	Verandering in de relatie tussen de patiënt en partner (de partner krijgt de 'moederrol' voor de patiënt). Afwijzing van de partner	Sjögren e.a. 1982, Korpelainen e.a. 1999

blemen en verminderde ejaculatie bij mannen zijn gerelateerd aan meer beperkingen (rankin-score 2-3) (Cheung e.a. 2002). Functionele beperkingen bleken vermindering in seksuele activiteiten significant te verklaren (ernstige beperkingen: OR 4,2; 95%-BI 1,4-12,8; milde beperkingen OR 3,2; 95%-BI 1,0-9,8). Andere verklarende factoren waren: het niet kunnen praten over seks en het niet seksueel actief zijn. Ook bleken bij patiënten hemiparese (55%) en spasticiteit (29%) de belangrijkste redenen voor het minder seksueel actief zijn (Korpelainen e.a. 1999). Tevens gaven patiënten aan dat zij moeilijk van positie konden veranderen (wegens verminderde kracht) en bleek pijn van invloed te zijn (Hawton 1984, Kautz 2007).

Conclusie

Fysieke functiebeperkingen, ernstige en minder ernstige beperkingen (rankin-score: 2-3), beperkingen in mobiliteit en ADL, hemiparese, spasticiteit, contracturen, niet of moeilijk van positie kunnen veranderen en pijn beïnvloeden de seks na een beroerte (*tabel 11.3*) (Cheung 2002, Gianquinto e.a. 2003, Edmans 1998, Hawton 1984, Korpelainen e.a. 1999, Kimura e.a. 2001, Sjögren e.a. 1982). *Niveau C*

11.5.2   Afasie

Twintig tot veertig procent van de patiënten met een beroerte wordt geconfronteerd met afasie (Salter e.a. 2006, Gazzaniga e.a. 2002) (zie *hoofdstuk 9* over communicatiestoornissen). Communicatie is belangrijk in de seksuele relatie, met name in de sociale interactie. Patiënten met afasie hebben moeite zich te uiten en te communiceren over hun belevenissen. Het is moeilijk voor hen zich te uiten over hun seksuele problemen. Laimieux e.a. (2002) hebben door middel van interviews een klein kwalitatief onderzoek onder afatische patiënten (N = 6) en de partners (N = 6) uitgevoerd. Zowel de patiënten als de partners gaven aan dat communicatieproblemen veel invloed hebben op hun seksuele leven. Deze patiënten konden niet praten met de partner over seksuele verlangens en de partner had moeite om te begrijpen wanneer de patiënt behoefte had aan seks. Er was gebrek aan intimiteit in de relatie, wat leidde tot seksuele ontevredenheid bij de helft van de paren. Bij de andere paren verbeterde het seksleven en de intimiteit doordat zij elkaar vaker aanraakten en streelden (Laimieux e.a. 2002). In het onderzoek van Korpelainen (1999) bleek het niet kunnen praten over seksuele onderwerpen de belangrijkste factor die het seksuele leven van de patiënten negatief beïnvloedde.

Conclusie

Veel patiënten met een beroerte hebben ook afasie, waardoor zij niet of nauwelijks kunnen communiceren en praten over hun seksuele verlangens. Sommige patiënten ervaren hierdoor gebrek aan intimiteit *(tabel 11.3)* (Laimieux e.a. 2002). *Niveau C*

11.5.3   Sensorische stoornissen en neglect

Sensorische stoornissen hebben ook invloed op seksuele activiteiten bij patiënten met een beroerte. Zo bleken het minder verlangen naar seks, het minder opgewonden raken en minder voldoening bij patiënten na een beroerte gerelateerd te zijn aan het sensorische hemisyndroom. Patiënten met sensorische problemen zijn vaker ontevreden over hun seksualiteit (p = 0,025) (Korpelainen e.a. 1998). Het sensorische hemisyndroom ofwel linker-hemisfeerletsel bleek significant gecorreleerd te zijn aan seksuele disfuncties (p = 0,005) (Edmans 1998). Uit een Zweeds onderzoek kwam naar voren dat 79% van de patiënten minder seksueel actief was; men gaf aan dat verminderde sensorische sensibiliteit in de huid – het goede gevoel van het aangeraakt worden – invloed had op hun seksuele leven (Sjögren e.a. 1982). Ook bleek het gebrek aan controle over de temperatuur patiënten negatief te beïnvloeden bij de seks (Hawton e.a. 1984).

Conclusie

Het is aangetoond dat sensorische stoornissen bij patiënten met een beroerte de seksualiteit negatief beïnvloeden. Zo hebben deze patiënten minder verlangen naar seks, raken zij minder opgewonden en hebben zij minder voldoening van de seks (Cheung 2002, Gianquinto e.a. 2003, Edmans 1998, Korpelainen e.a. 1999, Kimura e.a. 2001, Sjögren e.a. 1982) *(tabel 11.3)*. *Niveau A*

11.5.4 Plaats van de beroerte

Hoewel er weinig eenduidigheid is in de literatuur met betrekking tot de relatie tussen de plaats van de beroerte in de hersenen en seksuele disfuncties bij patiënten met een beroerte, zijn er toch wel enkele onderzoeken die een dergelijke relatie hebben gevonden. Zo bleken patiënten met beroerte in de linker hemisfeer (dominante hemisfeer) minder vaak seks te hebben dan andere patiënten (p = 0,0026) (Korpelainen e.a. 1998, Kimura e.a. 2001). Tevens bleken vrouwen met een beroerte in de linker hemisfeer meer seksuele disfunctie te ervaren dan vrouwen met een beroerte in de rechter hemisfeer (Monga 1986). Andere onderzoeken hebben geen relatie aangetoond tussen de plek van de beroerte en de seksuele disfunctie (Giaquinto e.a. 2003, Choi-Kwan e.a. 2002, Buzzelli e.a. 1997, Boldrini e.a. 1991, Sjögren e.a. 1983).

Conclusie
Er is geen eenduidigheid in de literatuur dat seksuele disfuncties na een beroerte gerelateerd zijn aan een beroerte in de linker hemisfeer *(tabel 11.3)* (Kimura e.a. 2001, Korpalainen e.a. 1998).

11.5.5 Angst voor een nieuwe beroerte

Verschillende onderzoeken hebben aangetoond dat patiënten met een beroerte bang zijn om opnieuw een beroerte te krijgen tijdens seks. Uit een onderzoek bleken veel partners bang te zijn voor een nieuwe beroerte en dat had grote invloed op hun seksleven (Giaquinto 2003). Zo bleek 24% van de patiënten bang te zijn voor een nieuwe beroerte en 14% voor impotentie (Korpelainen 1998). Uit andere onderzoeken bleek angst voor een nieuwe beroerte een belangrijke factor die de seksualiteit beïnvloedt (Cheung 2002, Monga e.a. 1986, Boldrini 1991). Ook angst voor fysiek ongeluk of doodgaan wordt vermeld door 25% van de mannelijke partners en door 21% van de vrouwelijke partners in onderzoek van Buzzeli e.a. (1997).

Conclusie
Het is aangetoond dat patiënten met een beroerte vaak bang zijn voor een nieuwe beroerte tijdens seks wat een negatieve invloed heeft op het seksleven *(tabel 11.3)* (Giaquinto 2003, Korpelainen e.a. 1998, Chung 2002, Monga 1986, Boldrini 1991).

11.5.6 Depressie

Depressie komt met een prevalentie van 5% tot 55% bij veel patiënten na een beroerte voor (Whyte e.a. 2002). Depressie is een voorspellende factor voor seksuele disfuncties na een beroerte. Patiënten met seksuele disfuncties bleken significant vaker depressief te zijn (mannen: p = 0,007 en vrouwen: p = 0,0005) (Kimura e.a. 2001). De ernst van de depressie was significant gerelateerd aan verminderd verlangen naar seks (p = 0,001), lagere frequentie van seks (p = 0,038), erectieproblemen bij mannen (p < 0,001), vaginale droogheid (p < 0,001), minder orgasmes (p = 0,011) en verminderde voldoening van het seksuele leven (p < 0,001) (Korpelainen 1999). Ook bleken patiënten met seksuele disfunctie significant meer depressief te zijn (mannen p = 0,007 en vrouwen 0,0005) dan patiënten zonder seksuele disfuncties (Sikora e.a. 2001).

Conclusie

Het is aangetoond dat patiënten met depressie na een beroerte vaker geconfronteerd worden met seksuele disfuncties zoals: minder verlangen naar seks, minder vaak seks hebben, erectieproblemen (mannen), vaginale droogheid, minder vaak orgasmes en minder voldoening over hun seksualiteit (Kimora e.a. 2001, Choi Kwan en Kim 2002, Korpelainen 1999) *(tabel 11.3). Niveau A*

11.5.7 Relatie met de partner

Zes van de negen geïncludeerde onderzoeken over de relatie tussen klinische factoren en seksuele disfunctie na een beroerte richten zich op het perspectief van de partner (Giaquinto e.a. 2003, Buzzelli 1997, Cheung 2002, Korpelainen e.a. 1999, Murray e.a. 2004, Cheung 2002). In een van de onderzoeken kwam naar voren dat in 89% van de gevallen de partner minder verlangen had naar seks met 'een zieke' (Giaquinto e.a. 2003), wat overeenkomt met resultaten van andere onderzoeken (Buzzelli e.a. 1997, Edmands 1998). Ondanks het feit dat seks een belangrijk deel van hun leven vormde, vonden veel patiënten het moeilijk om seksualiteit met hun partner te bespreken (Cheung 2002, Korpelainen e.a. 1999). Ook bleek vermindering in seks gerelateerd te zijn aan het niet kunnen praten over seks met de partner (OR 18,5, 95%-BI 4,1-82,3) (Korpelainen e.a. 1999). Patiënten beschrijven hoe seksuele disfuncties hen belemmeren bij het in stand houden van een romantische en seksuele relatie na een beroerte (Murray e.a. 2004). Zelfs patiënten met milde tot geen beperkingen na de beroerte blijken significant minder naar seks te verlangen na de beroerte. Dat geeft aan dat psychologische factoren een belangrijke rol spelen bij seksualiteit na de beroerte (Cheung 2002).

Conclusie

Er zijn aanwijzingen dat de partner vaak minder of geen interesse heeft in seks met een zieke partner (Giaquinto e.a. 2003, Buzzelli 1997).
Ook het niet kunnen praten over seks heeft een negatieve invloed op de seksualiteit zowel bij de patiënt als bij de partner (Cheung 2002, Korpelainen e.a. 1999).
Bij patiënten met minder beperkingen blijkt het moeilijk om een romantische en seksuele relatie in stand te houden na een beroerte *(tabel 11.3)* (Murray e.a. 2004, Cheung 2002).

Aanbeveling 11.2 Fysieke functiebeperkingen gerelateerd aan seksuele disfuncties
Verpleegkundigen zouden patiënten met functionele beperkingen (rankin-score: 2-3), hemiparese, afasie of sensorische stoornissen moeten ondersteunen met strategieën om met de gevolgen van een beroerte en mo-

gelijke seksuele disfuncties om te gaan (Cheung 2002, Gianquinto e.a. 2003, Edmans 1998, Korpelainen e.a. 1999, Kimura e.a. 2001, Sjögren e.a. 1982, Laimieux e.a. 2002). *Niveau A*

Aanbeveling 11.3 Angst voor een nieuwe beroerte gerelateerd aan seksuele disfuncties

Het is van belang dat verpleegkundigen de angst voor een nieuwe beroerte die de patiënt en diens partner tijdens alle vormen van seksuele bevrediging ervaren, bespreken en hen indien nodig verwijzen naar een seksuoloog of neuroloog voor uitleg over het risico (Giaquinto 2003, Korpelainen e.a. 1998, Chung 2002, Monga 1986, Boldrini 1991). *Niveau D*

Aanbeveling 11.4 Depressie gerelateerd aan seksuele disfuncties

Omdat depressie seksualiteit (zin in seks) negatief beïnvloedt, zouden verpleegkundigen patiënten moeten screenen op depressie. Indien symptomen van depressie aanwezig zijn of de patiënt depressief is, moeten verpleegkundigen dit bespreken met de behandelend arts, zodat de patiënt verwezen kan worden naar een psycholoog of psychiater voor verder onderzoek en behandeling (Kimora e.a. 2001, Choi Kwan e.a. 2002, Korpelainen 1999). *Niveau D*

Aanbeveling 11.5 Verandering in de relatie met de partner gerelateerd aan seksuele disfuncties

Verpleegkundigen zouden vragen en zorgen van de patiënt met betrekking tot een verandering in de relatie met de partner en/of het in stand houden van de relatie met de partner moeten bespreken met de patiënt en indien nodig de patiënt verwijzen naar een psycholoog, maatschappelijk werker of seksuoloog (Kimora e.a. 2001, Choi Kwan en Kim 2002, Korpelainen 1999). *Niveau D*

11.6 Verpleegkundige rol en interventies

In twee van de negen onderzoeken over de relatie tussen klinische factoren en seksuele disfunctie na een beroerte komen interventies en praktische adviezen aan de orde voor de verschillende seksuele problemen na een beroerte (Monga e.a. 2006, Kautz 2007). De bevordering van seksuele gezondheid omvat zowel de stimulering van seksueel welzijn als de behandeling van seksuele problemen. Ook al behoort volgens verschillende visies binnen de verpleegkunde het vermogen tot seksueel functioneren tot het aandachtsgebied van verpleegkundigen, toch wordt er onvoldoende uitgewerkt wat dit concreet betekent (Elting, Gamel e.a. 2006). Ondanks het feit dat uit een onderzoek blijkt dat 50% van de patiënten met een beroerte seksuele counseling zag als een be-langrijk deel van revalidatie (Koperlain e.a. 1999) en 92% van hen een positieve houding had met betrekking tot het bespreken van seksualiteit en seksuele problemen, bleek slechts 12% van de verpleegkundigen van deze patiënten (N = 155) seksualiteit met hun patiënten besproken te hebben. Uit onderzoek van Matocha e.a. (1993) bleek dat bij 20% van de verpleegkundigen dit onderwerp nooit aan de orde kwam in de zorg voor patiënten, ook al vonden de verpleegkundigen seksualiteit een belangrijk onderdeel van de verpleegkundige zorg. Volgens het *Verpleegkundig Beroepsprofiel* hebben verpleeg-kundigen een beroepsverantwoordelijkheid wanneer de problemen op het gebied van seksualiteit en intimiteit gerelateerd zijn aan ziekte, handicap of behandeling (Natio-nale Raad voor de Volksgezondheid 1988). Patiënten moeten dan geholpen worden om de gevolgen van hun aandoening een plaats te geven. Sommige patiënten willen graag praten over de gevolgen van de behandeling of aandoening (Elting e.a. 2006). Verpleeg-kundigen hebben tevens een verantwoordelijkheid voor preventie en voorlichting met betrekking tot seksualiteit voor zover de gezondheid bedreigd wordt. In een ideale situatie wordt er over de gevolgen van ziekte en/of een behandeling gesproken door de behandelend arts en in een later stadium door de verpleegkundige.

Met betrekking tot interventies en behandeling van seksuele problemen na een be-roerte, heeft de werkgroep slechts één literatuuronderzoek kunnen vinden waarin interventies en praktische adviezen worden gegeven voor de verschillende seksuele problemen na een beroerte (Kautz 2007) *(tabel 11.3)*.

Aanbeveling 11.6 Interventies voor het bevorderen van seksuele gezondheid na een beroerte – goed luisteren door de verpleegkundige

Bij patiënten met seksuele disfuncties na een beroerte is het van belang dat verpleegkundigen goed luisteren naar de vragen en zorgen van de patiënt en diens partner met betrekking tot mogelijke veranderingen in de seksualiteit na een beroerte, zodat verpleegkundigen interventies kunnen toepassen die de seksuele gezondheid bevorderen, hulp en ondersteuning bieden en indien nodig verwijzen naar seksuoloog, arts of maatschappelijk werker voor consultatie (Kautz 2007). *Niveau D*

Aanbeveling 11.7 Interventies voor het bevorderen van seksuele gezondheid na een beroerte – aandacht besteden aan elkaar

Indien de patiënt en partner merken dat het verlangen naar seks is verminderd en zij het verlangen naar seks willen stimuleren, is het van belang dat zowel de patiënt als de partner aandacht blijven besteden aan elkaar om het verlangen naar seks te stimuleren. Samen tijd doorbrengen, activiteiten doen die beiden voldoening geven, elkaars handen vasthouden en elkaar knuffelen kunnen het verlangen naar seks mogelijk weer opwekken (Kautz 2007). *Niveau D*

Aanbeveling 11.8 Interventies voor het bevorderen van seksuele gezondheid na een beroerte – erectieproblemen
Indien de patiënt erectieproblemen heeft, zijn er verschillende medische behandelingen, zoals met phosphosdiasterase type 5 (PDE5), sildenafil (Viagra®), tadalafil (Cialis®) of vardenafil (Levitra®) (Kautz 2007). *Niveau D*
Deze medische behandelingen vallen verder buiten het kader van deze richtlijn.

Aanbeveling 11.9 Interventies voor het bevorderen van seksuele gezondheid na een beroerte – vaginale droogheid
Verpleegkundigen kunnen vrouwen die last hebben van vaginale droogheid ondersteunen in het gebruiken van een passend middel. Met de patiënt kan besproken worden wat zij al heeft geprobeerd, en wat patiënt vindt van verschillende middelen, zoals: vochtcrème, oestrogeencrème (in overleg met de arts), glijmiddelen (KY Gel®, Sensilube®, speeksel) (Kautz 2007, Eltink e.a. 2006). *Niveau D*

Aanbeveling 11.10 Interventies voor het bevorderen van seksuele gezondheid na een beroerte – houding aanpassen
Bij een patiënt met fysieke functiebeperkingen is het van belang dat verpleegkundigen de patiënt en partner ondersteunen in het zoeken naar passende en mogelijke houdingen bij seks en indien nodig in het nemen van pijnmedicatie voorafgaand aan seks. Ook kunnen verpleegkundigen patiënten adviseren om de tijd voor seksuele activiteiten te plannen zodat zij goed uitgerust zijn en het minst last hebben van pijn (Kautz 2007, Hawton 1984). *Niveau D*

Aanbeveling 11.11 Interventies voor het bevorderen van seksuele gezondheid na een beroerte – vermoeidheid
Veel patiënten hebben last van vermoeidheid bij seks en/of door seks waardoor seksualiteit wordt belemmerd. Verpleegkundigen kunnen patiënt en partner ondersteunen en adviseren met betrekking tot de volgende punten:
• Let op balans tussen actieve en rustperiodes in de dag.
• Maak gebruik van hulpmiddelen om energie te sparen.
• Neem deel aan conditieverbeterende activiteiten om het uithoudingsvermogen van patiënt te verbeteren.
• Adviseer patiënt seksuele activiteiten te plannen wanneer hij goed uitgerust is (Kautz 2007). *Niveau D*

Aanbeveling 11.12 Interventies voor het bevorderen van seksuele gezondheid na een beroerte – afasie
Verpleegkundigen kunnen afatische patiënten en hun partners adviseren over mogelijke communicatiemiddelen en indien nodig verwijzen naar een logopedist, zodat de patiënt mogelijk beter kan communiceren onder andere over zijn seksuele problemen en verlangens (Kautz 2007). *Niveau D*

Aanbeveling 11.13 Interventies voor het bevorderen van seksuele gezondheid na een beroerte – elkaar aanraken
Verpleegkundigen kunnen patiënt en partner adviseren om elkaar aan te raken, te strelen en te knuffelen om de intimiteit in de relatie te houden (Laimieux e.a. 2002). *Niveau C*

Aanbeveling 11.14 Interventies voor het bevorderen van seksuele gezondheid na een beroerte – sensorische stoornissen
Verpleegkundigen kunnen de patiënt met sensorische stoornissen en diens partner adviseren om:
- de lichaamsdelen die sensorisch gevoelig zijn, te stimuleren;
- elkaar te knuffelen, kussen en koesterende woorden te gebruiken;
- gebruik te maken van een ontspannen, koele ruimte (niet te warm of te fris) (Monga e.a. 1995, Kauts 2007). *Niveau D*

Aanbeveling 11.15 Interventies voor het bevorderen van seksuele gezondheid na een beroerte – aantrekkelijkheid
Met betrekking tot de relatie met de partner: veel patiënten vinden zichzelf niet aantrekkelijk vanwege de verschillende problemen waar zij mee worden geconfronteerd, zoals hemiparese, faciale parese, incontinentie, communicatieproblemen (afasie) en eetproblemen. Verpleegkundigen kunnen patiënten helpen met het volgende, als voorbereiding op het bezoek van de partner:
- Help de patiënt makkelijk zittende en leuke kleding aan te trekken.
- Assisteer de patiënt indien er bezoek komt er netjes uit te zien.
- Moedig het gebruik aan van make-up en parfum.
- Vraag aan de patiënt of hij en zijn/haar partner houden van muziek of een favoriete televisieserie hebben.
- Informeer of de patiënt (en de partner) het prettig vinden om buiten of in de gemeenschapsruimte te zitten (Kautz 2007). *Niveau D*

Literatuur

Aloni, R., Rinkg, H., Rozenthul, N., Schartz, J. (1993) Sexual function in male patients after stroke: a follow up study. Sexuality and Disability;11:121-8(2).

Boldrini, P., Basaglia, N., Calanca, M.C. (1991). Sexual changes in hemiparetic patients. Arch Phys Med Rehabil 72: 202-207.

Buzzelli, S., Francesco, L., Giaquinto, S., Nolfe, G. (1997). Psychological and medical aspects of sexuality following stroke. Sexuality and disability 15(4),261-270.

Cheung, R. (2002) Sexual Functioning in Chinese Stroke Patients with mild or no disability. Cerebrovasc dis 14,122-128.

Choi-Kwon, S. & Kim Jong, S. (2002) Poststroke Emotional Incontinence and decreased Sexual activity. Cerebrovasc Dis 13:31-37.

Edmans, J. (1998). An investigation of stroke patients resuming sexual activity. Br J Occup Ther 61(1):36-38.

Eltink, C., Gamel,. C., Batchelor, D.M. (2006) Effectief Verplegen, hoofdstuk 7, 231-260.

Giaquinto, S., Buzzelli, S., Francesco, L., Nolfe, G. (2003). Evaluation of sexual changes after stroke. J Clin Psychiatr 64:302-307.

Hawton, K. (1984). Sexual adjustment of men who had strokes. J Psychosomat Res 28(3):243-249.

Kimura, M., Shimoda, K., Robinson, R. (2001). Sexual dysfunction following stroke. Comprehensive Psychiatry 42(3),217-222.

Korpelainen, J.T., Kauhanen, M.L., Kemola, H., Malinen, U., Myllyla, V.V. (1998). Sexual dysfunction in stroke patients. Acta Neurol Scand 98:400-405.

Korpelainen, J.T., Nieminen, P., Myllyla, V.V. (1999). Sexual Functioning among stroke patients and their spouses. Stroke 30:715-719.

Kautz, D. (2007). Hope for love: Practical advice for intimacy and sex after stroke. Rehabil Nurs 32(3):95-103.

Lemieux, L., Cohen-Schneider, Holzapfel, S. (2001). Aphasia and sexuality. Sexuality and disability 19(4):253-266.

McCormick, G.P., Riffer, D.J., Thomsen, M.M. (1986). Coital positioning for stroke afflicted people. Rehabil Nurs 11(2):17-19.

Monga, T.N. & Ostermann, H.J. (1995). Sexuality and sexual adjustment in stroke patients. Phys Med rehab State of the art review (2):345-59.

Monga, T.N., Lawson, J.S., Inglis, J. (1986). Sexual dysfunction in stroke. Arch Phys med rehabil 67:19-22.

Nationale Raad voor de Volksgezondheid (1988) Verpleegkundig beroepsprofiel. NRV, Zoetermeer.

Salter, K., Teasell, R., Bhogal, S., Foley, N., Orange, J.B., Speechley, M. (2005) Evidence-Based Review of Stroke Rehabilitation. Aphasia. www.ebrsr.com, London, Ontario, Canada.

Sjögren, K. & Fugl-Mayer, A. (1982) Adjustment to life after stroke with special reference to sexual intercourse and leisure. J Psychosomat Res 26(4):409-417.

Sjögren, K. & Fugl-Meyer, A. (1983). Sexuality after stroke with hemiplegia. Scand J Rehab Med 15:55-61.

Waterhouse, J. (1993). Discussing sexual concerns with health care professionals. J Holist Nurs 11(2):125-134.

Whyte, E.M. & Mulsant, B.H. (2002) 'Post stroke depression: epidemiology, pathophysiology, and biological treatment'. Biol Psychiatr 52;3:253-264.

World Health Organization (WHO) (1995). Teaching modules for basic education in human sexuality. Regional office for the western Pacific, Manilla.

12 Voorlichting aan patiënten en hun naasten

Martine Vergunst, Marieke Schuurmans en Thóra B. Hafsteinsdóttir

12.1 Inleiding

Onder patiëntenvoorlichting wordt verstaan een planmatig leer- en/of communicatie-proces met een gericht doel, dat in samenspraak met de patiënt wordt geformuleerd om zodanige veranderingen in kennis, inzicht, vaardigheden, attitude en gedrag te bewerkstelligen dat een gunstige invloed op het genezingsproces en het omgaan met (restanten van) ziekte verwacht mag worden (Damoiseaux 1991, overgenomen uit Sassen 2000). Voorlichting is een sleutelcomponent in de zorg aan patiënten met een beroerte (Forster e.a. 2001). Voorlichting kan helpen bij het begrijpen van de aandoening, het maken van keuzes en het doen afnemen van angst (Edwards 2003). Gebrek aan informatie kan leiden tot misverstanden, slechtere gezondheid en emotionele problemen (Rodgers e.a. 2001). Patiënten met een beroerte geven aan dat zij onvoldoende informatie ontvangen (Eames e.a. 2003, Rodgers e.a. 2001). Patiënten houden onbeantwoorde vragen, zelfs tot twee jaar na de beroerte (Hanger e.a. 1998). Voorlichtingsfolders zijn vaak te moeilijk voor patiënten met een beroerte: het gemiddelde niveau waarop de folders zijn geschreven ligt hoger dan de leesvaardigheid van patiënten (Hoffmann e.a. 2006, Eames e.a. 2003). Omdat voorlichting zo'n belangrijke rol speelt in de zorg voor patiënten met een beroerte en hun naasten, maar niet automatisch effectief verloopt, is het belangrijk dat de verpleegkundige speciale aandacht schenkt aan voorlichting. Daarom is kennis over informatiebehoeften en kennis van patiënten en naasten over verschillende voorlichtingsinterventies belangrijk.

12.2 De informatiebehoeften van patiënten en naasten

Wat willen patiënten met een beroerte en hun naasten weten over hun situatie?

12.2.1 Achtergrond

In dit literatuuronderzoek zijn 11 onderzoeken geïncludeerd die zich richten zich op informatiebehoeften van patiënten met een beroerte.

Patiënten en naasten weten weinig van de preventie en het ontstaan van de beroerte (Wellwood e.a. 1994). Zij geven aan de verkregen informatie niet te begrijpen en behoefte te hebben aan meer informatie (Rodgers e.a. 2001). Uit een onderzoek onder 50 patiënten met een beroerte bleek dat de helft van de patiënten niet in staat was de oorzaak van de beroerte te noemen, 46% wist de behandeling niet te benoemen (Stein e.a. 2003). Ook resultaten uit het onderzoek van Hanger e.a. (1993) suggereren dat patiënten en naasten weinig kennis hebben over de beroerte: een kwart van de vragen waarmee zij belden naar het Stroke Adviescentrum had betrekking op de aard van de beroerte (tabellen B.12.1 en 12.1).

12.2.2 Fasen in de informatiebehoeften

Meerdere onderzoekers hebben geconcludeerd dat de behoeften aan informatie in de loop der tijden veranderen (Wiles e.a. 1998, Hanger e.a. 1998, Wachters-Kaufmann e.a. 2004, Wachters-Kaufmann e.a. 2005, Garrett e.a. 2005) (tabel B.12.1).

Acute fase
Patiënten en naasten ontvangen de informatie het liefst zo vroeg mogelijk na de beroerte, binnen 24 uur na opname (Wachters-Kaufmann e.a. 2005). In de acute fase na de beroerte hebben patiënten en naasten vooral behoefte aan informatie over klinische aspecten (Wiles e.a. 1998). Daarbij kan gedacht worden aan: informatie over aard en oorzaak van de aandoening, het behandelplan, het wisselende beloop van de eerste dagen en uitleg over de onzekerheid met betrekking tot de prognose (Wachters-Kaufmann 2004). Informatiebehoeften van patiënten in de acute fase stemmen niet overeen met de aspecten die artsen en verpleegkundigen belangrijk vinden voor de patiënt. In onderzoek werd aangetoond dat patiënten hogere prioriteit dan artsen gaven aan de onderwerpen over medicamenteuze behandeling, stressmanagement, algemene medische kennis en dieetmaatregelen na de beroerte. Tevens bleek dat de prioriteiten in informatiebehoeften van de patiënt ook beïnvloed werden door leeftijd en geslacht (Choi-Kwon e.a. 2005).

Revalidatiefase
Na verloop van tijd neemt de behoefte aan informatie toe en verandert de aard van de informatie die men nodig heeft. Het gaat dan vooral om informatie over resultaten van de behandeling, mogelijke behandelingen in de toekomst en gevolgen van de beroerte op langere termijn (Garrett e.a. 2005). Negentig dagen na de beroerte geven patiënten aan zich meer af te vragen waarom hen een beroerte trof. Op dit moment is er behoefte aan het delen van ervaringsverhalen met lotgenoten en het ontvangen van informatie over steun voor mantelzorgers (Garrett e.a. 2005). In deze fase wordt het tevens belangrijk gevonden aandacht te besteden aan het omgaan met de ziekte (coping), verandering in rolbeleving tussen partners, de seksualiteitsbeleving en angst voor recidief (Wachters-Kaufmann 2004).

Chronische fase
In deze fase – 16 tot 24 maanden na de beroerte – neemt de behoefte aan informatie over de psychologische gevolgen van de beroerte toe ten opzichte van twee weken na

Tabel 12.1   Overzicht gewenste informatie per fase

Fase	Gewenste aspecten in voorlichting
Acute fase	• Klinische aspecten: informatie over aard en oorzaak van de aandoening, behandelplan, wisselende beloop van eerste dagen en uitleg over onzekerheid met betrekking tot de prognose • Medicamenteuze behandeling, stressmanagement, algemene kennis en dieetmaatregelen na beroerte
Revalidatie fase	• Meer klinische informatie: herhaling van informatie, resultaten van behandeling, waarom patiënt beroerte is overkomen, ervaringsverhalen • Informatie over praktische aspecten: omgaan met de ziekte (coping), verandering in rolbeleving tussen partners, de seksualiteitsbeleving en angst voor recidief • Langetermijngevolgen, mogelijkheden ondersteunende diensten
Chronische fase	• Psychologische gevolgen • Praktische gevolgen: dagbesteding, ontspanning • Patiëntenverenigingen

de beroerte (Hanger e.a.1998) en is er vooral behoefte aan praktische informatie met betrekking tot onder andere dagbesteding, ontspanning van de naaste en patiëntenverenigingen (Wachters-Kaufmann 2004).

12.2.3   Verschil in informatiebehoeften tussen patiënten en naasten

De informatiebehoeften van patiënten en naasten kunnen verschillen. Zo gaven patiënten aan informatie te willen over het omgaan met stress, terwijl naasten behoefte hadden aan informatie over voorzieningen en strategieën om activiteiten van het dagelijks leven te bevorderen (Van Veenendaal e.a. 1996).

12.2.4   Conclusies

Er zijn aanwijzingen dat patiënten en naasten informatie missen in de voorlichting. Het betreft dan vooral de volgende onderwerpen: oorzaak, gevolgen, preventie, ontstaan en behandeling van een beroerte *(tabel B.12.1)* (Rodgers e.a. 2001, Wellwood e.a. 1994, Stein e.a. 1993). *Niveau C*
Er zijn aanwijzingen dat de informatiebehoeften van patiënten in de acute fase niet overeenstemmen met de aspecten die artsen en verpleegkundigen belangrijk vinden in de voorlichting *(tabel B.12.1)* (Choi-Kwon e.a. 2005). *Niveau C*
Er zijn aanwijzingen dat de informatiebehoeften van patiënten en naasten kunnen verschillen *(tabel B.12.1)* (Van Veenendaal e.a. 1996). *Niveau C*
Er zijn aanwijzingen dat de informatiebehoeften van de patiënt en naaste in de loop der tijd veranderen *(tabel B.12.1)* (Wiles e.a. 1998, Hanger e.a. 1998, Wachters-Kaufmann e.a. 2004, Garrett e.a. 2005). *Niveau C*

Acute fase

Er zijn aanwijzingen dat patiënten en naasten de informatie het liefst zo snel mogelijk na de beroerte ontvangen, binnen 24 uur *(tabel B.12.1)* (Wachters-Kaufmann e.a.
2005). *Niveau C*

Er zijn aanwijzingen dat patiënten en naasten in de acute fase vooral behoefte hebben
aan informatie over klinische aspecten *(tabel B.12.1)* (Wiles e.a. 1998, Wachters-Kaufmann e.a. 2004). *Niveau C*

Revalidatiefase

Er zijn aanwijzingen dat er in de revalidatiefase vooral behoefte is aan meer klinische
informatie, gevolgen op langere termijn en aan praktische aspecten en contact met
echtgenoten (Garrett e.a. 2005, Wachters-Kaufmann 2004) *(tabel B.12.1)*. *Niveau C*

Chronische fase

Er zijn aanwijzingen dat er in de chronische fase vooral behoefte is aan informatie
over psychologische gevolgen, praktische aspecten en contact met echtgenoten *(tabel
B.12.1)* (Hanger e.a. 1998, Wachters-Kaufmann 2004, Garrett e.a. 2005). *Niveau C*

12.2.5 Overige overwegingen

Elke patiënt en naaste is uniek. Ondanks dat er aspecten per fase onderscheiden kunnen worden die patiënten en naasten belangrijk vinden in de voorlichting, moet er
dus altijd worden nagegaan wat de individuele wensen en behoeften van de naasten
zijn.

Aanbeveling 12.1 Informatiebehoeften

Het is belangrijk dat de verpleegkundige bij de patiënt en naasten navraagt wat
hun individuele behoeften zijn aan voorlichting; over welke aspecten zij meer
informatie zouden willen (Rodgers e.a. 2001, Wellwood e.a. 1994, Stein e.a.
1993, Choi-Kwon e.a. 2005). *Niveau C*

Aanbeveling 12.2 Informatiebehoeften

De verpleegkundige dient de informatie af te stemmen op de persoonlijke
behoeften van de patiënt en naaste (Choi-Kwon e.a. 2005). *Niveau C*

Aanbeveling 12.3 Informatiebehoeften

Naast de individuele onderwerpen waarover patiënt en naaste informatie
willen, dient de verpleegkundige in de voorlichting die aspecten aan de orde
te stellen die passen bij de fase na de beroerte waarin de patiënt zich bevindt
(Wiles e.a. 1998, Hanger e.a. 1998, Wachters-Kaufmann e.a. 2004, Garrett e.a.
2005). *Niveau C*

Aanbeveling 12.4 Voorlichting in de acute fase

De verpleegkundige dient de voorlichting zo snel mogelijk na de beroerte, liefst binnen 24 uur, te starten (Wachters-Kaufmann e.a. 2005). *Niveau C*

Aanbeveling 12.5 Voorlichting in de acute fase

In de acute fase dienen in de voorlichting vooral de klinische aspecten aan bod te komen. Daarbij kan gedacht worden aan: informatie over aard en oorzaak van de aandoening, behandelplan, wisselende beloop van eerste dagen en uitleg over onzekerheid met betrekking tot de prognose (Wachters-Kaufmann e.a. 2004, Wiles e.a. 1998). *Niveau C*

Aanbeveling 12.6 Voorlichting in de revalidatiefase

In de revalidatiefase dient informatie over klinische aspecten herhaald en uitgebreid te worden. Daarnaast moeten in de revalidatiefase gevolgen op langere termijn en praktische aspecten aan de orde komen. Daarbij kan gedacht worden aan: omgaan met ziekte (coping), verandering in rolbeleving, seksualiteit, angst voor recidief en mogelijkheden van ondersteunende diensten (Garrett e.a. 2005, Wachters-Kaufmann 2004). *Niveau C*

Aanbeveling 12.7 Voorlichting in de chronische fase

In de chronische fase dient opnieuw aandacht besteed te worden aan de aspecten uit de revalidatiefase, aan de psychologische gevolgen van de beroerte en dienen praktische aspecten besproken te worden. In deze fase dient ook deelname aan patiëntenverenigingen (lotgenotencontact) besproken te worden. (Hanger e.a. 1998, Wachters-Kaufmann 2004, Garrett e.a. 2005). *Niveau C*

12.3   Specifieke informatiebehoeften van naasten

Wat zijn specifieke informatiebehoeften van naasten?
Is er verschil met hun informatiebehoeften en die van patiënten?

Achtergrond

Twee onderzoeken richten zich op de informatiebehoeften van de naasten (O'Connell e.a. 2003, Van der Smagt-Duijnstee e.a. 2001). De naasten geven aan zich erg onzeker te voelen na de beroerte en ervaren op de spoedeisende hulp al problemen die gerelateerd zijn aan informatie: lange wachttijden, beperkte informatie en onzekerheid waar de patiënt wordt opgenomen (O'Connell e.a. 2003). Naasten geven aan het vooral belangrijk te vinden dat de informatie eerlijk gegeven wordt. Daarnaast gaf 98% van de naasten aan het erg belangrijk te vinden dat er tijd genomen wordt om vragen te beantwoorden. Geslacht en opleidingsniveau van de naasten zijn beïnvloedende factoren voor de behoeften. Vrouwelijke naasten hebben de meeste behoefte aan informatie; de behoefte aan counseling was minder onder hogeropgeleide naasten (Van der Smagt-Duijnstee e.a. 2001).

Conclusies

Er zijn aanwijzingen dat naasten zich erg onzeker voelen na opname. Direct na opname is er dan ook al behoefte aan informatie *(tabel B.12.2)* (O'Connell e.a. 2003). *Niveau C*
Er zijn aanwijzingen dat naasten het vooral belangrijk vinden dat informatie eerlijk wordt gegeven en dat er tijd is voor het beantwoorden van vragen *(tabel B.12.2)* (Van der Smagt-Duijnstee e.a. 2001). *Niveau C*
Er zijn aanwijzingen dat vrouwelijke naasten meer behoeften hebben aan informatie dan mannelijke naasten *(tabel B.12.2)* (Van der Smagt-Duijnstee e.a. 2001). *Niveau C*

Aanbeveling 12.8 Voorlichting aan naasten
Vanaf binnenkomst in het ziekenhuis moet aan naasten informatie gegeven worden over procedures (afspraken, onderzoeken, wachttijden) (O'Connell e.a. 2003). *Niveau C*

Aanbeveling 12.9 Voorlichting aan naasten
Het is belangrijk voor naasten informatie en steun te krijgen. Er dient ruimte te zijn voor open communicatie tussen naaste en professional en de professional dient zich toegankelijk op te stellen jegens de naaste (Van der Smagt-Duinstee e.a. 2001). *Niveau C*

Aanbeveling 12.10 Voorlichting aan naasten
Bij het geven van voorlichting aan naasten is het belangrijk aandacht te schenken aan de volgende aspecten:
- Moedig naasten aan vragen te stellen.
- Neem tijd voor het beantwoorden van vragen.
- Stel naasten op de hoogte als er geen nieuwe informatie gegeven kan worden (Van der Smagt-Duijnstee e.a. 2001). Niveau C

12.4 Feitelijke en gewenste informatiebronnen

Van wie ontvangen de patiënten en naasten de meeste informatie?

Achtergrond
Uit twee onderzoeken blijkt dat de arts de meest gewenste en feitelijke informatiebron is (Veenendaal e.a. 1996, Von Renteln e.a. 2002), in andere onderzoeken worden ook

Tabel 12.2   Gewenste onderwerpen per professional

Professional	Gewenste onderwerpen voor informatie
Verpleegkundige	Omgaan met en controle over symptomen
Medische staf	Klinische informatie
Maatschappelijk werker	Financiële aspecten, gevolgen op langere termijn
Fysiotherapeut	Motorisch herstel

de verpleegkundige en de fysiotherapeut genoemd als belangrijke informatiebronnen (Van der Smagt-Duijnstee e.a. 2001, Wachters-Kaufmann e.a. 2005). In het onderzoek van Garrett e.a. (2005) geven patiënten aan medische informatie van de medische staf te willen ontvangen, met de verpleegkundige het omgaan met en de controle over symptomen te willen bespreken; over de financiële aspecten en gevolgen op langere-termijn willen zij met de maatschappelijk werker en over motorisch herstel met de fysiotherapeut spreken *(tabel B.12.3).*

Conclusies

Er zijn aanwijzingen dat elke discipline een eigen rol heeft in de voorlichting van de patiënt en de naaste (Garrett e.a. 2005) *(tabel B.12.3). Niveau C*
Er zijn aanwijzingen dat de medische staf het beste medische informatie kan geven. De verpleegkundige bespreekt het omgaan met en controle over de symptomen. De maatschappelijk werker richt zich op financiële aspecten en gevolgen op langere termijn. De fysiotherapeut bespreekt het motorisch herstel *(tabel B.12.3)* (Garrett e.a. 2005). *Niveau C*

Aanbeveling 12.11 Multidisciplinaire voorlichting
Het is belangrijk multidisciplinair samen te werken in het geven van de voorlichting. Documenteer welke informatie door welke discipline is gegeven (Garrett e.a. 2005). *Niveau C*

Aanbeveling 12.12 Multidisciplinaire voorlichting
Het multidisciplinair team dient te bepalen wie welke informatie geeft. Daarbij is het belangrijk rekening te houden met de gewenste aspecten per discipline, de fase van de patiënt en de praktische mogelijkheden binnen de instelling (Garrett e.a. 2005). *Niveau C*

Tabel 12.3 Voorbeelden van groepen interventies

Interventiegroep	Voorbeelden
Schriftelijk materiaal	Folders, boekjes, geïndividualiseerd informatiepakket
Groepsinterventies	Educatiegroepen met lezingen en discussie Gezondheidsbevorderende programma's: sporten, samen koken, enzovoorts
Familieondersteuning	Bezoeken van een maatschappelijk werker. Bezoeken bestaan onder andere uit het geven van informatie, het regelen van diensten en emotionele steun.
Internet	Websites

12.5 Voorlichtingsinterventies

Welke voorlichtingsinterventies zijn beschreven voor patiënten met een beroerte en hun naasten? Wat zijn de effecten van deze interventies?

Achtergrond

De verschillende interventies die onderzocht zijn, kunnen onderverdeeld worden in vier groepen: schriftelijk materiaal, groepsinterventies, steunprogramma's voor familie en internet *(tabel B.12.4)*.

12.5.1 Schriftelijk materiaal

Zeven studies richten zich op onderzoek naar schriftelijk materiaal. Drie van deze studies onderzochten de effecten van schriftelijke materialen. Informatiefolders die door middel van een computerprogramma afgestemd worden op de behoeften van de patiënt blijken significant positieve effecten te hebben op tevredenheid over de inhoud en presentatie van informatie. De behoefte aan extra informatie nam af in de interventiegroep (Hoffmann e.a. 2007). In de beide andere studies werden informatiepakketten onderzocht. In de ene studie werd een positief, significant effect gevonden op kennis van patiënten (Lowe e.a. 2007). In de andere studie werd een significant effect gevonden op de ervaren gezondheid van naasten (Mant e.a. 1998). In een eerdere review naar verschillende voorlichtingsinterventies wordt geconcludeerd dat er een zwak verband bestaat tussen schriftelijk materiaal en toename van kennis. Het geven van schriftelijk materiaal alleen is ineffectief om de angst te verminderen bij patiënten (Forster e.a. 2001).

De vier niet-experimentele onderzoeken op het gebied van schriftelijk materiaal richten zich op een van de volgende onderwerpen: de moeilijkheidsgraad van het materiaal, patiënten met een afasie, of het perspectief van de hulpverleners. Het taalgebruik van schriftelijk materiaal is vaak te moeilijk voor patiënten met een beroerte (Hoffmann e.a. 2006, Eames e.a. 2003). Patiënten met een afasie hebben er baat bij als het schriftelijk materiaal is afgestemd op de afasie. Zij begrijpen de informatie beter als de informatie in eenvoudige woorden en korte zinnen wordt geformuleerd, er een groot en standaard lettertype wordt gebruikt, er ruimte binnen de tekst wordt opengelaten en relevante afbeeldingen worden gebruikt (Rose e.a. 2003).

Uit het onderzoek naar de perspectieven van professionals blijkt dat het merendeel van hen maar aan 25% of minder van de patiënten schriftelijke informatie geeft. Daarnaast geeft 90% van de professionals aan dat patiënten en naasten zelden tevreden zijn met schriftelijk materiaal. De professionals bevelen dan ook aan dat de kwaliteit van schriftelijk materiaal verbeterd zou moeten worden *(tabel B.12.4)* (Hoffmann e.a. 2007).

12.5.2 Groepsinterventies

Vijf onderzoeken meten de effecten van groepsinterventies. De meeste interventies bestonden uit een combinatie van lezingen en tijd om vragen te stellen. Positieve significante effecten werden gevonden voor kennis van patiënten (Louie e.a. 2006, Rodgers e.a. 1999), kennis van naasten (Louie e.a. 2006, Rodgers e.a. 1999), welzijn van naasten (Larson e.a. 2005), tevredenheid van naasten (Rodgers e.a. 1999), ervaren gezondheid van naasten (Rodgers e.a. 1999), tevredenheid van patiënten (Rodgers e.a. 1999) en angst en depressie van patiënten (Smith e.a. 2004). Forster e.a. (2001) concluderen dat er evidence is dat het geven van informatie in deze educatieve context meer effectief is dan het alleen geven van folders (Forster e.a. 2001). Eén interventie die bestond uit sporten met instructie, voorlichting over voeding, informatie en samen koken, gaf positieve effecten op cholesterolwaarden, cardiovasculaire fitheid, kracht, lichamelijke flexibiliteit en psychosociale problemen *(tabel B.12.5)* (Rimmer e.a. 2000).

12.5.3 Steunprogramma's voor families

Drie onderzoeken betreffen de effecten van steunprogramma's voor families. De belangrijkste component was het contact met professionals die getraind waren in het verlenen van steun aan families. Die steun bestond uit emotionele steun, informatieve steun en het regelen van diensten. Positieve effecten zijn gevonden voor kennis en tevredenheid van patiënten en naasten (Lincoln e.a. 2003), lichamelijk functioneren en sociaal herstel van de patiënt (Clark e.a. 2003), functioneren van de familie (Lincoln e.a. 2003) en sociale activiteiten, kwaliteit van leven en tevredenheid *(tabel B.12.6)* (Mant e.a. 2000).

12.5.4 Internet

De effecten van informatie via het internet voor patiënten met een beroerte of hun naasten zijn nog niet onderzocht. Het toepassen van voorlichtinginterventies in de toekomst lijkt wel hoopgevend: het merendeel van de patiënten en naasten geeft aan dat internet een waardevolle bron van informatie is (Griffin e.a. 2004). Pierce (2002) heeft op basis van expertise criteria opgesteld die kunnen helpen bij het beoordelen van websites. De criteria zijn overgenomen in *tabel 12.4 (tabel B.12.7)*.

Tabel 12.4   Criteria voor het beoordelen van websites

Wie is de auteur van de informatie?

Wordt het doel van de website duidelijk gemaakt?

Beantwoordt de website aan het gestelde doel?

Is de website relevant?

Kan de informatie nagezocht worden?

Wanneer is de website gepubliceerd?

Wordt de informatie op een bepaalde manier vertekend?

Behandelt de website verschillende keuzes die gemaakt kunnen worden?

Bron: Pierce 2002

12.5.5   Conclusies

Schriftelijk materiaal

Er zijn aanwijzingen dat er meer aandacht moet komen voor het verbeteren van de kwaliteit van schriftelijk materiaal (Hoffmann e.a. 2007). *Niveau C*

Het is aangetoond dat er een zwak verband bestaat tussen kennis en schriftelijke informatie, maar dat schriftelijke informatie de angst niet vermindert (Forster e.a. 2001). *Niveau A*

Het is aannemelijk dat het gebruik van maatregelen om schriftelijk materiaal toegankelijker te maken voor patiënten met een afasie effectief is *(tabel B.12.4)* (Rose e.a. 2003). *Niveau B*

Groepsinterventies

Het is aangetoond dat het geven van informatie in een educatieve context meer effect heeft dan het alleen uitdelen van folders (Forster e.a. 2001). *Niveau A*

Er zijn aanwijzingen dat een voorlichtingsinterventie die naast het geven van informatie aandacht besteedt aan andere aspecten, zoals samen sporten en koken, positieve effecten heeft op patiënten met een beroerte *(tabel B.12.5)* (Rimmer e.a. 2001). *Niveau C*

Steunprogramma's voor familie

Het is aannemelijk dat steunprogramma's voor familie positieve effecten hebben, hoewel de effecten wisselend zijn *(tabel B.12.6)* (Clark e.a. 2003, Lincoln e.a. 2002, Mant e.a. 2000). *Niveau B*

Internet

Er zijn hoopvolle aanwijzingen dat websites in de voorlichting aan patiënten met een beroerte en hun naasten in de toekomst een belangrijke rol kunnen gaan spelen (Griffin e.a. 2004). *Niveau C*

De werkgroep is van mening dat het gebruik van criteria nuttig is bij het beoordelen van websites *(tabel B.12.7)* (Pierce 2002). *Niveau D*

12.5.6 Overige overwegingen

Bij het maken van keuzes tussen de verschillende interventies is het belangrijk rekening te houden met de verschillen tussen de patiënten, hun individuele mogelijkheden en behoeften. Daarbij is het belangrijk om informatie op maat, gestructureerd en in passende taal te geven die toegesneden is op persoon en situatie van de patiënt en naaste. Met gestructureerde informatie wordt informatie bedoeld die gedoseerd is naar inhoud en gefaseerd in tijd. Informatie in passende taal betekent simpele en duidelijke informatie (Wachters-Kaufmann e.a. 2004). Deze aanbeveling kan toegepast worden op elke vorm van voorlichting.

Aanbeveling 12.13 Algemene aanbevelingen – voorlichtinginterventies
Informatie dient zowel mondeling als schriftelijk gegeven te worden (Wachters-Kaufmann e.a. 2005, Garrett e.a. 2005). *Niveau C*

Aanbeveling 12.14 Algemene aanbevelingen – voorlichtinginterventies
Het is belangrijk de inhoud van informatie gedoseerd te geven.
De informatie moet in eenvoudige en duidelijke taal gegeven worden.
Bovendien moet de informatie regelmatig herhaald worden, waarbij aan de patiënt en naasten wordt gevraagd of de vorige informatie onthouden en begrepen is (Wachters-Kaufmann e.a. 2005*). Niveau C*

Aanbeveling 12.15 Schriftelijke informatie
Het is belangrijk dat er binnen het multidisciplinaire team professionals de verantwoordelijkheid op zich nemen om de kwaliteit van het schriftelijke materiaal te beoordelen en te verbeteren (Hoffmann e.a. 2007). *Niveau C*

Aanbeveling 12.16 Schriftelijke informatie
Schriftelijk voorlichtingsmateriaal dient afgestemd te worden op de behoeften van de patiënt en naaste (Hoffmann e.a. 2007). *Niveau A*

Aanbeveling 12.17 Schriftelijke informatie

Schriftelijk materiaal dient voor patiënten met afasie aangepast te worden door de volgende maatregelen toe te passen op het schriftelijk materiaal:
- gebruik van eenvoudige woorden en korte zinnen;
- gebruik van een groot en standaard lettertype;
- openlaten van ruimtes in de tekst;
- gebruik van relevante afbeeldingen.

(Rose e.a. 2003). *Niveau B*

Aanbeveling 12.18 Groepsinterventies

Het is belangrijk in het eigen multidisciplinaire team te bepalen wat de mogelijkheden zijn voor voorlichtingsinterventies in groepen.

Daarbij dient rekening te worden gehouden met de volgende aspecten:
- De interventie moet uit meerdere sessies bestaan.
- Er dient ruimte te zijn voor kennisoverdracht (bijvoorbeeld via lezingen) en kennisverwerking (bijvoorbeeld via vragen stellen, discussie).
- De mogelijkheid om samen vaardigheden te oefenen moet worden overwogen.

(Forster e.a. 2001) *Niveau B*

Aanbeveling 12.19 Ondersteuning van families

Het eigen multidisciplinair team dient te bepalen welke mogelijkheden er zijn om families te ondersteunen. Het interventieprogramma moet in ieder geval bestaan uit het bieden van emotionele steun, informatieve steun en het regelen van diensten.

(Clark e.a. 2003, Lincoln e.a. 2002, Mant e.a. 2000). *Niveau B*

Aanbeveling 12.20 Internet

Het is belangrijk de kwaliteit van de websites te beoordelen aan de hand van criteria, alvorens deze aan te bevelen aan patiënten en naasten.

(Pierce 2004). *Niveau D*

Literatuur

Choi-Kwon, S., Lee, S.K., Park, H.A., Kwon, S.U., Ahn, J.S., Kim, J.S. (2005). What stroke patients want to know and what medical professionals think they should know about stroke: Korean perspectives. Patient Education and Counseling 56:85-92.

Clark, M.S., Rubenach, S., Winsor, A. (2003). A randomized controlled trial of an education and counseling intervention for families after stroke. Clin Rehabil 17:703-712.

Eames, S., McKenna, K., Worrall, L., Read, S. (2003). The suitability of written education materials for stroke survivors and their carers. Topics in Stroke Rehabilitation 10:70-83.

Edwards, G. (2003). Good practice for keeping stroke patients and carers informed. Professional Nurse 18:529-532.

Forster, A., Smith, J., Young, J., Knapp, P. House, A., Wright, J. (2001). Information provision for stroke patients and their caregivers. Cochrane Database Syst Rev 2001, Issue 2.

Garrett, D. & Cowdell, F. (2005). Information needs of patients and carers following stroke. Nursing Older People 17:14-16.

Griffin, E., McKenna, K., Worrall, L. (2004). Stroke education materials on the world wide web: an evaluation of their quality and suitability. Topics in stroke rehabilitation 29-40.

Hanger, H.C., Walker, G., Paterson, L.A., McBride, S., Sainsbury, R. (1998). What do patients and their carers want to know about stroke? A two year follow-up study. Clin Rehabil 12:45-52.

Hanger, H.C. & Mulley, G.P. (1993). Questions people ask about stroke. Stroke 24:536-538.

Hoffmann, T., McKenna, K., Worrall, L., Read, S.J. (2007). Randomised trial of a computer-generated tailored written education package for patients following stroke. Age Ageing 36:280-286.

Hoffmann, T., McKenna, K., Herd, C., Wearing, S. (2007). Written education materials for stroke patients and their carers: perspectives and practices of health professionals. Topics in Stroke Rehabilitation 14:88-97.

Hoffmann, T. & McKenna, K. (2006). Analysis of stroke patients' and carers' reading ability and the content and design of written materials: Recommendations for improving written stroke information. Patient Education and Counseling 60:286-293.

Larson, J., Franzén-Dahlin, A., Billing, E., Von Arbin, M., Murray, V., Wredling, R. (2005). The impact of a nurse-led support and education programme for spouses of stroke patients: a randomized controlled trial. J Clin Nurs 14:995-1003.

Lincoln, N.B., Francis, V.M., Lilley, S.A., Sharma, J.C., Summerfield, M. (2003). Evaluation of a stroke family support organizer: a randomized controlled trial. Stroke 34:116-121.

Louie, S.W.S., Liu, P.K.K., Man, D.W.K. (2006). The effectiveness of a stroke education group on persons with stroke and their caregivers. Int J Rehab Res 29:123-129.

Lowe, D.B., Sharma, A.K., Leathley, M.J. (2007). The CareFile Project: a feasibility study to examine the effects of an individualised information booklet on patients after stroke. Age Ageing 36:83-89.

Mant, J., Carter, J., Wade, D.T., Winner, S. (2000). Family support for stroke: a randomised controlled trial. The Lancet 356:808-813.

Mant, J., Carter, J., Wade, D.T., Winner, S. (1998). The impact of an information pack on patients with stroke and their carers: a randomized controlled trial. Clin Rehabil 12:465-476.

O'Connell, B., Baker, L., Prosser, A. (2003). The educational needs of caregivers of stroke survivors in acute and community settings. J Neurosci Nurs 35:21-28.

Pierce, L.L., Finn, M.G., Steiner, V. (2002). www. information resources for stroke. Rehabil Nurs 29:134-141. Rimmer, J.H., Braunschweig, C., Silverman, K., Riley, B., Creviston, T., Nicola, T. (2000). Am J Prev Med 18:332-338.

Rodgers, H., Bond, S., Curless, R. (2001). Inadequacies in the provision of information to stroke patients and their families. Age Ageing 30:129-133.

Rodgers, H., Atkinson, C., Bond, S., Suddes, M., Dobson, R., Curless, R. (1999). Randomized controlled trial of a comprehensive stroke education program for patients and caregivers. Stroke 30:2585-2591.

Rose, T.A., Worrall, L.E., McKenna, K. (2003). The effectiveness of aphasia-friendly principles for printed health education materials for people with aphasia following stroke. Aphasiology 17:947-963.

Sassen, B. (2000). Gezondheidsvoorlichting en preventie. Leidraad voor de verpleegkundige. Maarssen: Elsevier Gezondheidszorg.

Van der Smagt-Duinstee, M.E., Hamers, J.P., Abu-Saad, H.H., Zuidhof, A. (2001). Relatives of hospitalized stroke patients: their needs for informatieon, counselling and accesibility. J Adv Nurs 32(3):307-335.

Smith, J., Forster, A., Young, J. (2004). A randomized trial to evaluate an education programme for patients and carers after stroke. Clin Rehabil 18:726-736.

Stein, J., Shafqat, S., Doherty, D., Frates, E.P., Furie, K.L. (2003). Patient knowledge and expectations for functional recovery after stroke. Am J Phys Med Rehabil 82:591-596.

Van Veenendaal, V.H., Grispun, D.R., Adriaanse, H.P. (1996). Educational needs of stroke survivors and their family members, as perceived by themselves and by health professionals. Patient Education and Counseling 28:265-276.

Von Renteln-Kruse, W., Nogaschewski, K., Meier-Baumgartner, H.P. (2002). Krankheitwissen, Erwartungen und Urteile zur Behandlung älterer Slaganfallpatienten und ihrer nächsten Angehörigen. Ein prospektive Untersuchung im Verlauf stationärer Behandlung. Zeitschrift für Gerontologie und Geriatrie 35:241-249.

Wachters-Kaufmann, C.S., Schuling, J., The, H., Meyboom-de Jong, B. (2005). Actual and desired information provision after a stroke. Patient Education and Counseling 56:211-217.

Wachters-Kaufmann, C.S. & Schuling, J. (2004). Voorlichting na een beroerte: fasering en samenhang. Klinische lessen. Nederlands Tijdschrift voor de Geneeskunde 148:4-6.

Wellwood, I., Dennis, M.S., Warlow, C.P. (1994). Perceptions and knowledge of stroke among surviving patients with stroke and their carers. Age Ageing 23:293-298.

Wiles, R., Pain, H., Buckland, S., McLellan, L. (1998). Providing appropriate information to patients and carers following a stroke. J Adv Nurs 28:794-801.

Register

Printed in the United States
By Bookmasters